腎上腺疲勞
症候群

經過臨床證明的療法
重拾你的能量與活力

麥可‧林（Michael Lam, M.D）
朵琳‧林（Dorine Lam, R.D.） ｜ 合著

黃丞隆 & 郭珍琪 ｜ 合譯

晨星出版

聽聽腎上腺疲勞症候群患者對林醫師的看法：

當我們找上林醫師時，我就是他所謂的活死人。基本上我已踏上死神的大門，西醫找不出我的病因，我的健康每況愈下。看了三十多位名醫都毫無幫助與進展，在求助無門時，林醫師救了我，讓我有康復的機會，謝謝你救了我一命！

——Dena H., 科羅拉多州

感謝你讓我重生，之前病入膏肓，但現在我的健康狀況就跟二十年前一樣好。這真是一場長期抗戰：精神不濟和疼痛，到處尋找醫生，一個換過一個。什麼診斷都做過：從關節炎到憂鬱症⋯⋯且服用類固醇長達三年以上，現在這一切全拋到九霄雲外了！真不知該如何感謝你，如果你的大愛能無所不在、你的信息和我們多數人生病背後真正的原因能廣為眾人所知，將會是一件很棒的事情。

——Jessica, 華盛頓州

感謝林醫師讓布萊特重生，也讓我找回我的先生，我永遠感激他。因為如果不是他的腎上腺疲勞症候群的知識，我們可能還在醫療體系中對抗「不存在」的疾病。我很高興他現在不需要服用任何藥物，也不會感到沮喪！當你的醫生知道你正在經歷什麼，這才是最重要的事情，如果沒有林醫師，我還真不知該何去何從。

——Brandy and Bret, Wife, 北卡羅萊納州

衷心感謝你即時和明確的回應，我真不知該如何感謝你，希望有更多像你一樣的醫生。你再次證明了醫學界仍然保有最崇高的專業，再次謝謝你的詳盡解說和全面的計畫——深表謝意。

——N.S., 新加坡

非常感謝你所做的有效建議和協助。你詳細分析和深入文章非常有用，讓我的醫生更瞭解我的問題。現在我知道要好好照顧我自己，並且要謹慎地激發它，同時我也知道哪些東西對我有益，哪些徵兆要留意。請繼續發展你的偉大研究，衷心感謝你！

——Marcia S., 納米比亞

感謝你高效迅速的回覆，我住英國，老實說，我從未想過你會在這麼遠的距離主動伸出援手。我非常期待和你的營養師朵琳會談，感謝你提供的服務，第一次我覺得

康復有望，謝謝你！真希望英國有更多的醫生可以瀏覽你的網站，並保持一顆開放的心！

——Alys, 英國

謝謝林醫師——非常感激你明快的回覆，我終於可以理性地和兒子討論這個話題。

——Glenn S., 巴西

感謝你的協助，讓我找回健康。不只你的學識令人驚歎，而且你還可以用淺顯易懂的解釋讓我明白與找到大方向。

——Brenda A., 大不列顛哥倫比亞省

感謝你的大力協助，不僅改善我的腎上腺疲勞症候群，同時也幫助我降低膽固醇水平。僅僅三個半月的計畫（自然和無藥物），我的總膽固醇已降低 53 點，三酸甘油脂 53 點，高密度脂蛋白膽固醇上升，低密度脂蛋白膽固醇降低 46 點，極低密度脂蛋白膽固醇降低 11 點。

——Dallas W., 愛荷華

感謝你詳細的資訊和指導，我真的非常感激，你的無私分享大大改變其他人的生活。能與敬佩的人共事的確是一件振奮人心的事情，尤其是這些日子。再次感謝，你是個很特別的人，帶著偉大的使命來到這個世上實現。

——JC Rose, 喬治亞

我現在比較能夠處理壓力，經過整天的休息後，居家生活已正常化，我不再像以前一樣臥病在床。多年來，我第一次可以一覺到天亮，我的思緒能夠再一次清晰思考。雖然我偶爾還是有腎上腺崩潰的時候，但症狀不像以前那些反覆的頭暈現象，而且都在幾天之內就可以恢復，不像以往需要幾周或數月才能恢復正常。

——Diane M, 田納西

謝謝你告訴我如何顯著降低我的心血管疾病風險，透過你的指導，我的脂蛋白 -a （LP——a）指數也降低了 50%，謝謝你的偉大研究。

——Kent C., 加州

我在五月第一周接觸林醫師，與他會談後三至四個星期開始好轉，六至八個星期後感覺有進步，十到十二個星期後，整個人的感覺簡直棒透了。他真的切入重點，讓我腎上腺功能慢慢恢復，且再也沒有崩潰現象。謝謝林醫師，讓我的生活回到正軌，健康狀況比以前更好！你是女性們的先鋒，請繼續研究協助女性保持身體平衡。

——Lisa O., 賓州

由於我現在已沒有腎上腺障礙，因此不用和你進行會談了。當我住院時，他們幫我做一系列檢查，證明了你的治療方法有效，而且我的身體現在很健康。
1) 我的腎上腺功能運作正常。2) 我的皮質醇值正常。3) 我的鉀／鈉值正常且平衡。再一次，感謝你的建議，現在我感到前所未有的健康。

——Rich M., 賓州

在接受你的建議後服用補充品，狀況已經越來越好。謝謝你的協助，讓八十四歲的我充滿活力，可以從小公寓搬到大房子，再次享受做家務的樂趣，不需要拐杖可以在家附近公園散步，可以再次開車，多虧有你，讓我感覺年輕許多。

——Vivian

你的建議是我從萊姆病和纖維肌痛復元的關鍵之一，你說：我是在「錯誤的時間點做對的事情。」於是我停止強迫自己尚未準備好的高度敏感身體攝取維生素，並回歸基本原則，雖然維生素鼓吹者仍主張我應補充維生素，但我知道每個人的體質不同，我的身體清楚它自己的需要，謝謝你，你是我身體康復的一大功臣。

——Jerry H.

非常感謝你的書《雌激素主導》（Estrogen Dominance）——經過六個月不斷換醫生的無效看診後，它幫助我做出正確的診斷，這本書讓人驚豔，令人大開眼界，你真的是一位名符其實的醫生和教育家！

——N., 讀者

願上帝祝福你，感謝你的愛心、耐心、時間和無私的分享！你真是一個滿懷愛心的人，像你這樣卓越的醫生，是許多醫生的老師，即使不是你的患者，你仍然願意花寶貴的時間協助他們，這點讓我深受感動，我何其有幸能受惠於你，感謝你！

——Cindy

康復至今已過十二個月，幾乎所有症狀都消失，最明顯的是我的睡眠可以很深沉平靜，抗壓性也大幅提升，體力比以前好，身體也更強健，特別是瑜伽讓我恢復以前的睡眠模式，睡得更安穩。

八個月前，當我購物回家，一次只能提兩袋爬樓梯，每當把購物袋全搬上樓後，我的腎上腺就幾乎完全崩潰，馬上覺得昏昏欲睡，而且需要大約一個星期的時間才能恢復正常！現在我可以一次提八個袋子，而且不會有任何不良反應或疲勞感。

十個月前，一本書我看不到五頁就覺得累，現在 320 頁的書我三天就可以看完，而且沒有有任何不適的感覺。

—— Yours Sincerely, David B., 澳大利亞

聽聽專家對林醫師的看法：

一開始我不知道我有腎上腺疲勞的問題，在看過幾位專家後，一個朋友指出我可能有這方面的問題。我的體力很差，身體虛弱，即使我的物理治療師用盡所有的方法協助我，我還是感到筋疲力竭，提不起勁！我是一名牙醫，即使繁忙的看診已受到影響，但我就是無法找回以前的能量。在我最低潮的時候，我可能會躺在床上將近十五個小時，連我最小的孩子也開始為我擔心。

在瀏覽過林醫師的網站後，我知道這個醫生瞭解我所經歷的情況，西醫對我的症狀束手無策，然而他的方案卻非常出色。在與他配合長達九個月的治療過程，我非常的開心。甚至連想都不願想到過去的那些感覺，當他對我說我能夠再次跑步，那時我心想：「這種話我聽多了」，不過，這次的過程很緩慢但很踏實，我找回以前的我，並且開始跑步了。

從腎上腺疲勞症候群後期逐漸恢復是一條漫長的路，但現在，我已百分百完全康復！這位醫師對他的研究瞭如指掌，再多言語都無法表達我對林醫師的感激！每當我在走路或跑步時，我都萬分感恩，他挽救了我的人生，我的執業生涯和我的家庭。如果你是真的想要治癒，他可以為你指引方向。

—— Dr. Samantha K., 牙科醫師

我在國內最著名的**醫療機構**之一擔任解剖學講師。我之所以寫信給你是想要你知道，你的建議對我個人非常有效，我是你研究的見證者！

—— Shelley, 教授

我是一名婦產科醫師，在全美各地教授衛生保健單位相關的整體醫學和自然療法，我想表達的是，再多的感謝都不足以彰顯你的研究對人類的貢獻。

——M. Green, M.D.

我是加拿大新斯科舍省合格的物理治療師，我想要大力推薦你網站上的資訊。我向許多客戶提供你的網站，關於腎上腺疲勞症候群、生殖激素失衡和其他等症狀。其中有一位客戶因她的腎上腺障礙和你聯絡，並且很興奮地收到你的回覆。我很感謝你願意撥出時間聽她的問題，並且回答她的問題。

——Dr. Scott W., 物理治療師

我是一位領有執照的營養師，我想要推薦你的《雌激素主導》（Estrogen Dominance）這本書，此外，對於一些希望將營養納入治療的醫生們，我也參與許多教育他們的工作，你的研究令人印象深刻，我正試圖讓更多醫生可以像你一樣，特別是找出疾病背後的原因，以及採取自然的療法。

——Linda L, R.D., C.D.N.

你的網站助人無數，我常請人們瀏覽你的網站，我是名藥癮和酗酒諮商師，總是鼓勵他人注意飲食和運動，經常在團體課程和個案療程中提起你的網頁和你的治療方案。

——藥癮和酗酒諮商師

聽聽善用 DrLam.com 網頁讀者的成果分享

約八年前，我留意到麵粉和乳製品造成我的臃腫，無論我在健身房多麼努力，脂肪就是無法消除。去年我發現你的網站並開始執行你推薦的血型飲食法，六個月後，我的體重減少 20 磅，褲子的尺寸從 36 變為 28。我的運動強度可以比我預期的更強烈且時間更長，這全都要歸功於你的研究，感謝你所做的一切。

——Arnold G.

感謝你在皮膚老化上的完整詳細資訊，讓人易於理解又可自由瀏覽。

——Elan

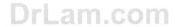

這肯定是線上最棒的腎上腺疲勞症候群網站。

——John O.

感謝你的快速回覆，我真的非常感謝你——這對我非常有幫助，同時讓我放下心中的大石頭。

——George

我只想說，我完全遵照你的指引，我的體重很快地從 85 公斤降到 68 公斤。

——Roony

我想謝謝你提供的資訊，過去十二年裡，我的心房顫動發作過四次，最後一次是在今年一月。現在我除了服用天然甲狀腺素外，我還在飲食中加入山楂漿果和鎂以調節我的甲狀腺功能減退症。現在每周我會打高爾夫球三次，步行至每一個球洞。真的非常感謝林醫師。

——J. D.

感謝你的每次及時回覆！我看過你的所有資訊和影音光碟。多年來我廣泛閱讀網站上的腎上腺資訊，已不記得是如何找到你的網站，但凡事總有佼佼者！你的網頁讓我以前閱讀過的零碎資訊全融會貫通，現在終於理解何謂腎上腺疲勞症候群了。

——Charlene

你的研究讓數以百萬的患者，包括我自己受益匪淺，真的非常感謝你所提供的資訊。

——HC Lee, 馬來西亞

關於最新的見證人分享和推薦，請參考網站 www.DrLam.com

以崇敬、謙遜、奉獻和敬愛之心獻給我們的造物主
紀念我們的母親，感謝她以身作則無私的奉獻
獻給我們的孩子迪倫、賈斯汀、凱莉和傑瑞米
獻給我們的客戶，你們教導我們的一切遠超於我們冀望
給予你們的知識
獻給所有勇於自我思考的醫師們

關於 **DrLam.com**

DrLam.com 是一個免費的公共教育網站,專門提供自然醫學最先進的資訊。在二〇〇一年由麥可‧林(Michael Lam)醫師成立,他是一位營養醫學專家和正規的抗老醫學專家,這個網站擁有世界上關於腎上腺疲勞症候群最全面的科學驗證資訊。

林醫師的使命是教育和賦予他人力量掌管自己的健康,你可以在網站上提出關於你的健康問題,由於他非常樂意回答具體明確的問題,林醫師已協助無數的人學習如何應用安全、有效和通過臨床驗證的自然療法做自我療癒,而這項教育服務是免費提供給大眾。

網站上其他的資源包括:

- 快速三分鐘腎上腺疲勞測試以評估你的腎上腺功能。
- 免費註冊接收腎上腺疲勞電子郵件資訊,隨時獲得淺顯易懂的腎上腺症候群最新研究訊息。
- 提供數以百計由林醫師發表的腎上腺疲勞症候群相關的最尖端研究報告和視頻。
- 一個廣泛和豐富的檔案庫,收納前人曾經提問的問題與答覆,肯定有助於你從腎上腺疲勞症候群中恢復健康。
- 超過三十種病症,範圍從心臟健康到癌症不等的具體臨床驗證自然療法方案。

林醫師提供全球一對一電話連線營養諮詢服務,設計本書提及的個人專屬自然準則,他的指引服務成功協助無數腎上腺疲勞症候群患者恢復健康,找回他們的活力。更多資訊請參考 www.DrLam.com

DrLam.com

目錄
Contents

Part 1　腎上腺疲勞症候群

基本

階段

細節

Part 2　解決之道

路徑

　　「腎上腺疲勞症候群」是屬於近 10 年才興起的「功能性醫學」領域，對台灣的一般西醫來說，仍屬於陌生的一環；這個症候群是現代文明病之一，患者往往呈現亞健康的狀態。

　　不知你或身邊的人是否有過這種經驗？時常覺得疲勞，中午過後人就像電池沒了電般，沒精神、頭暈、失眠症狀陸續出現，但抽血等生化檢驗，數值卻又都在正常範圍，找不出「病」因？那麼，你該思考是不是成了「腎上腺疲勞症候群」的一員。

　　想要更進一步瞭解，不妨深入閱讀這本十分專業、談「腎上腺疲勞症候群」的書。書中內容涵蓋了四期不同階段的相關症狀、治療與對策等，若是具醫療背景、明瞭醫學專有名詞的人，閱讀起來會更上手些，是一本適合還不太瞭解此症候群專業醫療人員診察之用的最佳工具書。

　　之所以向大家推薦它，主要是希望一般民眾也能有機會懂得這個尚不為人熟知的症候群，知曉應當尋求專業醫師協助的契機，而不是建議讀者按圖索驥，依循著書上軌跡，照本宣科，自己當起醫生來！

　　其實，有太多現代人出現腎上腺疲乏的症狀而不自知。人體的腎上腺和性腺、甲狀腺、腦下垂體等腺體是相互連結而互為影響的，當人們生活心理壓力過大，加上精緻、高糖飲食或是減肥過當而致代謝壓力跟著冒出來，第一個受到衝擊的就是由許多荷爾蒙所組成、極為敏感的腎上腺。

　　長期壓力之下，人體腎上腺會產生出大量皮質醇（可體松），壓力荷爾蒙及抗壓力荷爾蒙會失去平衡，進而影響身體出現各種不適症狀。我在臨床上看過太多這樣的例子，除了家有老小要照顧的中年「三明治族群」，常處於第二、三期腎上腺疲勞症候群狀態之外；特別是年輕女子，因害怕肥胖，只吃燙青菜而不碰油脂，豬皮、雞皮、魚皮一律不吃，結果缺乏身體所需的膽固醇原料，熱量已經不足，還不斷加強運動，造成減肥減到雌激素、黃體素過低，月事不正常，甚至停經、不孕、子宮肌（腺）瘤、婦科疾病叢生的扭曲現象。

少吃多動，熱量赤字太大，沒有足夠的膽固醇可提供身體合成腎上腺素，就像是沒油的車、沒電的家，缺乏原料與動力，車子無力發動，家中形同暗室，洗衣機無法運轉……，人也就總是覺得疲勞不已，睡覺也無法睡得好！自然給了「腎上腺疲勞症候群」可趁之機！

一旦患了腎上腺疲勞症候群，若是不以為意，長期不予理會，進入第四期，會變成早晨睡醒就疲勞困頓，躺著不想動，消化不好，憂鬱、焦慮，甚至整個人崩盤，打不起精神，免疫系統變弱，壓力荷爾蒙與抗壓力荷爾蒙雙雙變得低下，性功能也受到影響。這時才尋求醫療協助，就需要花相當多的時間來調理恢復。

期望讀者能抱持開放的態度來看待「功能性醫學」，並藉由此書由淺而深、精闢的專業見解，更理解「腎上腺疲勞症候群」對現代人的影響，進而在發現症狀時，能及早尋求專業醫師協助檢測，進行長期追蹤與生活飲食調整，讓腎上腺疲勞症候群別再上身！

聯安健檢診所・肝膽胃腸專科醫師

王峰

　　現代醫學發達，但是我們卻常常聽到身邊的朋友，抱怨自己疲勞沒精神，失眠睡不好，暈眩、過敏、憂鬱、體重不斷上升、抗壓性降低……等問題，深受其苦，卻又求助無門。

　　想要解決問題，鼓起勇氣、下定決心到醫院去檢查，結果體檢報告「一切正常，沒有紅字」；諷刺的是明明全身不舒服卻檢查不出來。好吧，不相信這些數字，再進一步去詢問醫生，卻被歸類為心理的因素，精神上的問題……回家看看醫生開的藥單：竟然是抗憂鬱的藥物或是助眠劑、安眠藥。明明知道長期服用安眠藥容易導致腦瘤、胰臟癌以及失智症，但為了解決睡眠品質不良，也只能乖乖吃藥，別無他法。

　　服用藥物的初期，一切似乎是那麼的美好；但是過了一陣子，藥物似乎又不管用了……這時候醫生的做法不是增加更大的劑量，就是再換另外一種安眠藥！唉，難道永世不得翻身了嗎？以上凡此種種，都是我們在臨床上常聽到朋友們的抱怨和無奈。

　　什麼是腎上腺？腎上腺是常被傳統醫學忽略的神經內分泌系統，它位於腎臟上方，狀似核桃般大小的腺體。腎上腺主要的功能是協助身體應付各式各樣的壓力，現代人的壓力都很大，不僅要面對生活、工作壓力，還有教養孩子的壓力、照顧長輩的壓力、應付人際關係的壓力，另外還有新陳代謝失調、睡眠品質不良所引起的種種身體壓力及情緒壓力……這些壓力導致我們的身體失衡、內分泌失調，最後導致腎上腺疲勞症候群，而這卻是大多數人最容易忽略的一塊。

　　什麼是腎上腺疲勞症候群？ 在美國開業的醫學博士Doctor Lam的最新著作《腎上腺疲勞症候群：經過臨床證明有效的療法，能重拾你的能量與活力》以簡單生動的語言、圖文並茂的解釋來告訴我們什麼是腎上腺疲勞，如何快速的診斷腎上腺疲勞症候群，他以幫助了全世界無數身陷上述煩惱的朋友。作者將腎上腺疲勞症候群分為四個階段，不同的階段有不同的症狀，並且針對每一個階段給予適當的治療建議。Dr.Lam 深入淺出的介紹，引導讀者以不同的方法來改善失眠、強化腎上腺、平穩情緒、恢復疲勞，實在是一本不可多得的現代人健康生活手冊。

讀完這本書，我發現受用無窮！

人生真的可以從黑白轉變成彩色！恢復活力精神十足！十二萬分感謝譯者盡心盡力完成這中文翻譯的工作，讓我們可以比較輕鬆閱讀這一本書，真的是讀者們最大的福氣！

大偉牙醫附設功能醫學營養門診營養師

黃偉儀

圖表

表格

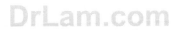

作者備忘錄

　　半個多世紀以來，我們致力於臨床營養生涯，教育他人預防醫學的重要性和善用營養作為治療工具的力量。沒有什麼比看到患者從幾乎臥床不起的狀態，到恢復正常和有生產力的生活，那樣令人感到滿足。在大多數情況下，這些男性和女性在被告知沒有什麼毛病後，其實已經被傳統醫學放棄了。

　　當廣泛的醫療檢查找不出疲勞和嗜睡的原因後，這些症狀往往被視為是心理因素引起的。然而，我們現在發現，它們其實是來自一種名為腎上腺疲勞症候群（AFS）的病症，而且其後期可能讓人喪失能力。

　　其併發症狀包括低血糖症、低血壓、腦霧、心悸、焦慮、減重困難、失眠、經前症候群、體力不支、嗜吃鹽、低甲狀腺功能、憂鬱、對藥物和補充品過敏、性慾降低等等。這種多樣徵兆和症狀牽涉到複雜的臨床表現，且違背傳統的醫學邏輯。後期的腎上腺疲勞症候群更是紊亂讓人頭昏眼花。正規訓練出來的醫生普遍缺乏腎上腺疲勞症候群的知識，因此他們最終束手無策只好放棄。這也是為何那些患者只能自我調養，從一個醫生換過另一個醫生以尋求協助。

　　如果這些描述聽起來很像你，我們知道你正在經歷什麼，許多向我們求助的人，往往處於極度絕望之中，我們知道腎上腺疲勞症候群確實存在，你要知道你並不孤單，而且有補救的方法，康復是有可能的，就在這裡，指導你恢復健康是《腎上腺疲勞症候群》這本書主要的重點。

　　我們不得不寫這本書，因為你需要瞭解完整的科學基礎，特別是從這種病症和臨床的神經內分泌角度來看這些與你的具體經驗有何關聯性。除非你和你的醫生知道你的疾病根源，不然你幾乎不可能踏上痊癒之路。原因很簡單——當你不知道毛病出在哪裡時，你是無法將之根治。只能試圖

「治標」，就像大多數人做的一樣，但那只會使腎上腺疲勞症候群惡化，這也是治療失敗最常見的原因之一。

如果你或親朋好友長期為疲倦所苦且求助無門，這本書就是為你而寫；如果你的醫生告訴你，他對你的嗜睡狀況愛莫能助，這本書就是為你而寫；如果你的家人和朋友想知道為何你總是疲憊不堪，這本書就是為你和他們而寫；如果你的外表看起來不錯，但卻認為自己內在已崩潰無法負荷，這本書就是為你而寫；如果你覺得自己已是所謂的活死人，那你更要看這本書。最後，這本書是給任何想要避免這種潛在虛弱病症的人而寫，因為這種病症的比例之高儼然已成為一種流行疾病。不管是你因為一時壓力大而偶發的疲累，或總是感到倦怠，閱讀本書都可以讓你從中受惠，加深入瞭解何謂腎上腺疲勞症候群。

注意：當醫生在寫關於健康問題和病症的書時，經常會忍不住刪減一些資訊，目的是盡可能化繁為簡。然而，我們認為這種作法不是解決腎上腺疲勞症候群患者問題最好的方式，雖然這樣可銷售給看重點的讀者，但對於腎上腺疲勞症候群的患者而言，他們想要知道更完整的資訊，即使內容很複雜。總之， 我們認為你們有權知道我們完整的研究，從生理學和化學角度來解譯這個潛在破壞性和改變生活的病症。根據我們的經驗，患者渴望知道答案，而且他們確實也很聰明可以吸收發生在自己身體內部的科學資訊。此外，我們衷心盼望，醫生和其他臨床醫師可利用這本書增長自己在這方面的知識，關於這種常見但卻被誤解的症狀，因為在他們一生的醫療執業生涯中，幾乎所有的患者或多或少都會受到這種症狀的影響！

如何善用腎上腺疲勞症候群這本書

本書第一部分重點在於疑難雜症，腎上腺疲勞症候群：如何辨識它、我們使用的術語、症狀、症狀背後的生理學、症狀的階段、狀態、自然的進展、崩潰和復元，以及放任不管的後果。在這一部分的最後一章，我們提供完整的個案歷史記錄總結這個疑難雜症。

本書第二部分重點在於解決方案，內容包含完整的復元程序應該如何，以及你可以做些什麼來恢復你的活力的具體資訊。我們透過全身性的作法、詳細的補充品計畫、你可能需要的激素、無毒和營養的飲食、腎上腺激活運動和身心生活方式的調整，經驗告訴我們，在日常生活中實踐這些作法已幫助無數的人恢復健康。

我們還收錄一些過來人簡略地描述他們的症狀，以及努力尋找答案的過程，再加上一個完整的章節，關於一名女性力抗疾病和康復的故事。當然，為了保護他們的隱私，名字和其他細節會稍作修改，但我們想讓你瞭解腎上腺疲勞症候群對一個人日常生活所造成的影響，從這些故事中，你可能看到自己的影子，我們相信他們的故事會帶給你希望。我們應用書中提及的工具，透過個人化的方案指導每一個人，因為每一個人都是獨一無二，我們無法一一詳盡描述每一個復元方案，不過我們可以向你保證，在正確專業的指導下，復元之路在望，即使是那些看似症狀嚴重和喪失能力的患者。

此外，我們廣泛的附錄包含資源指南，這有助於你尋找適合的醫生；一個三分鐘的腎上腺疲勞症候群測試，這有助於你決定本書的資訊是否適用於你。

我們建議按照順序閱讀本書，因為概念是循序漸進建立在彼此之上。

最後，幾乎所有的成年人在某種程度上多少都會受到腎上腺疲勞症候群的影響，你無需為此責怪自己，但你要負起責任尋找幫助自己康復的建議，而這些建議在本書中你都可以找到。

Michael Lam, M.D., M.P.H.

Dorine Lam, R.D., M.S., M.P.H.

Part 1

腎上腺疲勞
症候群

基本

Chapter 1

腎上腺疲勞症候群
(Adrenal Fatigue Syndrome)

如果你正在尋找的資訊就在本書中，那麼很可能是你或所愛的人有這些症狀，或者健康狀況產生無法解釋的變化，也許症狀改變非常緩慢。例如，體力大不如前，找不出原因，直到最近，你開始注重均衡飲食和每周步行或騎自行車或到健身房健身，體重才得以維持。以前你很少抱怨失眠或睡眠斷斷續續，但現在你似乎很難一覺到天亮。你告訴醫生你的心情低落、疲累，現在必須強迫自己撐過每一天。

現代醫生經常聽到這些陳述，事實上，疲勞和焦慮是醫師從成人患者口中最常聽到的兩大主訴，這兩種情況都屬於醫學從未提及的流行病症（Condition）──腎上腺疲勞症候群（AFS）的症狀。這種病症的歷史和人類一樣古老，但其發病率近幾年急劇增加，主要是因為我們的社會和生活方式變得越來越複雜且壓力不斷攀升。

腎上腺疲勞症候群的各種症狀（Symptoms）

從患者的角度來看，腎上腺疲勞症候群讓人感到困惑和沮喪，它的症狀多到難以理解，而且往往和其他主要病症有關，因此你很難聯想到它是腎上腺疲勞症候群。從以下的陳述我們可以看到腎上腺疲勞症候群對日常生活造成的影響：

- 一整天我都覺得很累──我想盡辦法繼續工作，但每隔幾個小時我

DrLam.com

一定要喝一次咖啡才能撐過一天。

- 我以前只是嘴巴說說感覺很累，但現在的疲憊感已快將我淹沒，讓我虛弱無比，工作的表現已不如預期。

- 大部分時間我都感到焦慮和害怕。

- 每一季我似乎都會被傳染到感冒或流感。

- 我關節疼痛，醫生說我可能有關節炎，雖然我才剛滿四十歲。

- 我感到沮喪，無法清晰思考——整天昏昏沉沉。

- 我試過書中各種飲食法，但就是無法減重。

- 去年我失去工作，就在那些情緒和財務困境爆發後不久，我一直有揮之不去的疲憊和沮喪感。

- 清晨三點左右我會醒來，然後輾轉折騰好幾個小時仍無法入睡。

- 以前我精力充沛，現在只走一小段路都讓我精疲力竭。

這些陳述指出腎上腺疲勞症候群一些典型和持續性的徵兆（signs）和症狀，大多很類似第三階段（稍後討論）。你或許曾告訴你的醫生相同的症狀，或你已經注意到自己這些健康狀況的改變，或是知道某些人有這些抱怨，但你卻不知道究竟原因出在哪。如果你的年齡超過四十五或五十歲，你甚至可能被告知你的症狀全歸因於「正常」的老化！

以下你會看到腎上腺疲勞症候群廣泛的徵兆和症狀清單，正如你看到的，其中有許多症狀也涉及其他的病症，而且也符合上述的陳述：

- 嗜睡情形日漸增加和缺乏能量

- 每日例行工作更費力

- 處理壓力的能力降低

- 體重有增加的傾向而且難以減重，特別是腰圍的部分

- 經常得流感和其他呼吸道疾病，且症狀持續的時間比平時還要長

- 面對壓力時身體容易顫抖

- 性趣缺缺

- 容易頭暈，特別是從水平位置上升至高處

- 無法記住事情

- 早上和下午三點到五點之間，總是精神欠佳

- 飯後短暫時間內突然感覺變好

- 經常在晚上九點至十點之間感到疲累，卻不想上床睡覺

- 早上經常賴床爬不起來

- 一旦起床後，必須喝咖啡或其他刺激物才能保持精神

- 嗜吃鹽、脂肪和高蛋白質食物，例如肉類和乳酪

- 對女性來說，經前症候群症狀加劇，經血量不規則，前四天經血量很多然後突然停止（或幾乎停止），然後在第五或第六天起月經週期又再次開始。

- 上背部和頸部不明原因的疼痛

- 壓力減輕和休假時症狀似乎有好轉的現象

- 輕微憂鬱

- 食物或吸入物（空氣傳播）過敏

- 皮膚乾燥變薄

- 低血糖症

- 低體溫

- 神經質

- 心悸

- 不明原因掉髮

- 交替性的便祕和腹瀉

- 消化不良

如你所見，腎上腺疲勞症候群的症狀非常廣泛，其中有許多不明確的地方，因此往往被界定為心理因素所致，例如焦慮或憂鬱。有時患者被告知這些症狀「多休息就好」，但很明顯，腎上腺疲勞症候群並不是那麼簡單。

從科學的角度來看，這個病症是身體受到威脅時神經內分泌系統對壓力的正常反應。（神經內分泌學是一種研究神經系統和內分泌系統廣泛相互作用的科學。）

本書是關於腎上腺疲勞症候群，非大眾所熟悉的腎上腺疲勞這個術語，這兩者有關鍵性的差異，瞭解這點對於你的整體認知和復元非常重要，首先我們從最基本的開始談起。

症候群與疾病（Syndrome vs. Disease）

疾病是經過實際診斷，確定健康受損或功能失常的一種病症。每一種疾病都有成因：基因遺傳、毒物、細菌、病毒等，例如汞中毒，是一種體內重金屬過量引起的疾病，血液測試能指出我們可以接受的範圍，當超過正常值時，中毒是很常見的情況。艾迪森氏症（Addison's disease，腎上腺功能不全）是一種罕見的內分泌疾病，是腎上腺本身無法分泌足夠的類固醇激素。為了確定這種疾病的診斷，內分泌學家制定一組特定的臨床和實驗室參數標準，一旦確診，患者就要開始進行一系列醫學界普遍認可的標準協議治療法，而且為了治療這種疾病，患者必須在醫生的監督下才能進行。

醫學上，**症候群是指一系列的徵兆和症狀**，它們加起來類似某一種特定病症（Condition）、障礙（disorder）、疾病（disease）的特徵。一種症候群通常有幾個臨床可辨識的特性：徵兆（由醫師觀察）、症狀（由患者報告），以及現象（phenomena）或特徵（characteristics），而且這一切經常會同時發生。當出現一個或多個特徵時，醫生會留意其他可能存在的症狀。

症候群的可能致因範圍廣泛，且會產生某些特定的病徵而非具體的病因。換句話說，一種症候群意味著多種致因，有些甚至是未知的。例如帕金森氏症（Parkinson's diserse）是一種特定疾病（specific illness），而帕金森氏症候群（Parkinsonian syndrome）則是非特異性（nonspecific）。後者可能是前者造成，也可能是其他病症引起，例如進行性核上性麻痺（progressive supranuclear palsy）（一種破壞神經細胞的罕見腦部障礙）或多發性系統萎縮（multiple system atrophy）（源自部分大腦的退化性病症）。

　　一種症候群的描述通常包括許多主要的特徵，當這些特徵一起出現時，就會成為該病症的診斷依據。這些通常被歸類為典型主要症狀和徵兆組合——必要的診斷依據——再加上次要的發現，而其中有些或全部的病症也許從未出現過。正式的描述可能會根據該診斷所需，分別具體列出最低限度的主要和次要發現。

　　例如，新陳代謝症候群（metabolic syndrome）是一種障礙的組合，當這些症狀一起出現時，發展為成人型糖尿病和心血管疾病的風險就會增加。在美國，有五分之一的人口受到這種症候群的影響，而且其發病率會隨著年齡增長而提高。若要確診為新陳代謝症候群，中央型肥胖是一個必要的發現，然後再加上任何兩個其他次要的症狀或障礙，其範圍從第二型糖尿病到高密度脂蛋白膽固醇值偏低（所謂好的膽固醇）和高血壓等。

關於症候群

　　瞭解症候群很重要，因為它們是一種警報，提醒我們身體機能某部分功能障礙，或許找不出明確的因果關係（cause-and-effect relationship）。例如經前症候群（PMS）是描述一系列與月經週期相關症狀的術語，它並沒有告訴我們產生的原因。

　　症候群也是臨床上很重要的燈塔，在必要時可以指引我們留意大方向。例如，有多囊性卵巢症候群（PCOS）的人，要注意日後罹患胰島素抗性和成人型糖尿病的風險可能會增加，事實上，糖尿病藥物經常用於治療多囊性卵巢症候群。

　　近年來，我們經常可以看到「症候群」這個術語，例如SARS（嚴重急性呼吸道症候群）是由病毒引起的，但它仍然稱為症候群。同樣愛滋病

（AIDS，後天免疫缺乏症候群）也是一樣，儘管它的罪魁禍首是HIV（人類免疫缺陷病毒）。從學術面來看，這種疾病是人類免疫缺陷病毒（HIV）感染，而AIDS後天免疫缺乏則是其症候群——這一系列的症狀——是因為HIV感染引起的；一個人可能受到人類免疫缺陷病毒（HIV）感染，但未必會發展成後天免疫缺乏症候群（AIDS）。一個人可能在AIDS症狀出現之前，早已是多年的HIV帶原者（今日，許多HIV帶原者在症狀尚未出現前就已接受治療）。實質上，HIV（人類免疫缺陷病毒）和AIDS（後天免疫缺乏症候群）這兩個術語經常被交替使用，有時你只能從上下文的內容來判斷說話者（甚至是醫療人員）所指的語意。在AIDS（後天免疫缺乏症候群）病因未知之前，人們就已將之稱為「症候群」，因此沿用至今。

　　一般大原則是一系列同時出現的症狀或病症，並且顯示與某個特定疾病有關，或者可能發展成該疾病的機率增加。然而，症候群本身可能不是正規醫療標準所定義的疾病，它或許可以指出某種疾病，但並不一定。此外，好幾種不同的疾病也可能導致同樣的症狀。

> 明確地說，腎上腺疲勞症候群並不是目前正規醫學定義下的一種疾病。

為何混淆不清？

　　新發現的症候群最終進展為公認的醫學疾病（medical condition），這個過程往往需要幾十年的科學研究和審查，這是理所當然，不過現代醫學的進步已將這個過程縮短。近幾年，我們開始將某些症候群標記為疾病，一旦它符合診斷的標準，例如慢性疲勞症候群（chronic fatigue syndrome）（CFS）現在已被公認是一種障礙，大腸激躁症候群（irritable bowel syndrome）（IBS）也是。不久前，這兩種症候群所描述的症狀難以捉摸，但隨著時間推移，我們已經發現CFS和IBS直接的病因，例如感染等因素。不過，這些確切的病因或造成這些症候群的最終致因目前仍不明確，此外，這兩種症候群似乎都涉及多種因素。不幸的是，當症狀以疾病的方式治療時，由於沿襲過去的臨床經驗，許多醫生都著重在緩解症狀，因而在第一時間錯失治療引發該症狀的根本原因。

術語和重大區別

有鑑於標記症候群與疾病的偏差，看到描述壓力引發的神經內分泌和腎上腺反應相關症狀的正確術語產生混淆時，就不覺得奇怪了。這在現代醫學中是一個相對較新的概念，在替代醫學界，許多人會將腎上腺疲勞（adrenal fatigue）、腎上腺倦怠（adrenal burnout）、腎上腺衰竭（adrenal exhaustion）和腎上腺功能減退（hypoadrenia）等術語交替使用，進而造成我們的術語缺乏一致性，因此對主要概念的理解也產生混淆。基於這本書的目的，我們將以腎上腺疲勞症候群（AFS）作為這個病症的整體名稱。

腎上腺疲勞這個術語的使用最為廣泛，但它並未說明其病症的根本原因，相反的，這個名詞意味著病因為腎上腺結構異常，進而導致主要的抗壓力腎上腺激素皮質醇（cortisol）分泌不足。然而，我們知道許多原因也可能造成在臨床表現上皮質醇分泌不足的類似症狀，它們的範圍從代謝失衡、感染，到心理問題和遺傳因素不等。 此外，許多後期的腎上腺疲勞症候群症狀主要是由於神經內分泌系統功能失調引起，皮質醇的影響反而是其次。換句話說，皮質醇分泌不足並不是這種病症後期唯一的主要臨床表現，它的情況往往是腎上腺機能運作正常且傳統實驗室的測試結果也都正常（根據一般內分泌學家制定的標準）。

此外，腎上腺疲勞隱含著腎上腺本身功能障礙，因此造成皮質醇功能失調，但事實並非一定如此。例如，皮質醇分泌不足可能與創傷後壓力障礙（Post-Traumatic Stress Disorder）（PTSD）有強烈的關聯，這是一種源自於大腦的病症。根據目前的醫學標準，腎上腺疲勞症候群的腎上腺功能仍是正常的。因此，在許多方面，腎上腺疲勞這個術語的準確度和明確性有待加強，儘管對大眾來說，這個術語可能比較簡單和容易理解。

對於這種病症更準確的科學術語為腎上腺疲勞症候群（AFS），之所以使用「症候群」這個詞，意味著這些症狀可能是或可能不是由腎上腺引起的，又或者原因完全不明。這個術語排除了腎上腺病理問題存在的假設，同時對傳統醫生認定的皮質醇值低或高的界限有更廣泛的解釋。最後，醫生可從一長串的徵兆和症狀中找到符合該症候群的特徵。在不違背傳統醫學目前對腎上腺功能障礙的定義下，我們可以從神經和內分泌學的基礎來識別和驗證該病症，包括許多可能與腎上腺有關或無關的激素功能失調的問題。

從本書中你會瞭解，腎上腺疲勞症候群可能涉及許多情況，特別是在後期階段，通常都與下視丘——腦下垂體——腎上腺（HPA）軸功能障礙有關，這個激素軸功能失調源自於大腦。在神經科學領域的人可能比較喜歡使用HPA軸功能失調這個術語，藉此反應他們認為大腦牽涉其中的看法。醫學史學家可能更樂於稱這種症狀為嚴重性一般適應症候群（後來的研究學者漢斯·沙里（Hans Selye）博士提出的壓力理論，早在幾十年前，他首次描述一般壓力反應的三個主要階段）。另一方面，現代內分泌學家可能認為非腎上腺疾病症候群（non-adrenal illness syndrome）（NAIS）這個術語更貼切，因為這個術語認知到腎上腺疲勞症候群在早期階段有皮質醇值偏高的症狀，到了後期階段皮質醇值則是偏低，並且意識到腺體結構基本上是正常，病因很可能是腎上腺以外的原因。

這個術語並不是新術語，在非甲狀腺疾病症候群（non-thyroid illness syndrome）（NTIS）中，嚴重飢餓或疾病末期都可能造成低甲狀腺功能的症狀，但患者的甲狀腺本身的結構是健全的，但這個術語並未指出病症的根本問題，因此也就沒有一個全面性的替代術語。從傳統內分泌學家的角度來看，只要腎上腺皮質功能仍然在實驗室值之內，這樣就代表患者並沒有腎上腺方面的疾病。

現代醫學科學和研究指出，在大多數情況下，我們身體對壓力的反應是由神經和內分泌系統共同調節的，從遠端來看，腎上腺疲勞症候群是身體整體的神經內分泌對壓力連續反應的一部分，或許對這個病症最適合的名稱是壓力誘發的神經內分泌症候群（stress-induced neuroendocrine syndrome）（SINS），這個名稱可以提醒我們該病症是因壓力而起，同時它還指向神經內分泌系統對壓力的反應就是觸發該症狀機制的結果，它驗證這種病症是一個特定的症候群特徵而不是一個特定的疾病，在整體臨床表現上，它包含腎上腺相關的徵兆和症狀，同時也不排除非腎上腺相關的症狀。

> 為了簡化與實用性，我們使用腎上腺疲勞症候群（AFS）作為這個病症的整體名稱，這個名詞確認這種病症在生理基礎上常見的能量耗損和其他症狀，但認知到我們無法完全解釋其致因，況且原因很可能並非是腎上腺的問題。此外，這個術語與當前傳統醫學對於腎上腺激素分泌不足唯一認定的術語——腎上腺功能不全並沒有衝突。

艾迪森氏症及腎上腺疲勞症候群

艾迪森氏症也稱為腎上腺功能不全（adrenal insufficiency）或低皮質醇症（hypocortisolism），這是一種公認的罕見疾病，也就是腎上腺激素分泌不足，低於標準的臨床參數值。大約每十萬人就有四人受到這種疾病的影響，從血液測試中可以確診。在這種情況下，如果血液的檢查結果異常，我們即可確定腎上腺結構功能障礙，患者必須終身使用替代類固醇激素。

艾迪森氏症的致因通常是自體免疫功能障礙，而腎上腺疲勞症候群的主要元兇為壓力和一系列其他的因素。艾迪森氏症的症狀包括低能量、關節和腹部疼痛、體重減輕、腹瀉、發熱及電解質失衡。有些腎上腺疲勞症候群的患者指出他們也有這些症狀，但通常狀況並沒有那麼嚴重。

因此，艾迪森氏症特指原發性（primary）腎上腺功能不全，也就是腎上腺本身出現官能障礙（malfunction）。繼發性（secondary）腎上腺功能不全不算是艾迪森氏症，而是腦下垂體前葉無法分泌足夠的促腎上腺皮質激素（ACTH），以充分刺激腎上腺，這兩種症狀都會導致皮質醇分泌過低，目前傳統醫學公認的皮質醇分泌過低病症只有這兩種疾病。假設你問你的醫生關於你的症狀是否可能是腎上腺疲勞症候群，這時你可能會聽到他回答沒聽過腎上腺疲勞症候群，或不認為有這種症候群的存在。

另外，不要將腎上腺疲勞症候群與庫欣氏症候群（Cushing's syndrome）或原發性皮質醇增多症（primary hypercortisolisim）混淆，其情況剛好相反，是長期皮質醇分泌過多，但這不是本書關注的重點。

腎上腺疲勞症候群的詳細解說

腎上腺疲勞症候群（AFS）的症狀從輕度到重度，分為四個廣泛和重疊的臨床階段，我們稱第三階段的 AFS 為腎上腺衰竭（學術上稱為神經內分泌衰竭），以便將之與較輕度的第一、二階段區隔開來；最嚴重的第四階段我們稱之為腎上腺衰敗階段（或神經內分泌衰敗階段）。

> 大部分的腎上腺疲勞症候群讓人摸不著頭緒，因為許多人雖然已進入第一階段，甚至第二階段，但卻始終不知。

就像早期階段的癌症、心血管疾病或糖尿病一樣，早期的 AFS 很難察覺。任何情況或生活事件都可能造成 AFS。例如，一、兩天緊張的工作或旅行、熬夜、山區長途健行，或異常艱苦的鍛鍊、家中或辦公室爭吵等所有壓力事件。對身體而言，任何或全部這些事件很可能會使你感到疲憊不堪，當你意識到這些異常的疲累，是第一階段的症狀，但只要經過周末休息放鬆、下次鍛鍊少一點，或者好好睡一覺後，你的身體就可以完全復元。

如果壓力持續的時間拉長或加劇，或加上另一個壓力源，例如在工作負擔尚未減輕之前得到感冒，那麼在短期之內，你還會經歷其他症狀。這時你或許已進入 AFS 第二階段，不過，在你康復後你仍然不知道你的腎上腺已受到影響。

當身體到達第三階段時，症狀就非常明顯，不過它們往往被歸咎於某些其他病症。當你閱讀和吸收關於腎上腺疲勞症候群的知識後，你就會明白為什麼我們的討論和建議多數與第三階段有關，這對任何患者的健康而言是一個關鍵的十字路口。

腎上腺疲勞症候群與你

許多成人第一次聽到腎上腺疲勞時會感到困惑，因為他們通常對腎上腺及其功能知之甚少，他們根本沒想到其腎上腺會與級聯（cascade）症狀有關，例如輕度至極度疲勞、免疫力降低、甲狀腺疾病、性趣缺缺、月經失調（menstrual disorders）、代謝障礙、輕度至中度憂鬱等。腎上腺疲勞症候群既不稀奇也不神秘，研究指出美國大約有11.9%的成人感到極度疲勞、嚴重倦怠或長達一個月以上感到筋疲力竭。大多數時間，有更多的人感到輕度至中度的疲勞，但體弱的症狀較少出現，不過，隨著現代世界的生活壓力對身體造成的傷害，這個數據有日漸攀升的趨勢。

因此，腎上腺疲勞症候群是最普遍的健康病症之一，大多數的成年人在不同程度上，或多或少都受到它的影響，它是一種沈默的流行病，誰沒有經歷過壓力事件或長期承受壓力呢？然而，我們卻很少將這種情況視為是一種對健康的嚴重威脅，因此也很少去驗證它的存在。

即使確定，許多醫護人員認為這種症狀沒有所謂的復元程序，他們也許還會告訴患者要放鬆及做好壓力管理。通常，腎上腺疲勞症候群往往被認為只是心理病症，因此醫生會開抗憂鬱藥物給患者。此外，腎上腺疲勞症候群經常與甲狀腺疾病有關，許多醫生會使用甲狀腺替代藥物來處理這種症狀。而這些治療往往治標不治本，結果隨著時間流逝病症惡化，有時是幾個月，常常是好幾年，甚至幾十年的時間。由於腎上腺疲勞症候群很複雜且發展過程令人費解，全然不符合傳統的醫學邏輯，這也難怪腎上腺疲勞症候群經常成為誤診的「受害者」。

當提及腎上腺疲勞症候群時，要牢記以下原則：

- 腎上腺疲勞症候群會持續惡化，每一個階段分別有不同的定義和嚴重程度，越接近後期病症越嚴重。第一、二階段屬於輕度，第三、四階段屬於後期，而且症狀會日益嚴重。

- 腎上腺疲勞症候群，特別是第三階段（腎上腺衰竭）與許多公認的疾病有關，例如甲狀腺功能減退症、多囊性卵巢症候群（PCOS）、子宮肌瘤、低血糖症、憂鬱症、萊姆病、大腸激躁症候群（IBS）、自體免疫性疾病，以及許多其他經常確診與治療的醫學疾病。

- 腎上腺疲勞症候群即使在後期階段通常也難以捉摸，我們不能光靠實驗室提供的測試數據做出明確的診斷。它的問題不在於多種症狀，而是這些症狀可能會被歸因於其他病症而不是 AFS，因為傳統醫學的認定是這些症狀的腎上腺結構仍是完整正常的。

- 重點是我們要瞭解，對輕度 AFS 患者或許有效的治療方法，事實上對重度 AFS 患者可能會產生反效果，進而使他們的症狀惡化。

- AFS 的復元計畫需要個別化──一體適用的方法無效且浪費時間和金錢，同時讓患者感到失望和困擾，情況反而更糟。

- 對患者而言，復元需要時間、耐心和承諾。

腎上腺疲勞症候群之所以難以清楚解析，可能是因為病症通常都進展得很緩慢。當患者知道他們的病症與壓力有關時，一方面他們可能覺得鬆了一口氣，但另一方面又覺得很恐慌。許多人害怕壓力，但如果不能做好生活管理，他們未來可能會罹患高血壓或心臟病，同時，他們並沒有意識到自己患有腎上腺疲勞症候群，並且任其發展，之後患者的感覺只會越來越糟。所以，告知患者他們必須學習放鬆及抒解壓力，在某種程度上，這是正確的作法，但光這樣並不完整，如果沒有指引這些患者其他的復元工具，這樣只會加劇AFS的症狀。

壓力可能導致腎上腺疲勞症候群

當我們將工作面臨的壓力加諸在家庭壓力之上時，在任何時間，我們可能還要照顧生病的親人或哀悼家庭成員或朋友的死亡。與配偶或子女的問題和衝突也是現代化生活主要的壓力來源，對許多已承受極大壓力的人而言，要在工作和家庭責任之間取得平衡是件艱巨的任務。

疾病本身就是一種壓力源，數以百萬的男性和女性都患有慢性疾病，如糖尿病、關節炎、憂鬱症等。腎上腺疲勞症候群通常在生理或情緒的壓力大到身體已無力自我修復和復元時發作，因為身體其中一個主要的壓力控制中心存在於腎上腺，所以當壓力反應期間使用過度，這些腺體可能會受損和產生功能障礙。

壓力源可能來自身體、化學、情緒或精神方面，以下是最常見的壓力清單：

- 憤怒、憂鬱、恐懼或罪惡感
- 慢性疲勞、其他疾病或感染
- 慢性疼痛
- 運動過度
- 麩質不耐症
- 低血糖
- 吸收不良和／或消化不良
- 過度暴露於毒素和重金屬
- 極度或慢性壓力，包括緊繃不良的關係
- 手術
- 工作超時和熬夜

- 睡眠不足
- 攝取過量的糖和／或過量的咖啡因
- 長期牙齒根管受到感染或口腔健康欠佳
- 隱形病毒和慢性亞臨床感染

壓力源有多種形式和強度，身體對壓力的反應主要是靠激素調節，在下一章節，我們將介紹壓力與腎上腺，以協助你更深入理解本書提及的激素和其他重要的資訊。

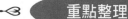 重點整理

- 如果你處於壓力之下或長期疲勞，但你的醫生找不出問題所在，這時你要思索是否為腎上腺疲勞症候群（AFS），AFS表示身體的神經內分泌系統對壓力和威脅的反應。

- 腎上腺疲勞症候群是個總稱，它有四個階段，第一、二階段屬於輕度，第三、四階段屬於後期，第三階段我們稱之為腎上腺衰竭；最嚴重的第四階段我們稱之為腎上腺衰敗。

- 腎上腺疲勞症候群（AFS）是描述這種病症最精確的術語，目前AFS的原因尚未全盤瞭解，不過慢性壓力有很大的影響。

- 不要將AFS與艾迪森氏症混淆，艾迪森氏症需要靠類固醇藥物治療，AFS不是一種疾病，它是一種非艾迪森氏症的亞臨床腎上腺功能障礙，其特徵為皮質醇分泌過低，通常是因為壓力或其他因素引起的神經內分泌功能失調反應。

- AFS包含許多看似無關的症狀：疲勞、昏睡、輕度憂鬱、性慾降低、失眠、嗜吃鹽、心悸、低血糖症、低血壓、便祕、低甲狀腺功能和減重困難。

- 不要驚訝，如果你的醫生對AFS很生疏。

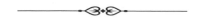

壓力、激素基礎以及被遺忘的「腎上腺」

光 壓力這兩個字就讓人心生恐懼，因為大多數成年人——和許多年輕人——經常談論如何面對日常壓力或生活中的問題，卻不明白壓力在維持或破壞健康所扮演的角色。壓力來自生理、情緒或兩者，這整本書都在討論壓力以及身體對它的反應。首先，我們要先瞭解我們有多個內置的壓力管理系統。

壓力如何進入我們的身體

情緒壓力經由我們的感官透過大腦進入體內，一旦情緒被視為壓力與不受歡迎的威脅時，位於腦幹區域的藍斑核（locus ceruleus; LC）就會被激活。這個藍斑核也是大腦多數去甲腎上腺素（norepinephrine）（舊名為「正腎上腺素」）路徑的起源，去甲腎上腺素是參與中樞神經系統處理壓力的主要神經傳導物質，它是神經元（腦細胞）和體內其他細胞之間龐大化學通訊系統的一部分。

去甲腎上腺素具有多種功能，屬於一個稱為兒茶酚胺的生物化合物家族，以及腎上腺素（epinephrine）和多巴胺。在大腦中，它會影響杏仁核（大腦負責調節情緒部分，例如恐懼和焦慮），讓人保持警戒和警覺。一旦藍斑核被激活，攜帶去甲腎上腺素的神經元會沿著不同的路徑，傳送訊號到大腦兩側和神經傳導物質網絡區域內，這些位置包括大腦皮質、海馬迴、邊緣系統、杏仁核、下視丘和脊髓。絕大部份的大腦區域都受到影響，如果少

DrLam.com

了去甲腎上腺素，身體就會六神無主不知所措。

圖1說明從神經內分泌角度來看，我們的大腦如何處理壓力：

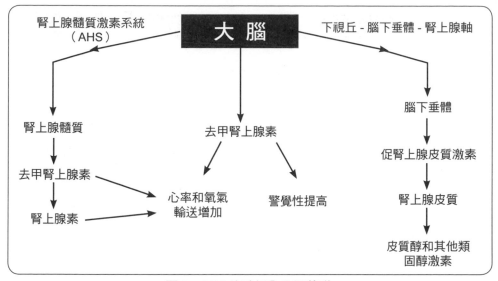

圖1　AFS的神經內分泌基礎

我們可以視去甲腎上腺素為神經系統中一個重要的「第一線救援者」，它是大腦內部一種激勵神經傳導物質，同時也是一種激素，負責處理日常生活較小的壓力，例如站立和適度運動等，我們整體的抗應激備戰機制全靠去甲腎上腺素的雙功能啟動。

除了使大腦保持警覺外，去甲腎上腺素還會激活下視丘，這時下視丘——腦下垂體——腎上腺（HPA）激素軸則是馬上採取行動。生理學家和內分泌學家使用「軸」這個術語來描述各種內分泌腺體的作用，就好像它們集體被分組到單一個實體，這個術語很貼切，因為涉及的腺體往往是互相合作。我們有各種不同的軸，例如下視丘——腦下垂體——性腺（HPG）軸和下視丘——腦下垂體——腎上腺（HPA）軸。

HPA軸是神經內分泌系統的主要部分，負責控制應激反應和調節許多身體的過程，包括消化、免疫系統、心情和情緒、性慾和能量儲存以及新陳代謝。我們將會在第五章做進一步的說明。

在被來自藍斑核（LC）的去甲腎上腺素激活後，下視丘會釋放促腎上腺皮質激素釋放激素（CRH），一種激素和神經傳導物質，是人體神經系統和內分泌系統之間的橋樑。當CRH到達腦下垂體後，會誘發促腎上腺皮質激素分泌（ACTH），並一路向下至HPA軸最末端的器官腎上腺，進而促使腎上腺分泌一系列的抗應激激素，包括皮質醇。神經系統和內分泌系統共同合作以確保我們能夠處理日常生活的壓力源，此外，這兩個系統讓我們可以處理來自緊急情況和疾病所引發的身體和情緒反應，並且在額外的壓力消失後，讓我們回到平衡與良好健康的狀態。從圖1以及你在本書即將瞭解的更多知識可以得知，這個過程大多數是透過去甲腎上腺素和HPA軸調節的。

如果應激加劇或成為慢性壓力，那麼最終萬不得已的應激回應系統就會啟動，提供更強大的激素——腎上腺素——進行救援。腎上腺髓質會分泌腎上腺素，且直接釋放到由腎上腺髓質激素系統（AHS）調節的血液中（稍後在第九章有更詳盡的討論）。腎上腺素會增加心率、收縮血管、擴張氣管，而且是戰鬥或逃跑反應的主要指揮官，它比去甲腎上腺素更強烈，當壓力越大，腎上腺素的分泌量可能會增加。因此，去甲腎上腺素和腎上腺素在人體的抗應激反應中都具有關鍵性的作用，去甲腎上腺素負責日常生活瑣事，腎上腺素則是不得不的絕招（可參考附錄D）。雖然主要的應激控制中心位於大腦，但大多數控制抗應激調節系統區域卻在腎上腺，而激活腎上腺則是靠上述提及的HPA軸。為了應付壓力，腎上腺會分泌類固醇，一種抗應激激素，其中最「出名」的是皮質醇，而調節類固醇分泌的問題與腎上腺疲勞症候群的許多症狀有關。

類固醇激素的基礎

類固醇激素在我們體內各個不同化學工廠中的作用有顯著的差異。

類固醇是一種具有特定和獨特化學結構的化學物質（四個碳環彼此連接的結構），皮質醇、DHEA（脫氫異雄固酮）、睪固酮、黃體素（孕酮）、雌激素都是屬於類固醇激素，它們彼此的基本化學分子結構非常相似。這些激素利用膽固醇作為原料在腎上腺中按部就班合成，當所有激素都運作正常，發揮其關鍵作用時，它們就像一個和諧的樂團。

　　另外，我們還需要瞭解某些激素具有激素前導物質的作用，例如孕烯醇酮和DHEA（脫氫異雄固酮），它們是激素合成級聯的前導者，除了本身有微弱的激素屬性外，它們還具有前驅物的作用，這意味著它們是生產其他物質不可或缺的激素。在此情況下，前驅物會促使腎上腺分泌下游激素，如睪固酮和皮質醇。激素前導物質比下游激素溫和，同時也是最不強烈的一種。相較之下，皮質醇的效力最強且潛在的副作用也最大。以下圖2顯示關鍵性腎上腺皮質激素的分泌過程：

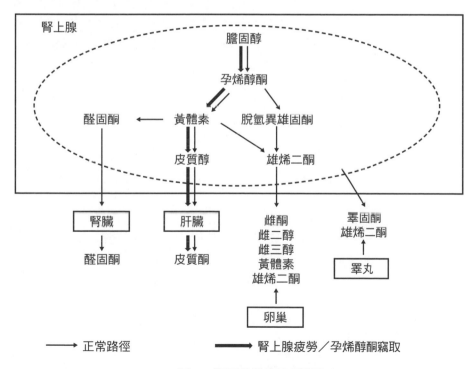

圖2　類固醇激素合成路徑

雖然看似不明顯，但這些激素與腎上腺疲勞症候群的進展、症狀和影響有關。另外，你可以看到這些激素是最常見的類固醇替代激素，因此在臨床表現方面也涉及 AFS。這些激素包括：皮質醇、孕烯醇酮、脫氫異雄固酮（DHEA）、睪固酮、雌激素和黃體素。我們在第八章——將會討論，同時你也會看到我們在 AFS 恢復過程中使用這些激素（於第二十二章）。

「被遺忘」的腎上腺

兩個核桃般大小的腎上腺各位於兩顆腎臟的上方，它們的任務是協助身體應付壓力並從中存活下來，其中每一個腎上腺都分成兩個部分：

- 腎上腺髓質分泌腎上腺素，負責身體緊急戰鬥或逃跑的反應。
- 腎上腺皮質包括80%腎上腺，負責分泌超過五十多種不同類型，但屬於三種主要類別的激素：糖皮質激素、礦物皮質激素和雄性激素。

皮質醇是最重要的糖皮質激素，當體內皮質醇過低身體無法處理壓力時，就是後期腎上腺疲勞症候群所產生的狀況。

醛固酮（Aldosterone）是礦物皮質激素的一種，醛固酮可以微調細胞中礦物質的平衡，特別是鈉和鉀。因此，醛固酮的作用在於調節血壓和體液平衡。當壓力增加時體內會釋放醛固酮，進而造成鈉滯留而反過來導致水腫和血壓升高。然而情況並非總是一成不變，隨著 AFS 發展的過程，血壓很可能會降低。

腎上腺皮質也會分泌性激素，雖然份量很少，但其中一個例外是 DHEA，一種微弱雄激素，男女雙方都會大量分泌。DHEA、睪固酮和雌激素全由孕烯醇酮生成。

這些關係非同小可，因為黃體素的生成需要孕烯醇酮，同時也涉及皮質醇的分泌。孕烯醇酮是最重要的激素前導物質，在腎上腺疲勞症候群後期，可以看到長期缺乏孕烯醇酮的結果會導致糖皮質激素如皮質醇和礦物皮質激素如醛固酮，整體的分泌和水平降低。

應激激素：皮質醇（Cortisol）

> 腎上腺皮質分泌的皮質醇是體內最重要的抗應激激素，過多的皮質醇會導致庫欣氏症候群，症狀包括體重增加、妊娠紋、毛髮生長過多、經期不規則、肌肉流失、憂鬱和失眠。皮質醇太少會導致艾迪森氏症。

　　如果腎上腺皮質醇分泌不足，腦下垂體會透過釋放促腎上腺皮質激素（ATCH）自動調整。我們可以經由觀察血液中低皮質醇數值與高促腎上腺皮質激素數值來診斷艾迪森氏症。如果腦下垂體功能失調，那麼ATCH和皮質醇的數值可能都會很低。

　　皮質醇會以下列幾種方式保護身體免於受到過度壓力的威脅：

- **皮質醇促使血糖值正常**：皮質醇供給身體所需的能量，好讓身體逃離受傷和生存的威脅。皮質醇與胰腺分泌的胰島素互相配合，提供細胞足夠的葡萄糖作為能量，尤其當身體處於壓力之下。在腎上腺疲勞症候群的情況下，早期階段皮質醇的分泌較多，但後期（腎上腺衰竭時）皮質醇的分泌量則會減少。

- **抗發炎反應**：皮質醇是種強效抗炎劑。當我們有輕微受傷或肌肉拉傷，身體會啟動發炎機制，造成我們在踝關節扭傷或昆蟲叮咬處看到的腫脹和紅腫。而皮質醇分泌是抗發炎的反應，目的在消除和預防鄰近所有組織腫脹和發紅。這些抗發炎反應可預防蚊蟲叮咬腫脹變大，抵消支氣管壓力，並預防因過敏引起的眼睛腫脹。

- **抑制免疫系統**：皮質醇過高會削弱免疫系統。皮質醇會影響大多數與免疫反應有關的細胞，尤其是白血球細胞、自然殺手細胞、單核細胞、巨噬細胞和肥大細胞。

- **血管收縮**：皮質醇會促使中型血管收縮。那些皮質醇過低的人，後期腎上腺疲勞症候群的特徵，會出現低血壓的情況，以及對體內促使血管收縮的其他媒介反應遲鈍。

生理的壓力耐受度

腎上腺疲勞症候群的人無法承受壓力，特別是高度壓力。隨著壓力程度提高，身體逐漸需要更高的皮質醇值。當皮質醇值已無法升高來應付壓力時，身體就不可能維持在其最佳的應激反應狀態。如前所述，腎上腺的皮質醇分泌是由下視丘——腦下垂體——腎上腺（HPA）軸控制，在正常情況下，這個回饋迴路會調節腎上腺激素的分泌量。當需要更多的皮質醇時，身體會釋放更多的促腎上腺皮質激素釋放激素（CRH）和促腎上腺皮質激素（ATCH）。當ATCH與腎上腺細胞膜結合後，細胞內會產生一連串的連鎖反應促使膽固醇釋放，之後生成孕烯醇酮，這是腎上腺級聯最初的激素。接下來，皮質醇會被釋放到血液中，然後經過循環系統流經全身，最後再回到下視丘。

當腎上腺分泌皮質醇時會抑制下視丘和垂體，進而降低CRH的分泌量，以便減少ATCH的分泌。這個負回饋迴路能確保身體在不再需要抗應激激素時將之關閉。

另一方面，去甲腎上腺素與CRH是一個正回饋迴路，確保在壓力期間，身體全面進入戒備狀態，並隨時保持警覺。幸運的是，皮質醇信號會中斷這個迴路，不然，一旦我們大部分時間都處於壓力之下，就得一直保持在「繃緊」的狀態。

在各種不同抗應激激素和回饋迴路之間保持微妙的平衡是健康身體的自動過程，它們在我們不知不覺中全年無休不斷進行著，讓我們的身體在面對壓力時可以做出快速與適當的反應，並且在壓力消失後可以放鬆。

在腎上腺疲勞症候群中，我們看到很多症狀是身體透過這些系統努力調解壓力的直接結果，這也是為何對這些系統的運作方式有初步的瞭解是如此的重要。

皮質醇的節律和分解

皮質醇和ATCH不是全天均一分泌，它們依循一個晝夜模式：上午8:00時體內皮質醇值最高，隨後逐漸下降，白天是我們可以感受到這些激素的高峰期，特別是當身體受壓時。

午夜和清晨4:00時，體內的皮質醇最低，當達到最低點時皮質醇會開始分泌，並且逐漸上升，且在早晨醒來一天的開始後分泌量會達到高峰。皮質醇的週期模式如下圖所示：

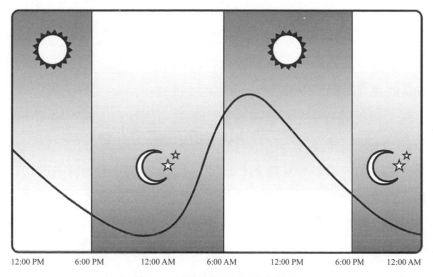

| 12:00 PM | 6:00 PM | 12:00 AM | 6:00 AM | 12:00 PM | 6:00 PM | 12:00 AM |

圖3　皮質醇釋放的晝夜節律

在腎上腺疲勞症候群第一、二階段，上午的皮質醇值仍然很高，然而為了中和壓力，腎上腺進入超速傳動（overdrive）以分泌更多皮質醇。隨著 AFS 的進展，皮質醇的分泌最終會達到高峰，然後開始衰退，因此，那些在腎上腺疲勞症候群第三階段的人，經常在早上面臨低皮質醇值的狀況。此後，體內的皮質醇分泌在一天的其他時間仍然很低，在第三階段後期，皮質醇的分泌量趨向於全天保持在低點，我們將在後面的章節做更多的說明。

此外，我們還必須考慮這些腎上腺激素如何分解和代謝，因為分解不完全和過度代謝都可能造成體內極大的混亂。通常類固醇激素是透過肝臟分解或代謝，我們看到越後期的腎上腺疲勞症候群患者的肝功能受損情況會越嚴重，但實驗室測試的數據卻可能是正常的。除了絕對激素值之外，身體清除代謝物的整體能力，意味著排除副產物的效率是另一個重要的考量因素，因此，要讓受損的身體取得適當的激素平衡是一個複雜的過程。

身體與壓力

關於壓力的用語，我們或許會說「身處壓力之下」——這是一般說法，當被要求詳細說明時，可能就會指出個別的事件或情況，例如正經歷離婚或其他家庭危機、失去工作、照顧生病的親人，或工作上壓力太大。

在壓力反應過程中，身體本身會迎戰它所認為的危險，如前所述，大腦會分泌去甲腎上腺素，腎上腺髓質會分泌腎上腺素和去甲腎上腺素。HPA軸會被召集採取行動，釋放CRH和ACTH，進而增加腎上腺皮質醇的分泌量。

當一個人長期處於壓力之下，皮質醇值可能上升達到高峰進而受損，然後隨著腎上腺日益負擔過重而分泌減少，這是造成腎上腺衰竭的始末或過程，而同時間DHEA（脫氫異雄固酮）的分泌也會開始下降。但與皮質醇不同的是DHEA不會「加速」分泌並達到高峰，反而是慢性壓力會導致DHEA分泌減少，結果皮質醇與DHEA的相差比例會更懸殊，如下圖所示：

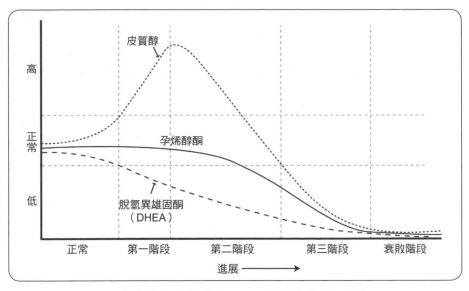

圖4　每個階段皮質醇和DHEA分泌量的差異很大

　　與大多數內分泌系統一樣，體內的負回饋系統重點在限制每種激素的分泌，如前所述皮質醇也一樣。但有一個例外，在長期或強大壓力期間，身體感知生命受威脅時，過多的皮質醇分泌實際上可能會鈍化負回饋反應。換句話說，當總皮質醇值很高時，皮質醇是力挺生存這一邊，而不是減慢或關閉皮質醇分泌的負回饋系統，也就是身體感知到高皮質醇值，但還是允許更多的皮質醇分泌。越後期的AFS，這種現象越明顯，這是身體的表達方式，告訴我們它需要所有的工具以應付持續的壓力和即將發生的危險。

孕烯醇酮：所有類固醇激素之母

　　你已經知道孕烯醇酮是一種激素前導物質，利用膽固醇生成，被稱為類固醇激素之母，因為它位於激素生產級聯的頂端，而且是女性激素如雌激素和黃體素合成的前體。也是生成其他化學物質的必需激素，包括礦物皮質激素，如醛固酮；糖皮質激素，例如抑制發炎和有助於舒緩壓力的皮質醇；以及雄性激素（男性激素，如睪固酮），此外，腎上腺細胞和中樞神經系統也可以合成孕烯醇酮。

研究人員在一九四〇年代開始試驗孕烯醇酮，而且很快意識到它可以減輕疲勞患者的壓力與增加他們的體力。不過，這些資訊就在最新的數據發現皮質醇為更強效的激素後退居其次。例如，當患者有類風濕性關節炎或其他發炎病症時給予皮質醇，他們的症狀在短期內會有顯著地改善。

在壓力期間腎上腺類固醇的分泌量會增加，如皮質醇，相對的，孕烯醇酮的分泌需求量也會大增。而隨時間推移，皮質醇分泌增加可能造成孕烯醇酮不足，進而產生級聯效應，最終導致糖皮質激素和礦物皮質激素減少，例如皮質醇和醛固酮。在 AFS 早期階段體內的孕烯醇酮值通常很高，但隨著腎上腺日漸疲乏後會跟著降低，即所謂孕烯醇酮竊取（pregnenolone steal）的現象，意味著孕烯醇酮值之所以下降是因為身體繞過孕烯醇酮分泌，轉而偏向生產更多下游的 DHEA 和皮質激素等。我們在臨床上也看過黃體素有類似的現象，只是研究一直沒有定論。

隨著時間推移，許多孕烯醇酮的研究指出激素能提高體能振奮情緒，增強記憶力和智能，並創造幸福感與提升對壓力的耐受力。總體來說，孕烯醇酮影響身體許多系統，從心智功能到發炎到睡眠模式，以及其他更多的功能。

孕烯醇酮還有恢復活力的屬性，我們可以將它視為是 AFS 復元工具包中一個複雜的工具，正如你將看到的，使用孕烯醇酮治療腎上腺疲勞症候群是一項複雜的任務。

DHEA（脫氫異雄固酮）（dehydroepiandrosterone）

DHEA（脫氫異雄固酮）——在生物學上是孕烯醇酮的第一代，是一種男女雙方腎上腺都會大量分泌的微弱雄激素，也是睪固酮、雌激素和其他皮質類固醇的前體。雖然它們的作用類似，但 DHEA 通常比孕烯醇酮更強效，所以DHEA被視為是孕烯醇酮更有效的相似物。

你或許留意到在健康食品商店中可以看到DHEA，廣告訴求可以提高能量，有時會被推薦用來抗衰老。對一般健康的人而言，市面上含有25-50毫克的DHEA以及15-25毫克的孕烯醇酮的補充品可以改善健康增強體力，提振情緒和性慾，特別是婦女。由於男性對激素較不敏感，所以結果或許不明顯。注意：我們不推薦AFS患者自我調養使用DHEA，但可以在專家指導的腎上腺疲勞症候群復元方案中審慎地使用。

睪固酮

男性和女性的腎上腺都會分泌睪固酮，但女性的分泌量比男性少很多，睪固酮值下降與兩性的性趣缺缺有關，這是腎上腺疲勞症候群中常見的情況。對一般人而言，睪固酮激素替代療法（TRT）可以使全身再生，增加肌肉質量和逆轉因老化的脂肪累積和肌肉萎縮的特徵。不幸的是，腎上腺疲勞症候群患者若大量使用睪固酮可能會導致過度刺激，最終造成腎上腺崩潰。

雌激素（Estrogen）、黃體素（Progesterone）

雖然男性和女性都會分泌不同數量的雌激素和黃體素，但這兩者是婦女兩個主要的性激素，它們彼此同步工作牽制對方，使兩性體內的激素達到平衡與和諧的狀態。

雌激素在卵巢以及腎上腺和脂肪組織內生成，負責調節月經週期和促進細胞分裂。青春期階段，雌激素主要負責第二女性特徵的發展，更年期階段，體內的雌激素下降，但下降程度不如黃體素那麼極端，因此，腎上腺和脂肪細胞會增加雌激素的分泌量。

雌激素實際上是由三種主要女性激素：E1（雌酮）、E2（雌二醇）和E3（雌三醇）成分組成的家族，E1效力最強，也是已知的致癌因子；E3最溫和，具有抗癌的特性，而這三者自然的平衡比例以E3值最高，E1值最低。除了在卵巢和腎上腺之外，脂肪細胞也會分泌雌激素，因此超重的人和腎上腺疲勞症候群的患者體內很可能會有雌激素過多的現象。

黃體素是經由孕烯醇酮生成，主要透過卵巢在排卵前分泌，且在排卵後迅速增加。黃體素是雌激素、睪固酮和皮質醇的前體。男女雙方腎上腺都會分泌黃體素，在慢性壓力期間，黃體素的分泌可能會減少，因為身體傾向於分泌皮質醇。

婦女在育齡階段，排卵期間體內的黃體素值最高（月經週期的第13到15天），如果卵子沒有受精，隨後黃體素會下降，緊接著月經來潮。如果卵子受精，懷孕期間胎盤會分泌黃體素，以預防自然流產和促進胚胎及胎兒的生存和發展。婦女在月經週期每天大約分泌20-25毫克的黃體素，懷孕期間每天黃體素的分泌量更是高達300-400毫克。相較於更年期前，更年期後黃體素的總分泌量便急劇下降。

黃體素在體內主要是一種雌激素拮抗劑，在第二十二章中我們將做更詳細的解說。

雌激素主導（黃體素不足）

雌激素和黃體素同步運作以達成激素琴瑟和鳴的任務，但在腎上腺疲勞症候群的情況下，雌激素和黃體素絕對不足並非主要的問題，相反的，最大的問題在黃體素相對不足，雌激素反而占了優勢，當平衡雌激素所需的黃體素不足時，就會發展成一種所謂的雌激素主導情況。

雌激素主導的問題

雌激素主導有許多不利的影響，從乳房纖維囊腫到干擾血糖、子宮肌瘤不等。這些源自各種症狀的許多病症已奪去世界各地數以萬計婦女們的寶貴生命。

我們之所以在這本書中討論雌激素主導，是因為這與腎上腺疲勞症候群息息相關。雌激素主導是腎上腺疲勞症候群 3B 階段的主要指標之一。除了壓力期間黃體素失衡之外，其他功能障礙也會觸發雌激素主導，我們仍然可以在一些壓力不大且身材苗條的女性身上看到雌激素主導的症狀。

從激素角度觀察壓力的反應：

如你所見到目前為止，我們已提及多個經由各種激素系統調節的壓力防禦機制，且 24 小時待命，在毫不知情的情況下，只要有需要就自動啟動。從激素角度來看，當身體處於壓力時，就會出現一連串的反應：

- 大腦首先感知到壓力，並將之視為是一種威脅。
- 去甲腎上腺素是關鍵的信號傳導物質，同時也是第一線被召集採取行動的救援大隊。
- 身體提高警覺並且進入備戰狀態（大腦內的去甲腎上腺素）。
- 血壓和心率增加（中樞神經系統外的去甲腎上腺素）。
- 隨著大腦釋放中樞去甲腎上腺素，HPA 軸受到刺激，促使腦下垂體釋放 ATCH（促腎上腺皮質激素）。
- ACTH 刺激腎上腺皮質分泌皮質醇和其他孕烯醇酮、DHEA 和醛固酮等。
- 皮質醇值增加，並且將更多儲備的糖原轉化成血糖作為能量。
- 能量提升。
- 交感神經被激活，這有助於我們處理壓力。在最後關頭時，腎上腺髓質也會被激活，釋放出一種非戰即逃的腎上腺激素。
- 心率增加（腎上腺素和去甲腎上腺素）。

- 肌肉張力增加（皮質醇和兒茶酚胺）。
- 月經週期可能受到影響（雌激素和黃體素失衡）。
- 消化變慢，因血液轉移到更重要組織（自主神經系統[ANS]調節）。
- 膀胱和直腸肌肉可能鬆弛（自主神經系統[ANS]調節）。
- 體力和警覺性提高以讓人克服壓力。
- 當壓力減弱時，所有的系統回到基本點，且恢復正常的功能。

這種壓力反應系統可能達到極限，如果隨著時間推移壓力未減，或者我們無法支援腎上腺和各種壓力反應系統。當這些系統過度勞累或崩潰時，腎上腺疲勞症候群可能接踵而至，這一點也不誇大，事實上，壓力確實可以致人於死地。

展望未來

現在，我們希望你能明白為什麼充分瞭解與壓力相關的激素系統非常重要，以及為何需要瞭解它們才能完全掌握腎上腺疲勞症候群及它的影響。你的知識可以讓你理解我們即將提出的深入概念，並且讓你對看似複雜難解的AFS臨床全貌有更完整的瞭解。

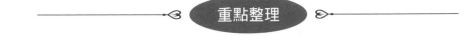

重點整理

- 壓力經由大腦進入體內後，身體啟動第一個反應。這是一個保護身體和求生的內置系統，去甲腎上腺素是我們壓力反應中的關鍵性神經傳導物質和激素。
- 由腎上腺分泌的強效激素腎上腺素負責非戰即逃的緊急反應，腎上腺還會分泌多種有助於抗應激反應的激素，其中最重要的激素為皮質醇。
- 在白天和身處壓力時，皮質醇值會高低起伏，然後隨著AFS進展最終降低，並且在AFS後期階段整天都會維持在低點。

DrLam.com

- 隨著AFS進展，孕烯醇酮值會有越來越低的傾向。
- 由腎上腺分泌的激素醛固酮負責調節體內鹽的平衡，從而調節血壓。
- 由腎上腺分泌的雌激素和黃體素是互相牽制的激素，此外，卵巢和脂肪細胞也會分泌雌激素。AFS似乎會誘發雌激素主導或黃體素相對不足的情況，這也是造成一系列疾病的因素之一，從子宮內膜異位症、經前症候群、月經失調和子宮肌瘤不等。雌激素主導認為和乳腺癌有關。

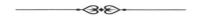

定義我們的術語

在腎上腺疲勞症候群這本書中，你會看到某些你熟悉或不熟悉的術語和字彙，有些術語經常在本書中出現，有些只出現一、兩次以及其在本書結尾處摘錄術語詞彙表，我們決定利用這一章提供一些常見術語簡單有用的定義，這樣你就能在本書出現這些術語時再次溫故知新。例如，本書我們提及身體的神經系統結構，以下定義就是一個便利好用的參考。此外，在本書首次出現而我們沒有定義的術語，是因為它們使用的次數較少，不想中斷當下訊息的流暢性，因此，我們將它們添加到以下的列表。我們也不是按照字母順序排列詞彙，我們是將合乎邏輯的術語合併在一起。

急性（Acute）/慢性（Chronic）：當症狀突然出現時，我們稱之為急性病症，如一些常見的感染，感冒、流感和肺炎，症狀在短時間內出現且病程發展快速，會隨著身體痊癒後症狀即會消失。而過敏性休克是一種對過敏原產生急性的過敏反應，可能會危及生命，將被視為是慢性疾病的一種，且是持續存在的病症。許多病症分別都有急性和慢性兩種情況。

糖尿病是一種對身體造成長期影響的慢性疾病，但急性血糖/胰島素功能失調可能導致昏厥（fainting）或極度衰弱的症狀，嚴重時需要至急診室就診。類風濕性關節炎和心血管疾病分別都有急性和慢性之分，而避免急性病症發作是控制慢性疾病的目標之一。

適應原（Adaptogen）：能隨狀態變化而調節和適應的能力，不管這些狀態好壞與否。在草藥中，這個術語通常是指使生化功能恢復正常平衡的能力，不管之前生化功能是太高或太低。

DrLam.com

合成代謝（Anabolic）／分解代謝（Catabolic）：合成代謝：新陳代謝的建構階段，我們的組織是從提供的蛋白質和其他物質合成的。分解代謝：新陳代謝的分解階段，身體利用我們提供的材料作為能量供給所需。

自體免疫性疾病（Autoimmune disorders）：許多病症，從類風濕性關節炎到紅斑性狼瘡，到常見的過敏等，都是體內複雜的免疫系統引起的，這些系統會對被它視為「侵略者」的物質進行消滅的行動。當正常反應被中斷或干擾，同時免疫系統將自身的人體組織視為侵略者，就會產生自體免疫反應。

異議（Challenge）：旨在證明或反駁假設的具體測試或協議。

廓清率（Clearance）：一種衡量腎臟和肝臟功能的方法，意指從定量血液中清除特定化合物的單位數，廓清率越低表示功能受損越嚴重。

崩潰（Crash）：一種突然體力不支和極度疲勞的狀態，就好像身體回到最簡單的功能形式以節省現有的能量消耗。

代償失調（Decompensation）：在醫學上，當一個原本運作正常的器官系統或結構不斷惡化，我們稱之為代償失調，它可能因疾病、壓力或老化而產生。代償意味著器官仍努力運作，儘管出現壓力。隨著腎上腺疲勞症候群的進展，腎上腺和其他器官系統最終開始代償失調，這時可能出現許多令人困惑的症狀和器官系統障礙。

功能障礙（Dysfunction）：生理功能損傷（impairment）。

功能失調（Dysregulation）：生理調節機制損傷。

新陳代謝（Metabolism）：我們生產、維持或分解身體物質的物理和化學過程的總體術語。

代謝物（Metabolites）：新陳代謝的副產物或結果。此外，代謝物是代謝的產物，對產生它的有機體具有或多或少的毒性。

神經系統（The nervous system）：**中樞神經系統（CNS）**是神經系統的一部分，由大腦和脊髓組成，具有收集、儲存和管理資訊，並且涉及所有身體和心理功能，從呼吸、走路、體驗悲傷和喜悅等。**周邊神經系統**

（PNS）是由中樞神經系統以外的神經和神經節組成，分為兩個部分：軀體神經系統，負責調節肌肉骨骼功能，協助我們處理外在的世界；自主神經系統（ANS），則負責調節體內的平滑肌和腺體功能，如下所述。**自主神經系統（autonomic nervous system; ANS）**：負責調節無意識行為的神經系統，表示我們無法有意識地控制它們，包括心跳和腺體活動。自主神經系統有許多分支，主要有**交感神經系統（sympathetic nervous system; SNS）、副交感神經系統（parasympathetic nervous system；PNS）和腎上腺髓質激素系統（adrenomedullary hormonal system; AHS）**。

恢復週期（Recovery cycie）：與腎上腺疲勞症候群相關時，恢復期是緊接在崩潰期之後，個體在痊癒之前可能會經歷許多次恢復週期。

壓力（Stress）：簡單來說，壓力是個人對外在的挑戰、勞累和事件所引發的內在情緒反應。我們有時將外來的事件或情況稱為壓力源，不過事件本身不是壓力的來源，我們對事件的反應才是癥結所在。

亞臨床（Subclinical）：有些病症的症狀和徵兆未達檢測和測量的臨床標準，如糖尿病、高血壓和甲狀腺功能減退會出現的症狀，在臨床檢測結果卻是正常，我們將這種情況稱為亞臨床狀態。如果不採取行動任其發展，最終病症可能惡化，接著出現檢測異常從此成為臨床的疾病。

亞臨床狀態經常出現但容易被忽略，因為除非檢測「證實」症狀真的存在，不然不會做進一步治療。以腎上腺疲勞症候群為例，當前的檢測技術即使患者到了腎上腺衰敗階段，腎上腺功能檢驗出來的結果很可能仍然是正常無恙。因此，我們建議診斷複雜醫學疾病，不要只依賴實驗室結果，特別是腎上腺疲勞症候群。

希望這些定義有助於你更瞭解本書，接著我們即將開始討論有關腎上腺疲勞症候群的其他問題，以及腎上腺疲勞症候群的各個階段。

錯綜複雜的腎上腺疲勞症候群

為何腎上腺疲勞症候群成為今日一個主要的健康問題？關於這一點，我們要深入探討我們的日常生活。在這個複雜多變的現代生存是一項艱巨的任務，看看我們四周的證據即可得知。

有些人在精神不濟和體力欠佳的情況中掙扎，這是提早老化的徵兆。身為臨床醫生，我們看到這些徵兆的年齡層有越來越年輕化的趨勢，也看到許多人對咖啡上癮，不得不用大量咖啡因來喚醒昏沉的一天。有些人不吃早餐或匆忙吃一些甜點、甜甜圈充飢，然後上午肚子餓，就在喝咖啡的休息時間吃下更多的甜食。

從上個世紀末至今，勞動工作（農場、工廠勞工等）減少，取而代之的是久坐不動和／或自動化生產的工作增加。當我們結合相對缺乏體力的活動和辦公室販賣機，以及學校和典型餐館菜單上不健康的單一碳水化合物食物，我們不難想像許多男性和女性午餐後的下午有呆滯提不起勁（食物昏迷）的情況。到了晚上，許多人通常吃下大量的食物，再搭配超大份甜點和零食直到就寢（許多人的睡眠因此忽睡忽醒），加上壓力和不良的健康習慣、層出不窮的家庭問題、配偶和孩子可能情緒急躁不佳及疲累等，這一切簡直是烏煙瘴氣一片。

吃下遠遠超過身體所需的熱量還不算夠糟，我們的食物消耗量一代比一代多，但許多都屬於空熱量，意味著它們沒有太多的營養價值。有些人嗜吃甜食或飲酒過量，因而飽受氧化壓力摧殘。此外，我們身體不斷暴露在環境毒素中，包括潛在致癌合成激素和基因改造食品，而我們對這些物質可能造成的後果至今所知甚少。

如誠實檢視，可以看到，我們的飲食和工作模式讓我們踏上早逝之途，但又期待現代醫學能救我們一命。與其應用當今複雜的醫學知識和技術取得優勢，有些人反而對醫療產生過度依賴。我們看過太多人指望醫療技術和下一個「神奇」手術或藥物，可使他們免受長久以來破壞性行為和壞習慣所導致或助長的各種健康問題。越來越多的證據指出，我們的社會已在不知不覺中步上一個自我毀滅的方向。

想想看溫水煮青蛙的故事，將青蛙扔進一鍋沸騰的水中，它的本能會跳出來保護自己，但將青蛙放在一壺冷水中慢慢加熱，青蛙不會跳出來，而是漸漸適應無法忍受的環境 —— 慢慢燜煮，等到青蛙發現身處險境為時已晚，這與我們又有何不同呢？

複雜化的崛起

在整個人類文明史上，一切似乎日漸複雜化和專業化。隨著我們的社會從簡單到極度複雜，我們解決問題的方法也變得錯綜複雜。面對比以往更多的要求、複雜性和不確定性，我們最初的反應是逼迫自己更上進且堅忍不拔，沒有考慮到我們為此付出的代價。我們建造更大和更複雜的水壩、飛機、體育場、高樓、政府和電腦，相對的，管理和治理組織及員工的規則、法規和協定越來越鉅細靡遺，而這種複雜性的增加，反而需要投注更多的能量、資訊和研究才能勝任。

例如醫療研究人員曾一度視身體為一個整體不可分割，但目前的研究已將身體細分成各個部分。我們學習如何連接身體每個部位，並使用藥物或手術讓這些連結運作正常。不久前，多數人難以想像某些特定身體器官的替換會成為常態。我們不止移除臀部和膝蓋，我們還移植心臟、肝臟和腎臟等重要器官，現代醫學真令人嘆為觀止。一名外科醫生只需在患者腹部打三個洞就能切除膽囊，一個遠端搖控的機器人就能進行心臟手術。

日益複雜的醫學科學以及我們對它的依賴，已讓我們過度自負，以為我們可以保持身體健康，就像我們維護我們發明和控制的機器一樣。有些人虛妄自滿認為醫學已戰勝大自然，但真的是這樣嗎？我們真的占上風，凌駕於大自然之上了嗎？我們必須捫心自問我們是否已確實解決根本的問題，還是我們這些複雜的措施和補救只是治標不治本，而我們卻假裝這就是治療許多令人苦不堪言的慢性疾病和疼痛病症的方法。

複雜的醫療世界

從長遠來看，過去二百年來現代西方醫學突飛猛進，人類代代相傳的文明經由口頭傳承，所累積的醫學、智慧、歷史遠遠超過現代醫學，其中有些有確鑿的根據，有些只是儀式，因為無法列出符合當今科學研究方案的科學文獻，並不代表數百年來積累的智慧是無用的。現代醫學的成就驚人，許多人盲目跟隨且不發問重要的問題，它不是完美的，當然不可能集全球醫療專門知識之大成於一身。

在現實中，隨著現代醫學不斷發展，臨床醫生和研究人員建立一個複雜近乎機械化的方案、專業和狹隘領域的研究系統。當我們將每個官能障礙的部分解剖、隔離和區分成更小的單位時，卻也建立一個更大的分析匯總診斷過程，這反過來又造成額外的檢測，旨在驗證和證明每個診斷，結果反而更加依賴複雜和通常不完整的測試。測試結果不是絕對的，它們的實質意義取決於正確的解讀和臨床相關發現，這便指出尋找有能力的臨床醫師來處理這種複雜性的重要性。

我們過度依賴測試帶來風險，例如在處理許多慢性疾病時，有經驗的臨床醫生可從患者詳述的病史中獲得比實驗室測試還多的資訊。但許多患者和臨床醫師傾向對測試信心滿滿，甚至視它們為絕對可靠的結果。

> 諷刺的是，過度依賴測試造成混淆，因為多重測試有時會產生相互矛盾的資訊。

上個世紀，我們看到預期壽命大幅增加，這結果是醫學研究過去的努力。在一個世紀前，美國的預期壽命只有四十三歲，今日，我們的祖父母和父母到了七、八十歲，甚至更老都仍然健在。但未來，在已開發國家中，這一代將處於比他們父母壽命還要更短的風險之中。這種趨勢是由於曾經與老化有關的疾病提早和大規模的衝擊，如動脈粥狀硬化和成年型發病糖尿病，而且這種壽命下降的趨勢大多與我們的生活方式息息相關。

留意複雜性

遲早我們都會在這種複雜的生活中打滾，面對威脅個人、家人、社區、甚至國家基本健康的警訊。我們觀察到許多成年人被迫在事業和關係上的表現可能早已遠遠超出其能力範圍，如果少了這份自知之明，再加上知識不足或忽略健康警訊，他們很可能不會花時間傾聽身體的需要，學習認識內在透露他們身體即將瀕臨最大運作極限臨界點的訊號。若真要在這個複雜的環境中如魚得水，我們必須學習瞭解身體究竟需要什麼，而不是將所有的注意力放在意識上的欲望，更別提還有社會的要求。

處理複雜性的最大臨界點

科學一再證明，當身體超過其預定處理的任何情緒或負荷的能力時，後果就是內部崩潰。這是常識，但我們仍常常忽略這些警訊。理智上，我們知道人終究難逃一死，但行為表現上卻好像我們會長生不老。這就是為

DrLam.com

何我們讓自己身陷高壓的關係和工作情境中，彷彿我們已進化到不需要適當休息和休養的超人。

　　對於正常和一般日常功能，如上班、購物、洗澡，我們內部處理生活複雜性的生物能力各不相同。我們整體處理複雜性和生活壓力的能力受限於我們身體特有的臨界值。有些人可以輕鬆處理多個複雜的任務，有些人則難以勝任。這種完成複雜性任務的驅動力始於我們的大腦，透過我們的身體執行。因此，瞭解自己是成功解決生活的複雜性而不會傷害身體的關鍵，隨著時間推移，那些不瞭解自我的人將為此付出沉重的代價。但對許多人來說，完全接受自己，並不是一個社會支持或稱羨的主流，我們屈服於強大的社會壓力之下，大多數在職場生涯拼命的人最終不外乎犧牲身體健康。當我們鞭策自己，忽略這些告訴我們已達到臨界值的訊號時，健康似乎已成為次要的事情。

腎上腺疲勞症候群：長期忽略複雜性的訊息

　　追根究柢腎上腺疲勞症候群，尤其後期階段，是身體已經達本章所述的處理生活複雜性的最大臨界值後，加速衰退的徵兆。在這種情況，我們看到身體內部恆定性的功能失調，也就是說，我們看到神經傳導物質和激素的分泌與調節失衡，以及次優的（Suboptimal）器官功能。換句話說，我們看到神經內分泌系統功能失調。

> 初期AFS最明顯的身體症狀是疲勞，這是能量減少的徵兆。簡單地說，在細胞內部儲存的營養量不足轉化成身體執行正常任務所需的能量，就好像身體的油箱幾乎是空的，於是警告指示燈亮起。

　　以身體的智慧而言，當體內能量不足時，它會放慢所有非必要的功能，以保持其剩餘的燃料。腎上腺疲勞症候群就是藉由症狀告訴我們這個減緩的過程。隨著AFS階段一和二的發展，身體在警告我們若不採取補救措施可能即將面臨的嚴重後果。

人們經常問究竟是什麼引起AFS，他們知道後或許會很驚訝，連一些很簡單的事情，如普通感冒、過度運動或一場小車禍都可能觸發症狀。不但一些重大事件也可能觸發症狀，如手術過程或親人死亡。在一般情況下身體或許經歷AFS，但後來復元，所以我們從來不知道有AFS這個問題的存在。

一直以來身體內部長期承受壓力，通常是數十年。這些壓力可能包括體質虛弱、不良飲食習慣、關係欠佳、財務狀況變化、嚴苛的職場生涯，以及心理因素等複雜組合。

當身體最後防線崩潰來得快又猛烈，讓人措手不及時。仔細回想起來，大多數腎上腺疲勞症候群的患者（後期階段）總是會說，當初若仔細留意，這些年來一切都有跡可尋。

物種的故事：生存與邊際收益

為了達到最佳運作功能，身體每天需要充分營養，如果我們無法提供適當的營養和補充品，那麼每當我們面對壓力時，我們就得消耗細胞內部儲存的養分。隨著時間推移，當消耗量大於攝取量時，我們會耗盡最寶貴的能量營養資源。若隨著年齡增長沒有持續補充營養，當身體需求量變大時，結果會導致疲勞、耗盡，最終造成衰敗。

常識告訴我們要慎選能量消耗的方式，就好像做成本效益分析一樣。譬如，動物掠食者比人類聰明，牠們知道不要追求一些吃力不討好的事情，也就是能量消耗量大，但邊際效益卻非常微薄。牠們本能知道保留體內的營養、能量來源，且遵循成本與收益的原則。待在食物充足的環境中，當食物不足時，牠們會以其他方式保存能量。例如，到了冬天，北極熊（和其他物種）利用冬眠來簡化牠們的生活，進而限制能量的消耗。這時如果繼續從事邊際收益率下降的作法只會削弱能量，最終導致滅絕。

　　不過，人類的作法似乎相反：為了追求更高的生產力，我們試圖藉由增加複雜性來解決問題，一開始或許行得通，但最終這種策略會適得其反。學生時代我們學會，如果農夫年復一年在同一土壤種植相同的農作物，最終會耗盡重要的礦物。有些農夫會試著在土壤中添加肥料以在短期內提高生產量，或以長遠來看，他們輪種不同作物強化土壤。至於家禽，我們使用藥物和激素促使牠們快速成熟，而不是讓牠們四處走動自然成長。當這些方法還不足以使生產速度加快時，我們改以基因改造玉米、糖，甚至魚類作為飼料的替代品，而這一切只會加劇邊際收益率的下降。

　　那些擁有強烈Ａ型性格的人是我們中間的進取者，特別容易用長期生存策略來換取成功（根據社會的成功標準）。在這些人中，我們或許會看到邊緣和亞臨床的強迫症行為，通常這被視為是一種成功和值得效法的正面特質。畢竟，社會的期待不也希望我們解決世界重大的問題、更努力工作、賺更多的錢、蓋更大的房子以及開更好的汽車等？

　　不管根深蒂固的成功定義為何，許多人汲汲追求成功卻忘了身體也有溫柔的一面需要滋養，有些人特別容易忽略溫柔的一面，包括那些被認為最成功與聲名顯赫的人。我們觀察到，成就輝煌和複雜性可能導致缺乏智慧，因此少了實事求是的智慧時，輝煌的成就反而可能具有毀滅性。

　　最有能力的人可能處於最大的風險，如果沒有這份意識，他們往往承擔遠超過身體和情感所能負荷的重任。卓越的律師、企業主管、教師、祕書、作家、運動員和醫生的風險都很大，沒有職業是倖免的。

　　傑出和有能力的人往往長時間耗費過多精力努力追求，但邊際收益卻很低。例如，許多男性和女性為了事業成功付出極高的代價，他們或許是為了瑣碎的細節與對手爭鋒相對，或是貪心使然。他們可能喝太多酒、含糖飲料或咖啡，未能看到這些習慣如何暗中對他們長期的生存進行破壞，使他們的投資回報邊緣化，換句話說，這些事業有成、能幹的人沒有留意最簡單的警訊，關於他們的習慣與生命原有的本質並未一致。

資源枯竭與腎上腺

腎上腺疲勞症候群的後期階段是危及生存的一個重大警訊，在感知到危險期時，身體最適當的神經內分泌反應或許就是AFS，在邊際收益率下降的情況，AFS是身體知道如何拿回本身控制權，而不是讓大腦意識繼續毀滅它的唯一途徑。然而，最糟的是對這些黃色警訊視而不見的人，這再一次告訴我們，身體確實知道哪些是最好的。

如前所述，腎上腺是這個協調團隊崩潰時的總指揮，因為它們是體內壓力的應激控制中心。但它們不是唯一的球員，所有的器官系統無一倖免。第一章中我們列出一些常見的症狀，其中你或許留意到，許多症狀錯綜複雜令人費解，結果似乎不符合常規的醫療邏輯。

臨床表現也可能因廣泛的可能性或併發的臨床病症而難以辨別，包括重金屬中毒、感染、纖維肌痛、慢性疲勞症候群（CFS）和長期激素失衡等。實驗室的檢測往往幫不上忙，而臨床的相關性則不夠完整，這些都是AFS之所以難以理解的幾個原因。

這是一首交響曲，不是獨奏曲

我們無法完全理解AFS，除非我們將身體視為一體，而不是樂團中獨立運作競爭的獨奏者。源自現代醫學複雜性所衍生的細分法造就專科和許多專業，然而我們不能將身體分成各自獨立的區塊。作為一個完整的個體正遭逢資源枯竭的困境，類似一個國家超支，最終將面臨國庫儲備資金匱乏的窘局，羅馬帝國滅亡就是一個很好的例子。

身體每個細胞內都含有營養素，我們從這些細胞儲備的營養素中獲得能量，也就是身體的資源，這就是為什麼維持營養素儲存量充足的重要性。當營養素儲存量不足時，身體無法負擔額外的能量消耗需求，這種缺乏會影響所有器官系統，雖然有些器官可能比其他器官受到的影響更嚴重，但很少有器官可以完全倖免。

假設身體經歷數年或數十年營養儲備量不足，那麼身體似乎難以對壓力（如感染或情緒）進行有效的防禦。當身體進入腎上腺疲勞症候群時，確保體內衡定的結構開始喪失它們的能力。在AFS後期階段，身體因疲憊不堪而崩潰，許多其他令人困擾的臨床症狀也會隨著時間持續惡化，包括低血糖症、低血壓、體液和電解質失衡、焦慮、失眠和不規則的心率。

這種崩潰是身體要我們補充細胞內營養素儲存量的呼救，因為它已自動降低到可以維持生理的最低限度。隨著腎上腺疲勞症候群的進展，身體的運作功能會越來越低，到後期階段，由於身體已接近腎上腺衰敗，有些人需要整天臥病在床好幾天，有些人需要求助門診才能進行日常活動。身體的自然恢復力要求所有不必要的功能如複製或運動機制暫時關閉，放慢新陳代謝以減少能量消耗，反過來迫使個人減少活動，從而保存能量。

隱藏的禮物

沒有人歡迎腎上腺疲勞症候群，但它不是一種致命的病症，除非我們放任不管。事實上，它可以是一份珍貴的禮物，發送訊號喚醒我們在這個複雜化的世界，身體已達最大的使用限度，適用於收益遞減定律。換句話說，隨著所需能量的增加，每單位消耗能量所獲得的生產率減少。

這些能量耗盡的現象反應在日常生活又是如何呢？總言之，我們不再像以前那樣，可以用同樣的能量完成相同的事情。去一趟超市可能讓人筋疲力盡，我們或許還可以處理公事，但對家庭和朋友卻心有餘而力不足，更別提其他的嗜好和運動。我們也許會說體力大不如前，這不是因為加班空想出來的，事實上，我們已經耗盡我們的儲備能量。

> 每個人都受制於本身內部營養資源的整體限制，除非有重大的破壞或最終死亡，不然這個物理定律難以動搖。然而，現在許多人正步上這個後塵，也就是違抗維持生命的物理定律。

AFS 很容易被誤解，因為外表看起來或許正常，但內部卻是營養不足和激素功能失調，有些人對營養缺乏有錯誤的概念，我們在電視上看到營養不良的人瘦骨如柴，因此我們認定這才是營養不足的樣子，然而，我們需要修正這種錯誤的看法。

營養不良是一種病理性臨床疾病狀態，由於內部儲存系統發揮作用，因此在營養不良的狀態出現之前，營養不足的情況早已存在。身體尚未出現明顯的疾病徵兆，並不等於體內保有最理想的營養儲備量。身體從健康到罹患疾病的過程需要很長的時間，可能好幾年，有些更是長達數十年，這些通常是腎上腺疲勞症候群、激素失衡、癌症和心臟病的情況。

一旦生病後，在開始執行規劃合理的恢復方案，以及增強壽命和預防進一步疾病之前，首先必須補充細胞內部的營養資源，同時減少能量的消耗。關鍵在於理解我們每個人處理複雜性的方式不同，畢竟我們的身體機能取決於我們的體質、年齡、身體結構、情緒狀態和營養儲備量的組合。

在我們更詳細討論腎上腺疲勞症候群之前，請牢記這一章的資訊，應用它來評估你的生活和健康，重點很簡單：

一旦腎上腺疲勞症候群找上我們，不管我們消耗什麼能量來繼續
我們當前的任務和夢想，我們的健康就得為此付出極大的代價。
只要繼續耗盡能量，我們內部的傷害就會持續擴大。

最後，我們需要處理一些先入為主的看法，我們明白關於 AFS 的誤解很多，雖然這些問題有許多會出現在本書中，不過現在我們可以先消除幾個迷思。

腎上腺疲勞症候群常見的迷思和誤解

在聽到患者談論他們聽說的 AFS，以及他們認為導致這些症狀的原因後，我們列出以下的清單。你可能會遇到你不熟悉的術語和狀況，不過請放心，在書中相關之處我們會做詳盡的解說。

DrLam.com

- **腎上腺疲勞症候群是一種心理狀態。**在AFS中，我們看到一種情況，其中壓力導致神經內分泌系統激活、過度刺激，以及隨著AFS進展到最後的崩潰，這種連續出現的情況本身有各式各樣的症狀。壓力源可能來自身體、情緒或心理，結果造成經由大腦透過激素和神經傳導物質調節的身心出現症狀。為此，恢復計畫要結合身心方案，這樣才能讓患者同時治療情緒問題與重建身體的化學機能。

- **腎上腺疲勞症候群只發生在那些高壓和忙碌生活方式的人身上。**壓力是誘發AFS之源，也就是不眠不休的生活方式。壓力對人的影響有別，不管壓力大小以及收入多寡，每個人多少都會受到衝擊，沒有人可以完全倖免。

- **腎上腺疲勞症候群的症狀需要好幾年的時間才會出現。**AFS症狀浮上檯面往往需要幾十年的時間，除非一個人的體質變弱或遇到重大的壓力事件。情感創傷和關係毒素接二連三發生也會觸發腎上腺疲勞症候群，不管是因為疾病、事故、離婚、操勞過度或其他應激源，這一切的發生取決於個人處理壓力的內在能力，也就是個人結構的功能。

- **腎上腺疲勞症候群患者體力欠佳，根本無法工作。**相反的，大多數腎上腺疲勞症候群的成人有全職的工作，生活非常活躍。他們可能在工作和社交方面光鮮亮麗，只有在回到家後健康狀況才會現形。在第一和二階段的人經常以甜食、休息或咖啡提神，而在第三階段的人感覺筋疲力竭，但許多人仍然繼續工作，雖然困難度增加。只有在第三階段後期和第四階段的人才會喪失工作能力。

- **腎上腺疲勞症候群主要發生在男性。**這是一個普遍的迷思，事實上，腎上腺疲勞症候群的患者絕大多數是婦女。今日，許多婦女平均有三份工作 —— 職場、家務和母親，激素系統特別容易因這些壓力而超負荷（overload）。

- **腎上腺疲勞症候群可以透過成像測試（例如電腦斷層掃描）或血液測試確診。**X光和最先進的成像技術都無法診斷腎上腺疲勞症候群。患者向他們的醫生描述 AFS 症狀後，一般被告知需要做常規血液檢查，但目前的血液測試不夠靈敏到足以診斷出 AFS 的存在。唾液測試也不是萬無一失，而且可能產生誤導。診斷腎上腺疲勞症候群最好的方法是求助在這個領域受過訓練，經驗豐富的健康專業人員透過你的病史為你進行診斷。

- **疲勞是因為低甲狀腺功能，這與腎上腺無關。**甲狀腺功能減退症和腎上腺疲勞症候群可能有類似的症狀，它們很容易混淆，因為其中的症狀幾乎大同小異。增加甲狀腺藥物可能使疲勞加劇，並且掩蓋根本的原因——腎上腺疲勞症候群。這種情況很常見，如果你正在服用甲狀腺藥物治療，但沒有得到改善，這時你應該考慮 AFS 的可能性。

- **類固醇藥物是治療腎上腺疲勞症候群有效快速的方法。**雖然在適當情況下使用類固醇（例如氫化可體松）很有效，但我們看過許多使用強效激素治療腎上腺疲勞症候群的弊端，其中包括它們許多眾所皆知的副作用。很多 AFS 患者在沒有使用類固醇的情況下，透過適當溫和的營養素滋養身體，讓身體自我療癒。

- **如果順其自然，大多數人可以從腎上腺疲勞症候群中恢復。**這種情況適用於第一或第二階段早期的人，但不適用於後期階段，這時如果讓患者自我調養，情況往往會變得更糟。許多人非得等到腎上腺受損嚴重和衰弱後才就醫，而且通常被引導至一個錯誤的治療途徑。當使用正確和適當的自然工具時，身體自我修復的效果反而更好。除非壓力解除和腎上腺獲得支援，不然 AFS 的自然進展之一是逐漸惡化。

- **天然的營養素都是有益的。**不幸的是，適合一個人的營養素，對另一個人或許具有毒性，這種情況經常發生在腎上腺疲勞症候群的後期階段。事實上，未能從 AFS 中恢復通常可能歸因於濫用某些營養素。

- **長期服用草藥和腺體提取物不會造成傷害，因為畢竟這些是天然的產品。**特定的草藥和腺體提取物在 AFS 早期階段可能對腎上腺功能有益，但也可能適得其反使病情惡化，如果醫療保健專業人員沒有調節和調整攝取量，尤其是那些後期階段的患者特別容易受到傷害。

- **消除碳水化合物有助於腎上腺疲勞症候群。** 雖然精製碳水化合物似乎會影響代謝，往往使腎上腺疲勞症候群惡化，但你需要一些碳水化合物來維持正常的血糖平衡。若要恢復腎上腺健康，重點是要遵循有經驗的專家指導的個人飲食計畫。

- **禁食和排毒有助於腎上腺疲勞症候群。** 累積在體內的毒素可能誘發或使AFS惡化，不過，自我引導的禁食和排毒計畫可能會適得其反，不只是因為身體已經耗盡能量，而是因為這些計畫可能會釋放更多的體內毒素，但身體卻無法將它們有效地清除。採取溫和的方案對身體比較好，可以完全重建與滋養身體，尤其是後期階段，因為當腎上腺功能恢復時，體內就能自行清除毒素。

- **劇烈運動對腎上腺疲勞症候群患者有益。** 對於第一和二階段的人而言，當身體儲備的能量仍然充裕時，劇烈運動有助於增加能量，可能是有益的。然而，過度運動可能觸發腎上腺崩潰，所以運動的強度是一個複雜的因素。在第三階段的人應該避免劇烈運動，因為可能耗損體內儲存的寶貴能量，反而使情況更糟。在第三階段後期的人，一開始的療癒期應將運動量降至最低，然後再遵循本書後面詳述的自訂方案。不過，腎上腺呼吸運動（第二十七章）可以幫助所有階段的腎上腺疲勞症候群患者。

- **只要休息就可以從腎上腺疲勞症候群中恢復。** 早期AFS階段，休息是恢復腎上腺功能的好方法。但到了後期（第三或四階段），由於多重器官功能障礙和營養缺乏，光靠休息難以從腎上腺疲勞症候群中完全恢復。在這階段，除了休息之外，還要配合個人化的營養、生活方式和飲食計畫才可能完全復元。

- **下一代不會受到腎上腺疲勞症候群的影響。** 筋疲力竭的父母在下一代的營養和體質上往往處於弱勢，因此日後很容易產生腎上腺疲勞症候群。我們現在經常看到家庭成員多代患有腎上腺疲勞症候群，特別是母女的組合更是常見。年輕的高成就者、完美主義者、運動員和家庭關係不睦的人更容易患腎上腺疲勞症候群，他們甚至在青少年時期就已經開始。

最後，當我們第一次和患者談話時，大多數人都曾經尋求許多醫生的幫助，我們經常聽到他們絕望的心聲：我害怕我永遠無法恢復，我試過所有的方法，但仍然徒勞無功。請相信我們，這絕對不是真的，許多男性和女性在得到適當的協助下都可以完全康復。

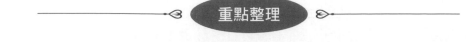

重點整理

- 我們生活在一個複雜和緊張的世界，隨著社會的進步，世界也變得越來越複雜。大多數人必須在配偶、孩子、父母、工作、健康、精神和社交生活之間取得平衡。

- 我們的身體有內置的能力，協助我們應付壓力。當這種調節壓力的能力不堪負荷時，身體會進入一種功能失調狀態，激素失衡和分泌減少，結果導致次優的器官功能。

- 疲勞是身體代償失調最明顯的症狀，能量是身體全面的資源，低能量狀態是身體迫使我們放慢速度，休息求生的一種方式。

- 當我們力不從心時，持續承受壓力迫使我們生活在邊際收益率下降的環境，為了保持在相同的狀態，身體必須消耗更多的能量。這不是有效利用資源的方式，最終會導致資源枯竭；隨著資源枯竭，AFS的進展會越來越嚴重。

- AFS可以是大自然母親的禮物，警告我們體內出現的危險。

- 關於腎上腺疲勞症候群的迷思和誤解層出不窮，主要是因為缺乏正式的研究。

事實：腎上腺衰弱問題已存在一個多世紀，絕大部分是生理因素，但在後期階段也會涉及心理因素，它的發展可快可慢，多數患者為職業婦女。AFS無法用正統的測試診斷，而且正規訓練有素的醫師對於這方面的知識普遍缺乏。休息可以協助AFS患者恢復，但如果是AFS後期階段，光靠休息是不夠的。天然的化合物只有在使用得當的情況下才會有益。

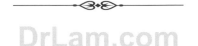

早期腎上腺疲勞症候群：
第一和二階段

毫無疑問，腎上腺疲勞症候群的症狀無數，既令人困惑又難以理解，而我們對這些症狀沒有一致的見解，使得情況雪上加霜。如前所述，我們使用腎上腺疲勞症候群作為本書的整體名稱，第三和第四階段為AFS後期階段，我們稱第三階段為腎上腺衰竭，第四階段為腎上腺衰敗。為了避免混淆，除了提供基本的定義外，我們僅在涉及第三階段時才使用腎上腺衰竭這個術語。

記住，AFS的各種階段在很大程度上是重疊的，沒有明顯的界限。認識這些階段可以讓我們對AFS臨床症狀有初步的概念，因為它很容易讓人摸不著頭緒，搞不清楚狀況，但這些定義不適用於作為診斷的工具。

第一階段：警戒反應（Alarm Reaction）

這個階段，時間可能長達數天、數月、數年，甚至幾十年，身體經常受到應激源的激活而提高警戒，並且進入抗應激備戰反應以降低壓力水平（觸發應激反應的應激源可能是生理或心理，或在一般情況下，是多重的應激源）。常見的例子包括生活中我們習以為常的事件，如工作變動、搬遷、過度運動、經常不吃三餐等。有些醫生稱這種情況為「早期疲勞」階段，在這個階段，大腦的去甲腎上腺素分泌增加，促使身體處於警戒和警醒的狀態。當睡覺時間到了，就是這種警戒狀態讓我們保持清醒。此時我們還會看到促腎上腺皮質激素（腦下垂體前葉分泌的激素）增加，從而刺激腎上腺皮質分泌更多的皮質醇、DHEA、孕烯醇酮和醛固酮等其他激素，而這些激素聯合起來的生理作用，造成第二波我們在該休息的時候身體和情緒無法停歇。

在這個階段身體沒有任何症狀，日常活動也不會受到影響，儘管他們可能會留意到身心疲憊的感覺。為了保持或提高他們的能量，許多人依賴咖啡或其他咖啡因來喚醒一天的開始。他們或許會發現，一天之中需要越來越多的咖啡因才有衝勁。而社會接受咖啡成癮的現象，因此也給了我們藉口帶咖啡進辦公室。有些人甚至認為這種類型的外來刺激物很正常，事實上，無法融入咖啡文化，不喝咖啡的人反而被視為怪胎。

第一階段是一個普遍的現象，因為身體的應激反應有效且沒有不良的損害，在這個階段，我們不太會留意身體已開始消耗內部儲備營養素的這種小細節。幾乎所有成年人或多或少都有這樣的經歷，有些人甚至在十幾歲時就已有過這種情況。在這個階段，只要壓力減輕日常生活回到正軌，多休息大多數人就可以恢復。不過，許多人在第一階段來來去去，沒有意識到他們曾經有過短暫腎上腺疲勞的症狀。一般的血液檢測正常，唾液皮質醇的檢測也大致正常，但隨著第一階段的進展，早晨的皮質醇值往往有上升的趨勢。在沒有任何外顯的症狀，除了偶爾疲勞的情況下，這種能量缺乏的狀況我們往往會使用社會可接受的刺激物來提高能量。基於這樣的前提：用咖啡和甜食提振能量是無害的，且大多數情況下，我們的社會已在不知不覺中縱容這種作法。但隨著時間推移，抑制症狀只會促使AFS第一階段的情況繼續惡化。

第二階段：抵制反應（Resistance Response）

生活壓力越大或心理難以承受壓力都會增加皮質醇的需求，神經內分泌的反應是讓HPA軸進入超速傳動，以提高皮質醇和其他抗應激激素的分泌量。社會經濟和社會心理的障礙可能是HPA軸極度活躍的主要誘因，其中也可能涉及酒精、吸菸和一些精神方面的疾病。在這階段，HPA軸開始超過負荷量，不過這個階段尚未有功能障礙。

皮質醇是全身主要的抗應激激素，來自腎上腺，有助於在壓力期間提供和調節我們的能量需求。同時，在遇到高壓事件，它有助於減少發炎和鎮靜神經，透過不同的途徑，同時具備加速與減緩的機制，以確保我們能成功面對壓力，維持生理機制運作正常。然這只是權宜之計，因為這種一腳踩油門，一腳踩煞車的開車法，遲早會受傷。

皮質醇和代謝功能失調

體內皮質醇值持續過高會產生許多意想不到的後果，研究指出，皮質醇值上升與暴食有關，這是AFS第二階段常見的現象。皮質醇刺激食慾並激起對糖的渴望。這或許可以解釋為什麼有些人在感到壓力時往往吃得更多，特別是嗜吃甜食如巧克力，而這可能導致體重增加。在壓力期間，皮質醇透過與大腦的受體結合後會直接影響食物的攝取量，從而調節其他化學物質的釋放。

研究顯示，那些在壓力期間會分泌更多皮質醇的更年期婦女，也會選擇攝取更多含糖與脂肪類的食物，在壓力期間相對渴望甜甜圈和其他甜食及飲料可能是身體處於AFS第二階段的指標。我們必須清楚知道，並不是所有在壓力之下的人都會暴食，有些人反而是食慾不振。目前我們仍然不完全理解這個確切的機制，其中很可能涉及許多的因素。

長期皮質醇值偏高（但數值尚未達到庫欣氏症的診斷標準）會帶來負面的後果，皮質醇已被證實會助長暴食，另一方面，它又會減緩飯後代謝率的正常上升，再加上攝取過多的熱量，壓力誘發的肥胖成為一種風險。這類型的肥胖特別具有傷害性，因為脂肪多數集中在腹部，有人稱之為「病態型肥胖」或「毒素型肥胖」。又稱為「脂肪型肥胖」（adiposopathy），結果造成促進代謝性疾病的病理生理內分泌和免疫反應。這種過程影響男女的程度不一，研究指出，體型瘦容易受到壓力影響的婦女更有可能有腹部脂肪，以及皮質醇偏高的情形。體型瘦腹部脂肪多的婦女似乎對皮質醇有更誇張的反應，負面情緒較多，生活壓力指數也較大。換句話說，體型瘦但脂肪集中在腹部可能是對壓力敏感，以及更容易患有AFS的指標。

中央型肥胖

當你吃下超過身體所需的熱量時，卡路里無法燃燒必須轉換。其中脂肪組織主要就是用來儲存脂肪的特別組織，當你的熱量攝取量大於平時燃燒量時，尤其是高碳水化合物飲食，結果往往會造成三酸甘油脂、游離脂肪酸和身體脂肪過高。 一個健康的人若是三酸甘油脂值過高，可能是早期的警訊，也是壓力和AFS狀態下皮質醇值偏高的間接指標。

當脂肪囤積在肝臟，可能造成脂肪肝和囊腫，這需要經年累月的累積，難怪皮質醇偏高會促進脂肪肝。而那些為庫欣氏症候群所苦的患者，體內皮質醇分泌量不斷升高，通常都有高血糖值，且經常發展成脂肪肝，增加代謝性疾病的風險。

皮質醇會透過選擇和傳送身體所需的正確燃料和數量，在壓力時期滿足身體的需求。這過程需要動用體內的脂肪儲存區，將脂肪從一個位置移動到另一個位置，或當需要時，傳送到飢餓組織，例如運動的肌肉。

在周邊組織中，皮質醇的濃度受到位於脂肪組織中一種名為 11-β-類固醇脫氫酶所控，它可以將皮質醇轉換為無活性的皮質酮（cortisone）。皮質醇的糖皮質激素活性遠遠大於皮質酮，因此，皮質酮被視為是一種無活性的皮質醇代謝物，而這種酶也可以催化逆反應。所以，皮質酮也是活性激素皮質醇的無活性前體分子。與皮下脂肪細胞相比，人類內臟的脂肪細胞，如圍繞腹部周圍的脂肪，含有更多這種酶。此外，與皮下脂肪相比，腹部深層脂肪具有更大的血流量和四倍的皮質醇受體。這也可能增加皮質醇脂肪的累積和脂肪細胞變大的效應，加在一起，可能增加中央型肥胖的風險。除了一大堆其他因素，包括胰島素抗性外，它們還會造成「鮪魚肚」的外表，通常這些人的腰臀比值（waist-to-hip-ratio）都很高，可說是一種內臟肥胖的指標。

中央型肥胖是診斷代謝症候群的標誌，同時也是必要的發現。

這種症候群是一種流行病，許多已開發國家的成人都深受其苦。代謝症候群是一種預測疾病的重要指標，脂肪肝、肥胖、糖尿病和高血壓是危及性命的心血管疾病，如心肌梗塞與中風的前兆和主要原因。顯然，中央型肥胖與皮質醇和HPA軸混亂有關，庫欣氏症候群和亞臨床庫欣氏症（兩者的特徵都是皮質醇分泌量增加）與腰臀比增加、胰島素抗性風險、高血脂肪值和心血管疾病風險有關。

膽固醇是一種脂肪及關鍵性原料，你的腎上腺需要它來製造激素，例如皮質醇。但是，膽固醇過高可能增加你的心臟病、中風和其他問題的風險。與該階段相關的皮質醇值上升可能產生血液脂質檢查（lipid profile）功能失調（血脂異常）的類似徵兆，儘管它們往往很輕微，因此常被認為與AFS無關。

皮質醇和血脂異常（dyslipidemia）

使用全天唾液皮質醇測量的研究指出，與壓力有關的皮質醇分泌增加通常與血脂異常有關，正如常規檢測中所示的異常血脂質。

血脂異常是心血管疾病的危險因素，從歷史來看，這種情況通常發生在中年，然而我們看到繼發性（後天性與非遺傳因素）的血脂異常正以驚人的速度增加，許多人從二十多歲就已開始。大多數人都將這種血脂異常的矛頭指向不當的飲食、酒精和缺乏運動，因此錯過壓力這個根本的問題。即使尚未出現疲憊感，那些出現臨床血脂異常徵兆的人都應該留意AFS，特別是長期受壓的人。

令人困惑的是，由於我們還不知道原因，並不是所有AFS第二階段的人血液中都有異常的脂肪值，也不是所有血脂異常的人都有AFS。顯然代謝症候群有其複雜的神經內分泌背景，其中調節HPA軸的機制扮演很重要的角色。雖然整體HPA軸功能障礙的臨床症狀只會在第三階段後期浮上檯面，但早發性血脂異常測試值可作為內部代謝功能失調事先的標記。通常，這種情況的總膽固醇不是正常就是偏高，具有正常或偏高的低密度脂蛋白膽固醇（壞的膽固醇）、正常或正常偏低的高密度脂蛋白膽固醇（好的膽固醇）以及正常偏高或高三酸甘油脂值。這種血脂異常的現象，特別是正常和健康的人，在久而久之三酸甘油脂值升高時，可能已不知不覺中進入早期AFS的警訊。因此許多人經常過早服用降血脂的藥物，有人則是採取劇烈的運動和低脂飲食，然而壓力或許才是這種症狀的根本原因，因毫無察覺反而被忽略了。

第二階段的血壓和運動

此階段血壓趨於正常或在臨界點，但隨著階段的發展，醛固酮和中樞去甲腎上腺素的分泌量會增加。醛固酮增加導致鈉滯留體內，因而造成體內流體累積。體內流體越多，血壓也會越高，而其他方面也跟著升高。全身去甲腎上腺素增加會使血壓升高和心率增加，於是血壓偏高於正常值。由於這階段大多數人仍然健康無恙和相對年輕，血管壁支撐結構往往還相當柔韌。當血流量和血壓上升時會激活壓力感受器，進而觸發血管自動舒張反應，減少代償效應，從而使血壓正常化。但對那些年齡較大或無力代償的人，結果可能因此罹患高血壓，我們將於第七章3A階段——早期系統功能障礙做更詳細的說明。

在這個階段，雖然在長期壓力下，輕度疲勞感會不斷出現，但生活依舊正常活躍，運動能力不受限制。事實上，許多人表示在中度有氧運動後整個人感覺變得神清氣爽和健康。在有氧運動期間，對神經內分泌系統而言，當身體被手工操作進入戒備狀態，去甲腎上腺素和腎上腺素分泌量會增加，以促進血液循環和增加氧氣輸送量至肌肉和大腦，藉此保持最佳的性能。有些人因此被誤導認為這種作法是正確的，而且越多越好，於是開始超負荷的鍛鍊計畫，幾乎成為一種對抗來自壓力造成疲勞的癮頭。

適度運動再配合適當的休息和充足的營養，才是有益於整體的療癒過程，也是從AFS第二階段恢復健康的作法。過度有氧運動而沒有適當的休息，只會慢慢消耗體內儲備的資源，久而久之加速代償失調的效應。

> 過度運動具有破壞性，許多人經歷的第一次嚴重腎上腺崩潰，大都在健身房做完一般的鍛鍊。

如果崩潰的情況嚴重，那麼即使經過休息和復元，他們的感覺也會大不如前，有些人無法完全恢復之前的狀態，並且很快進入AFS後期階段。有些人復元速度較慢，但除非運動量迅速減少和適當營養，再配合充分的休息，不然再次崩潰的可能性很高。我們看到高性能運動員在這方面特別脆弱，他們經常在嚴格的訓練過程和比賽後出現崩潰的情況。

細胞受損

從下圖可看出皮質醇分泌量在這個階段達到高點，過了第一階段，隨著第二階段的發展，皮質醇分泌量開始回歸正常值，促腎上腺皮質激素（ACTH）仍然維持其高分泌量。這整個過程的進展如果沒有幾十年，至少也要好幾年的時間。此階段早期，透過早上、中午或下午的唾液測試衡量，皮質醇質可能仍然很高，但在高峰期過後，隨著這個階段的進展，皮質醇似乎開始恢復正常或低於正常值。夜間的皮質醇質通常很正常，雖然原因至今不明，但我們確實看過有些人在夜間的皮質醇值很高。以下圖4表示隨著各個階段的發展其皮質醇和DHEA的分泌量變化。

DrLam.com

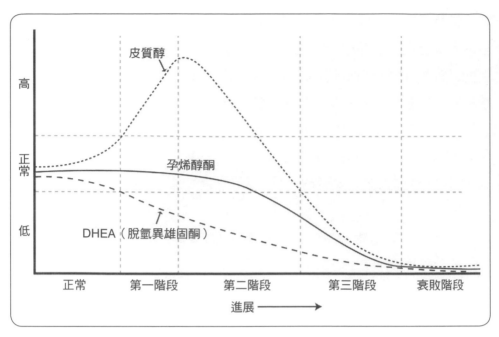

圖4　每個階段皮質醇和DHEA分泌量的差異很大

　　此階段之所以非常危險主要是因為許多傷害是亞臨床，而且通常完全被忽略，從外表看來一切似乎完好，但內部細胞受損的情況已在發生。

　　第二階段通常是從二十或三十幾歲開始，而且持續幾十年。因為和第一階段一樣，不易被察覺，只有在回想起來才會看到蛛絲馬跡。間歇性疲勞、臨界或異常血脂值、正常至臨界高血壓症狀，以及體重增加，這些讓人聯想是代謝減緩，而被視為是單獨個別的問題，大多給予藥物治療。AFS經常被忽略，特別是早期階段。因為大多數在這個階段的人日常生活仍然正常，一切安好。如果他們沒有意識到AFS，他們可能在不知情的情況下繼續鞭策自己，使自己步入緩慢的破壞之路，進而造成細胞受損。

慢性死亡

　　許多終生在第二階段的人並不知道體內功能障礙是因壓力而起，但隨著高齡化，臨界徵兆和症狀可能變得越來越普遍。許多人中年之後，腹部出現「游泳圈」或「鮪魚肚」形成中央型肥胖、缺乏活力和運動耐受性、高脂血症（高膽固醇）、血糖代謝異常（葡萄糖值異常）、輕微但日漸嚴重的食物過敏、輕度失眠，儘管劇烈運動仍無法減重的徵兆。

這時服用大量處方藥物是很稀鬆平常，包括那些有持續性高血壓的人，大部分的原因都被歸類為自發性，在醫學界的另一個術語即「原因不明」。降血脂藥物通常也是其中的一部分，為了使異常血脂回歸正常（通常還會總膽固醇值偏高，低密度脂蛋白膽固醇值偏高和高密度脂蛋白膽固醇值偏低），配合某些類型的睡眠藥物和調節血糖的藥物。

透過藥物調整和實驗測試證實血壓、血糖和血脂正常化的誤導方法，讓許多人仍繼續生活在無情壓力的快速軌道上，無視大自然的警訊，甘於被現代醫學以看似無害的處方藥物拯救。畢竟他們的血壓和血糖值都回歸正常，膽固醇指數也在控制之中。然而他們不知道的是，隨著時間推移，這種治標不治本的方法將導致身體其他潛在更嚴重的功能障礙。

記住，血脂異常、高血壓和血糖失衡是內部功能失調的所有症狀，儘管它們被稱為疾病，且以上述方式治療，但造成這些症狀的原因是許多因素的組合，而壓力是常被忽視的因素之一。通常只有在重大心臟病發作或中風癱瘓才會引人注意，但這兩者可能造成永久癱瘓，甚至致命。不幸的，身體在這種嚴重傷害事件後，要完全逆轉AFS和康復則為時已晚。

重要的是，第二階段沒有出現主要的疲憊症狀，並不代表身體沒有受到壓力的影響，這只表示身體的神經內分泌代償反應格外努力，成功克服了應激源。結果造成相對的能量流，因此，在這個階段許多人會誤以為一切都很好。

擁有健康的腎上腺系統對任何年齡層的整體健康非常重要，無論是為了預防AFS、協助身體抵抗感染、支援術後恢復或減少疲勞感，那些對AFS階段早期徵兆有警覺，並採取適當補救行動的人，都可以事先做好預防醫學的措施。

只是大多數人都不知道這個階段，這些人和那些體質衰弱與營養不足的人，將有更大的風險發展成後期階段，下一章將會繼續討論。

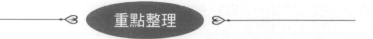

重點整理

- 腎上腺疲勞症候群從輕微到嚴重共分成四個階段。

- 第一階段稱為警戒反應，疲憊感很輕微且短暫，身體有充足的腎上腺儲備，在生理上，皮質醇的分泌量增加。晚上好好的休息就可以完全恢復，很少人能夠留意到這個階段何時開始，只有在回想起來時才會看到蛛絲馬跡。

- 第二階段稱為抵制反應。疲勞感讓人越來越困擾，需要不只一個晚上的休息才能恢復，通常需要好幾天的假期。為了克服疲憊感，更加依賴甜食和咖啡因飲品。隨著壓力不斷，皮質醇的需求量增加，因此分泌量達到高峰。臨床徵兆很少，我們應考慮將壓力作為高血壓、血脂異常和中央型肥胖的無聲助長因素。許多人終生停留在第二階段，但不知其體內已經受損。

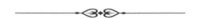

DrLam.com

腎上腺疲勞症候群後期階段：概覽

第三和第四階段被認為是 AFS 後期階段，有很好的理由而且是一個重大的轉捩點。因為腎上腺已經衰竭，一切很可能快速惡化。那些早期階段只經歷間歇性疲勞的人，此時開始迎接日常能量需求變大的艱難挑戰，與日俱增的疲憊感已是他們生活的特徵，他們的日常活動不再無限制，對那些以前很健康的人臨床症狀開始浮現，且可能隨著時間惡化。

> 如果不扭轉，終究難逃腎上腺衰敗的命運。

第三階段：腎上腺衰竭（Adrenal Exhaustion）

回顧第二階段，持續的壓力助長腎上腺皮質醇分泌量的增加，在達到高峰後，皮質醇值開始下降，儘管來自 HPA 軸刺激及腦下垂體分泌的促腎上腺皮質激素上升，腎上腺已無力跟進身體對皮質醇分泌量需求的增加。當身體進入第三階段腎上腺衰竭時，中度到嚴重持續性疲勞是很正常的現象。這個階段也稱為神經內分泌衰竭，因為神經內分泌系統的燃料已用盡，隨著這個階段的發展最後終將崩壞。而這個階段的發展可能需要數年，也就是為什麼生活方式對於分析和討論 AFS 是如此重要的原因。

隨著這個階段發展，總皮質醇分泌量會低於正常值，DHEA 值更會遠低於正常值。而 AFS 發展，二十四小時唾液皮質醇試驗有可能會顯示皮質醇曲線日趨扁平，除了早晨皮質醇值偏低外，夜間的皮質醇值通常也會降低。接著，身體的神經和內分泌系統便逐漸演變成更多的功能失調。HPA軸的功能障礙，最終衰竭。由自主神經系統調解的緊急代償應激回應系統便開始進入超速傳動，這時 AFS 後期許多症狀便開始出現，例如低血糖症、低血壓和焦慮。甚至連自主神經系統也演變成功能障礙，而進入第四階段。

第四階段：腎上腺衰敗（Adrenal Failure）

腎上腺和神經內分泌系統完全耗損，並在試圖克服壓力時被擊潰，最後屈服投降。這個階段又稱為神經內分泌衰敗，當腎上腺疲勞症候群發展到這一步，AFS 和亞臨床與臨床艾迪森氏症（又稱為腎上腺功能不全）之間的界限可能很模糊。我們可能會看到艾迪森氏症的典型症狀出現：極度疲勞、體重減輕、肌肉無力、食慾不振、噁心、嘔吐、低血糖症、頭痛、出汗、月經週期不規則、憂鬱、姿態性低血壓、脫水和電解質失衡等。身體似乎已失去其正常的恆定性，且正在瓦解，這時毫無疑問最需要的就是密集正統的多學科醫療關注，以恢復穩定的狀態，情況可能需要住院治療，但當來到這個階段，已不是我們腎上腺疲勞症候群關注的議題。

作為預防和整體健康趨勢的目的，第一和第二階段的資訊很實用而且很重要，然而大多數人去看醫生時都已進入第三階段。因此，這個階段要如何恢復最重要，正如你將看到的，其他器官系統也涉及其中。

進一步探究第三階段和功能衰退的速度

到目前為止，我們已大略描述 AFS 各個階段，但就恢復的部分，我們會將重點放在第三階段腎上腺衰竭和它本身的各個階段。之所以這樣做是因為第一和第二階段通常可以自行恢復，很少需要尋求專業的協助。

第三階段很重要，因為大多數人這時才開始意識到身體不對勁，而且

DrLam.com

無法回復過去的正常體力。此外，其他看似無關的症狀也陸續出現。

作為一個總體的概述，我們可以從回顧各階段來瞭解 AFS 的進展，並對照下圖：功能衰退的速度。如你所見，垂直線顯示疲勞的程度，水平線標示階段 1 到 4，同時在階段 3 的部分區分為 3A 至 3D。你還可以看到一條水平線，那是腎上腺症狀臨界值（Adrenal Symptoms Threshold; AST），當貫穿曲線臨界值進入下方時，AFS 症狀開始在臨床上可見。曲線是追蹤症狀的進展，以及從無症狀到低於臨界值的階段發展。最低線表示腎上腺無法分泌足夠的激素以維持基本的正常功能，但仍然保有足夠的生存能力。

這個關係圖是根據以往經驗及典型病例，整理出隨著時間推移，各個階段發展的狀況，讓我們對其臨床表現有一個大致的概念。然而每個人的進展大不相同，因此我們慎重警告這個圖表並非協助你自行診斷 AFS，這不是一種疾病。

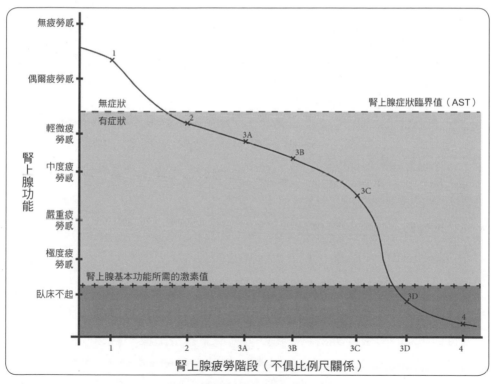

圖 5　階段性腎上腺功能衰退

你可以從圖表中看到3A階段——早期衰竭，患者有明顯輕度到中度的疲勞感，而且一樣低於AST，這可能是長期受壓或個人忽略第二階段的警訊。

未解決的應激源是從第二階段進入3A階段的主要觸發源，等到進入3A階段後，雖然休息有助於改善情況，但疲勞感無法完全消失，即使在休息之後。一般來說，如果沒有有效的干預，久而久之，狀況只會越來越糟，最終進入3B，也就是疲勞感揮之不去，成為一種恆定的狀態。你可以看到圖表從3B到3C就像滑雪坡的曲線，這意味著症狀增加的速度，在這個階段，AFS的進展非常快速。

從3C到3D的旅程更是陡峭，像是一座懸崖，而不是緩和的滑雪坡，這時個體的激素值已降至能夠維持腎上腺正常功能所需值以下。這是3C至3D的特徵，到了這個階段，腎上腺疲勞症候群的患者已嚴重到大多數時間只能長期臥床。

> 有一點必須說明，低於腎上腺臨界值並不代表無法維持生命，但它意味著其他激素難以配合，身體仍然可以生存，只是停留在節省能量的模式，這也是為什麼3D會稱為「接近衰敗」。

第三階段總體的構造分析

在第三階段使用疲勞感作為指標：

- 在3A階段，輕度疲勞感持續，這時可能有甲狀腺低下，或者女性可能有經前症候群（PMS）的情況。休息通常無法完全恢復，但在這個階段，個人功能仍保有75-100%的正常能力。

- 在3B階段，輕度到中度的疲勞感持續不變，即使休息也無法恢復。日常生活中的正常運作功能維持在50-75%，並經常出現甲狀腺問題、雌激素主導、性趣缺缺等症狀，運動也變成是一種問題。

- 在3C階段，正常生活的活動能力嚴重受到限制，運動功能只剩25-

50%。可能只能做兼職的工作，或無法工作，或嘗試在家中工作。

- 在3D階段，大多數人無法工作，喪失行為能力。

　　我們的臨床經驗顯示，AFS早期階段，輕度至中度疲勞的人往往在休息三十分鐘後可以恢復精神，但在3A階段的人需要長達一個小時的小憩才會再次感到神采奕奕。到了3B階段，他們需要三十分鐘到二個小時的休息時間，然而到了3C階段則需要一個小時到四個小時的休息才行。3C後期至3D階段，他們需要六個小時至十二個小時的休息時間，或更多。顯然在3C和3D階段之間需要更多的休息，要特別說明的是，這些小憩時間都高於和超過一般的睡眠時間。這對AFS後期階段尤其重要，因為他們的睡眠週期通常會中斷，而且睡眠品質下降。

　　於3D階段，許多患者基本上是臥病在床，而且是處在極度敏感的狀態，如果他們服用營養補充劑，感覺往往更糟。此外，他們通常處於分解代謝的狀態，意味著體內的蛋白質正在分解，體重通常會減輕，消化系統受損，多數人可能有便祕或對一般食物過敏的情況。

第三階段的對比和進展

　　如你所見3D階段與第一階段形成鮮明的對比，確實有許多人用甜食和咖啡來掩飾疲勞，他們不覺得這有什麼問題，認為這種處理疲勞的方式很正常。當人們留意到自己使用越來越多的興奮劑，如咖啡因和甜食，他們可能會開始感覺有些不對勁。例如，症狀可能低於AST，並且進入第二階段。他們或許將之視為生活方式出了問題，於是開始補充營養素、運動和改變飲食習慣，做一些他們認為有益的事情（可能有益或無益）。基本上，第二階段的症狀會比第一階段多一些。

　　第三階段急劇下降往往會產生許多令人混淆的症狀，如我們之前提及的患者會有疲勞感或是有經前症候群或低甲狀腺功能的情況，但他們覺得這一切還不算太糟，如果他們不夠警覺，也可能完全不會意識到他們已經

DrLam.com

進入這個階段。

在3A階段早期，原本第一和第二階段輕微和不一致的症狀越來越明顯，這事實上已成為一種慢性症狀。大多數人都是在這個時期開始求助醫生，表示這個階段內部系統開始出現官能障礙。

若病症惡化，往往會發生多發性內分泌軸失衡，這是3B階段的警訊。以女性為例，經常看到的3B症狀為卵巢──腎上腺──甲狀腺（OAT）軸失衡；男性則是腎上腺──甲狀腺（AT）軸失衡（參考第八章激素軸失衡）。OAT軸障礙示意著符合雌激素主導症狀，例如經期不規則、乳房纖維囊腫（fibrocystic breast）、性趣缺缺，可能有子宮肌瘤（uterine fibroids）和子宮內膜異位症（endometriosis）等症狀。那些已經服用甲狀腺替代藥物的人可能需要增加劑量來達到同樣的效果，而且不管男性或女性都有性趣缺缺和疲勞感增加的情況。

隨著AFS第三階段發展，症狀也會產生變化。例如，第二階段常見略為升高的血壓可能會產生變化，整日血壓偏低的狀況；輕微的肌肉骨骼疼痛，最後變成不明原因的慢性肌痛。復發性感染更是司空見慣（相較於間歇性感染），心情從低落變成輕微憂鬱，睡眠中斷模式變成長期失眠的問題，並且在緊張壓力的結束後，身心俱疲的情況，天天上演，個人可能會留意到日常作息活動量的微妙減緩與改變。

> 並不是所有器官功能障礙的時間點和程度都一樣，組織上最脆弱的是第一個代償失調的器官系統，而其他器官系統看起來似乎是完整的。

例如，一個人可能抱怨嚴重失眠，相對其他方面則似乎還好。通常，這些人在遵照自我引導計畫或在保健專業人員照顧與治療方案後，往往可以繼續從事日常的活動。

當3A和3B階段的症狀越來越明顯，身體的功能會繼續惡化，其試圖穩定激素的調節能力嚴重受損，失去恆定性，此時身體進入一個不平衡

（disequilibrium）的狀態（3C階段）。早期階段的特徵是輕度至中度的疲勞感；到了3C階段以後，中度和重度疲勞感已是常態，身體早已失去其內部的平衡，由於警報聲響起，於是啟動體內的緊急系統。

你的身體將盡其所能啟動自主神經系統（ANS），作為一種補償機制反應以維持平衡，ANS是一種自我調整的系統，主要為意識範圍之外的機制，以適應不斷變化的內部和外部條件。

在3C階段後期，ANS本身或許由於負荷過大而產生功能障礙，再加上之前激素軸失衡和受體功能失調，身體的代謝、廓清和排毒途徑受損。這種傷害往往引發矛盾、無法預測和誇張的反應與結果，例如，一個人的血糖可能失衡，餐後血糖迅速上升，隨後又急劇下降。血壓變得脆弱不穩定，當從仰臥到坐姿（姿勢性低血壓）和心率迅速增加時突然下降，這是一種類似亞臨床姿勢性直立心搏過速症候群（Postural Orthostatic Tachycardia Syndrome , POTS）的現象。

後期腎上腺衰竭的指標症狀包括心悸、頭暈（dizziness）、突發性焦慮、既亢奮又疲累的感覺、體內生態失調（腸道菌群失衡）、酸鹼值失衡和腎上腺素激增。我們還會看到流體和電解質失衡，例如細胞外液體鈉（鹽）含量不足（低鈉血症）。

> 每個階段的界限模糊不明確，沒有絕對的順序區分各個階段。大多數腎上腺衰竭患者指出，每個階段的早期徵兆和症狀程度都不一，這是正常的現象，但到了衰竭階段越後期，就會看到更多的症狀出現。

AFS後期如果放任不管，身體的關鍵激素如皮質醇和醛固酮，可能接近或低於正常功能的最低儲備和分泌需求量。當發生這種情況時，身體可能下調所需的激素量，以便將僅剩的激素利用在身體最基本的功能，極度疲勞是常見的現象。我們稱這個為3D階段，幾乎接近衰敗狀態。這時身體完全屈服、放棄努力，能做的就只是減少能量消耗以求生存。換句話說，身體是處於生存的模式。

第四階段的處理方式

到了第四階段，如果沒有積極的正統醫療處理，身體可能持續惡化，最終導致崩壞，也就是腎上腺完全耗盡的狀態。身體的神經內分泌反應機制放棄和投降，其症狀非常極端。艾迪森氏症現成為鑑別診斷的一部分，患者所承受嚴重的症狀，包括極度疲勞。身體處於分解代謝狀態，在這個階段，大多數人的體重減輕，無法正常飲食，身體越來越衰弱。需要強制性醫療護理，進行干預治療，不然身體可能繼續惡化，最終崩壞。

全貌

退後一步看整個發展，我們希望你可以理解腎上腺疲勞症候群是當身體處理複雜性能力不堪負荷時，身體本能的系統性和必然的神經內分泌反應。AFS的發展往往令許多人困惑，因為它同時涉及許多器官系統。身體以其無限的智慧，用它認為適合的激活方式完全控制神經內分泌應激反應。出現的症狀似乎違反正規醫療邏輯，不是因為它們不合邏輯，而是我們沒有從主要調節應激反應的神經內分泌角度來看。

> 我們需要將身體視為一個整體，越是關注每一個症狀的細節，越容易錯過大局。

重要的是退後一步，它的全貌才會顯露出來，並且清楚地指向身體機能正在崩潰，因為身體在為生存而掙扎。

在第三階段中的各個階段，我們可以清楚地看到腎上腺疲勞症候群的發展，隨後的章節我們會繼續討論。

DrLam.com

- 第三階段稱為腎上腺衰竭，腎上腺已跟不上身體對皮質醇的需求量，分泌量開始低於正常值。

- 第三階段進一步細分為四個階段，從Ａ到Ｄ。

- 3A階段稱為早期系統功能障礙，第一和第二階段的特徵疲勞感加劇，出現各種早發性醫學疾病，例如輕度失眠、背痛、低血壓、低血糖症、焦慮、憂鬱和反覆感染。

- 3B階段稱為激素軸失衡，女性涉及卵巢──腎上腺──甲狀腺（OAT）軸，男性涉及腎上腺──甲狀腺（AT）軸。

- 3C階段稱為不平衡。全身進入全面戒備狀態，自主神經系統火力全開，由於緊急應變措施被激活，因此身體試圖自行補救。能量儲備系統被啟動，身心強烈的連結顯而易見，這時可能出現憂鬱、恐慌發作和頭暈症狀。從3C至3D階段，身體的功能急速衰退，出現極端的疲勞感。

- 3D階段稱為接近衰敗，腎上腺儲備已接近枯竭，基本的腎上腺功能岌岌可危，因為激發其他激素分泌的激素量已變得異常的低，身體開始投降屈服。

- 第四階段稱為腎上腺衰敗，腎上腺完全耗盡，身體進入緊急求生的運作模式，這時需要醫療干預治療。

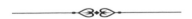

3A 階段——早期系統功能障礙
(Early System Dysfunction)

從腎上腺疲勞症候群的概覽得知，許多人的症狀看似無關、令人費解，甚至不可思議。即使是健康醫護人員也很容易錯過全貌，這也是為什麼很多患者覺得他們的醫生對他們的症狀並未認真看待。這些問題在第三階段開始放大，這也是為何我們要詳細討論這個階段的原因。

在這個階段，一個或多個身體系統已經衰退到使受到影響的系統出現亞臨床或臨床的病理狀態，通常結構組織最脆弱或最敏感的器官系統首先發難，一般最常見的症狀包括低血糖症、低血壓、腦霧和復發性感染。這些症狀代表潛在的系統功能出現障礙或失調，特別是在第二章壓力、激素和「被遺忘」的腎上腺素中提及的下視丘——腦下垂體——腎上腺（HPA）軸。

一些常見受到影響的系統值得我們詳細研究。

代謝系統功能障礙

代謝系統功能障礙被認為是糖尿病前期，症狀包括葡萄糖不耐受、胰島素抗性、低血糖症、中央型肥胖、高密度脂蛋白膽固醇（好的膽固醇）偏低和三酸甘油脂偏高。任何或所有這些徵兆和症狀都是 AFS 早期階段的症狀，而許多人在這個階段都已開始服用血脂異常（例如低密度脂蛋白膽固醇偏高和高密度脂蛋白膽固醇偏低）的處方藥物。這些徵兆和症狀也符合我們在第一章腎上腺疲勞症候群中討論的代謝症候群的標準。如果之前沒有出現這些症狀，那麼到了 3A 階段會開始越來越明顯，因為皮質醇開始

DrLam.com

低於正常值，而其他激素失衡的情況也會更加明顯。

如果放任不管，這些代謝症候群的警訊可能導致糖尿病和加速動脈粥狀硬化。腎上腺疲勞症候群最重要和最常見的臨床早期警訊是亞臨床低血糖症，也就是低血糖徵兆，但實驗室測試的空腹血糖值卻是正常。

健康的人，血糖值保持在一個狹窄的範圍，以確保系統運作正常，讓我們的體力維持在一定的水平，這種運作屬於無意識機制，當患有腎上腺疲勞症候群時，這種自動機制可能會出現功能障礙，換句話說，身體努力回復正常血糖值的功能調節能力受阻。它可能反應過度、減緩、延遲或暴衝，這些情況都有可能，整體臨床表現可能令人困惑，甚至相當模糊。

低血糖症的發作可能是急性或慢性，它可能被看似無害的事件引發，請參考以下貝蒂的故事，一個三十三歲企業高階主管在長期壓力之下的結果：

六個月前，我的身體狀況非常好，幾乎每天跑步。由於我太忙，在連續三天不吃早餐以及很晚吃午餐的情況下，有時甚至連續十六個小時沒有進食，到了第三天，我感覺虛弱、頭暈、噁心和腹瀉，雖然沒有暈倒，但也差不多了。

儘管我立即回到正常飲食的生活，但我的症狀並沒有消失，事實上，它們變得更糟，從那時候開始，我的體力大不如前。

我看過六位專家對我都束手無策，我的所有醫學檢查結果都正常，現在我必須每隔幾個小時吃一次，以避免低血糖症。我開始對許多食物過敏，包括米飯、麵食、雞肉、牛肉和某些種類的水果，目前我的飲食受到嚴格的限制，我甚至必須自己帶著食物上餐館。

讓我們來看看貝蒂問題背後的生理狀況。

低血糖症（Hypoglycemia）和腎上腺疲勞症候群

在腎上腺疲勞症候群中，身體對全天連續供應能量的需求遠遠大於平常，這種需求往往要靠攝取食物來滿足，之後再轉換成糖，如果這種需求無法充分得到滿足，如同腎上腺疲勞症候群常見的情況，這時身體會轉換現有的蛋白質和脂肪資源作為能量，以配合身體對能量的需求，而這種內部能量合成的途徑已進入超速傳動狀態。

調節體內血糖的關鍵激素包括胰島素、皮質醇和生長激素，其中皮質醇的作用尤其重要，它的數量必須足以促進糖原、脂肪和蛋白質轉換為新的葡萄糖供應，從而提高血糖值。如果皮質醇不足則很難或無法滿足這種需求，因而導致低血糖症。若在沒有其他醫療原因造成低血糖症的狀況，我們就必須考慮或許腎上腺疲勞症候群是可能的原因之一。

當一個人患有腎上腺疲勞症候群時，低血糖症通常與低皮質醇和高胰島素值的組合有關，不管是急性或慢性，這種猛烈的衝擊往往發生在身體承受壓力之下。隨著 AFS 發展至衰竭階段後期，皮質醇的分泌量降低，葡萄糖的釋放速度也隨之變慢，這些都將與胰島素功能失調一起發生，因為在腎上腺疲勞症候群的早期階段，作為應激反應的一部份，胰腺早已進入超速傳動。那些有糖尿病家族病史或易患糖尿病的人特別容易受到影響，此時身體可能需要更多葡萄糖，但同時血糖調節又無法正常運作，這種功能障礙的組合可能導致低血糖症，其中常見的症狀有頭暈和昏厥。

低血糖症的臨床定義

在二十四小時的週期中，健康的人一般的血液葡萄糖值維持在 4.4 ～ 6.1mmol/L（82 to 110 mg/dL）之間；或 3.3 ～ 3.9 mmol/L（60 to 70 mg/dL）通常被稱為正常的葡萄糖值下限。

注意：每公升的毫摩爾以 mmol/L 表示，這是世界的標準單位，用於測量血液中的葡萄糖值。美國和一些其他國家則是使用毫克／分升（mg/dL）來表示。

　　雖然醫療組織認定所謂正常的血糖範圍，但對於什麼程度的低血糖症必須進行醫學評估和治療，或可能造成危害仍爭論不休。原因很簡單，許多健康的人偶爾葡萄糖值可能在低血糖範圍內，但沒有任何低血糖症的徵兆或問題。首先，這就增加了確立低血糖症臨床症狀的困難度，他們身體很好，沒有症狀，但血糖值經常低於 90 mg/dL 以下。而腎上腺疲勞症候群患者的情況更是複雜，因為低血糖症的情形往往不再只是亞臨床，患者出現低血糖症的徵兆，但血漿值高於 60-70 mg/dL，空腹血清血糖和葡萄糖耐受測試結果通常是正常的。

　　下圖指出 AFS 如何影響低血糖症，餐後這個階段人的血糖值往往快速下降至低血糖症臨界點（hypoglycemic symptoms threshold; HST），之後引發易怒和疲勞等低血糖症的症狀。越是後期的腎上腺疲勞症候群，血糖的曲線會偏向更左邊，因此，從飯後到低血糖症狀出現的時間會縮短。

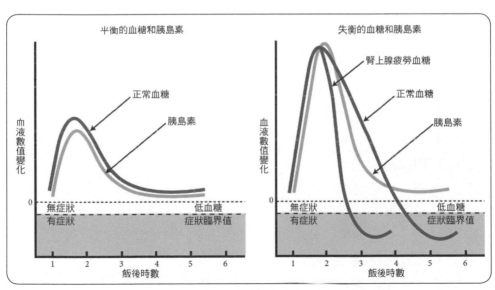

圖6　飯後數小時血糖和胰島素值平衡與失衡的分析

在AFS低血糖的症狀通常始於血糖值仍在正常的範圍內，因此，我們傾向認為引發這些症狀的潛在觸發因素在於血糖下降本身，而不是血糖的絕對值。換句話說，可能是對血糖下降的敏感度，也或許是速度觸發低血糖症狀。這個也許是許多AFS後期患者指出有低血糖症的症狀，即使他們的血液葡萄糖值在實驗室測試中為正常。

越是後期的AFS，低血糖症的症狀和頻率越頻繁強烈，基於這個原因，那些在AFS第三階段以後的患者需要每2-3個小時進食一次，即使只是小點心，足以預防日常低血糖症。如果患者康復，那麼正餐與零食間隔的時間可以拉長。相較之下，那些在第二階段的人，可以4-6個小時不進食且不會有飢餓感或低血糖症的症狀，許多第一階段的人可以跳過一頓飯也不會有任何症狀。隨著腎上腺平衡後，這種低血糖症反應的徵兆和症狀通常會有所改善。

低血糖症的症狀

低血糖症的症狀範圍很廣且多樣性，當它們屬於亞臨床時，症狀可能模糊不清，因此經常無法從檢測中得知，其中包括：

- 飢餓
- 噁心
- 頭痛
- 心率加快
- 幻想傾向
- 混淆
- 記憶喪失／健忘
- 頭暈
- 易怒
- 焦慮／感覺神經緊張

- 暴怒

- 在嚴重情況下，昏厥、昏迷不醒和癲癇發作

在3A階段，低血糖症狀往往非常輕微，正因為如此，除非低血糖症很嚴重，不然往往檢驗不出來，直到在追溯中才會回想起蛛絲馬跡。

我們可以透過攝取10-20公克的碳水化合物，相當於3-4盎司的橘子、蘋果或葡萄汁來暫時扭轉急性低血糖症，但大多數人是靠甜食搞定，這已成為我們的生活習慣。透過含糖飲料、咖啡、含糖的零食，這只是一種短效的緊急補救措施，可以立即緩解症狀，但在一兩個小時之後症狀又會出現。

若要重新激活和恢復正常的細胞功能，身體需要更多比平時維持正常燃燒時所需的能量，而每一次低血糖發作，細胞受損的情況就會加深一次，當身體又達到一個新低點，如果同一時間身體對葡萄糖的需求量升高，這時該階段會轉變成腎上腺危象（adrenal crisis）的狀態，隨著每次血糖下降，AFS和低血糖症的症狀便更加惡化。一天結束後，個人或許會感到精疲力盡，但似乎什麼事都沒有完成。低血糖發作的時間大多是在早上10:00到下午2:00和／或下午3:00到4:00之間。

預防低血糖症的方法

你需要有系統和綜合的方法來預防及扭轉與腎上腺疲勞症候群有關的慢性亞臨床低血糖症。建議你遵照第二十三章的飲食治療指南，這些指南有助於血糖波動和腎上腺疲勞症候群的患者，以下是一些關鍵性策略：

- 每餐或點心時間攝取蛋白質（例如堅果、肉類、魚類、禽鳥類、豆類、茅屋乳酪〔cottage cheese〕、全脂優酪乳）和脂肪（堅果、特級初榨橄欖油、椰子、酪梨）。這可使葡萄糖在體內慢慢釋放，因此延長兩餐之間低血糖發作的時間。

- 計畫正餐和點心時間，例如早餐、午餐和晚餐，加上午十點左右、下午三點左右，以及睡前點心，每次正餐或點心都包含蛋白質和脂肪。
- 避免含糖和麵粉食品——甜點和休閒零嘴。
- 確保每天至少攝取1200大卡，即使你想減肥。
- 聆聽身體的聲音。有時你可能需要每兩個小時進食一次，特別是你的工作需要高度集中精神或非常耗費體力。
- 無論你到哪裡，外出時一定要隨身攜帶點心，例如堅果類。
- 遵照附錄B所述的升糖指數（GI）。

避免血糖下降的點心

- 全脂優酪乳和莓果
- 蘋果佐杏仁果醬
- 堅果類和水果
- 芹菜棒佐奶油乳酪或堅果醬
- 豆泥
- 奶油乳酪和鮭魚或鮪魚搭配全穀脆餅

避免血糖下降的早餐範例

營養健康的早餐很重要，可以補充一夜睡眠失去的能量，以下範例可作為參考：

- 纖果穀物麥片（muesli，無糖格蘭諾拉麥片）加全脂優格、堅果類和全水果
- 堅果類和青蘋果
- 荷包蛋配發芽小麥麵包
- 酪梨、椰子、全脂優酪乳、堅果和生雞蛋製成的奶昔

- 蔬菜煎蛋捲
- 奶油乳酪和鮭魚搭配全穀貝果
- 煮熟的燕麥搭配堅果類和水果

電解質功能失調導致低血壓

血壓是功能和腎上腺健康一個重要的指標，第一和第二階段腎上腺疲勞症候群通常伴隨著正常到高血壓的情況，因為皮質醇和醛固酮分泌量達到高峰。隨著 AFS 發展與休息或姿勢相關的低血壓症狀越來越普遍。虛弱的腎上腺可能大幅改變體內的血壓狀況，導致各種症狀，例如頭暈、胸悶、仰臥坐起（與姿勢相關）低血壓和心悸，許多這些症狀在這個階段會首次出現。

血壓基礎

血壓是血液循環時施加在血管壁上的壓力，它和心跳、呼吸、溫度一樣，都是代表生命關鍵的徵兆。當心臟將血液泵入動脈時，血壓會隨之升高，並透過動脈的反應來調節血液流量。

血壓的表示為收縮壓／舒張壓，例如120/80為120收縮壓／80舒張壓。收縮壓（上方的數字）表示心臟肌肉收縮以及將血液泵入動脈時，動脈內的壓力。舒張壓（底部的數字）表示心臟肌肉收縮後放鬆，動脈內的壓力，其中收縮壓永遠比舒張壓高。

大部分健康的成人收縮壓介於90和120mmHg（毫米／汞柱）之間，舒張壓介於60至80mmHg之間。一般認定的正常血壓在120/80，與高血壓不同的是，低血壓主要是透過低血流量的徵兆和症狀判別，並不是特定的血壓數字，也就是血壓指數低於某個臨界值。素食者通常血壓的指數較低，但他們可能很健康沒有任何異狀，血壓在90/50的人也可能無任何血壓偏低的症狀。因此，不會出現臨床低血壓的情況，然而，那些有高血壓的人可能會出現低血壓的症狀，如果他們的血壓指數降至100/60。

如果血壓不夠高，無法輸送充足的血液至全身器官，這時體內的器官可能因此受損。大腦／大腦細胞血流量不足的徵兆包括頭昏眼花、頭暈或昏厥。如果血壓已經很低，站起來的動作可能使它進一步下降，進而導致嚴重頭暈和甚至昏厥發作（fainting episodes）（姿勢性低血壓）。

當一個正常的人仰臥站起時，地心引力會造成血壓下降，這會立即觸發自主神經系統（ANS）調節血壓以恢復正常。起身那一刻的血壓通常會突然升高10-20mmHg，且在短時間內進行調節，恢復正常的血壓。一般情況下，健康的人不會感覺到這種幕後的自動調整機制。但當ANS存在功能障礙時，這在腎上腺疲勞症候群後期階段患者很常見，當血壓無法恢復正常時，結果可能導致姿勢性低血壓。姿勢性低血壓其他的原因還包括脫水、自主神經失調、藥物副作用和心臟病。如果你有姿勢性低血壓，你要找醫生做進一步檢查，看看是否有明顯的臨床症狀。

休息時，如果有低血壓的情況不算異常，許多人靜止時的血壓值在90/60，身體功能一切正常。我們是透過是否伴隨症狀以及是否與姿勢性低血壓相關來評估低血壓的臨床意義與否。

醛固酮和血壓

醛固酮是一種蓄鹽激素，負責維持細胞內外的鈉和鉀濃度，反過來直接影響體內液體的含量，因此，醛固酮對調節血壓有極大的影響。

你可能還記得，醛固酮是由腦下垂體前葉分泌促腎上腺皮質激素（ACTH），指示腎上腺皮質製造的一種激素，ACTH經由HPA軸刺激腎上腺皮質分泌包括醛固酮和皮質醇等各種激素。以皮質醇為例，醛固酮跟隨其每日的分泌模式，最高點在上午8:00，最低點在凌晨12:00到4:00之間。

　　一連串的事件可能改變體液平衡和血壓，記住，鈉和水分不開，無論鈉去哪裡，水一定會跟隨。此外，鈉和鉀值呈對比，隨著體內醛固酮濃度升高，鈉和水的濃度也會升高，因此體內含有更多的液體，血壓也隨之升高。相反的，當醛固酮濃度下降時，體內的鈉和水分減少，相對的血壓也會降低。體內醛固酮過多會導致高血壓、高鈉和低鉀。當HPA軸功能失調，醛固酮不足時，可能產生低血壓、代償性高脈博率、頭暈，特別是站立時、對鹽渴望以及心悸等，嚴重時則可能造成血液中高鉀和低鈉的狀況。

　　不同於皮質醇，醛固酮本身沒有負回饋迴路，如果醛固酮值太高，醛固酮受體點將下修（down-regulated），降低它們對醛固酮的敏感度。由於應激會刺激ATCH分泌，所以在早期階段的腎上腺疲勞症候群中，皮質醇和醛固酮分泌量都會增加。因此，體內的鈉和水分會滯留，造成身體腫脹的感覺，由於血液量增加，血壓也隨之上升，血管的壓力感受器因而被觸發，自動將血管肌肉調節進入鬆弛的模式，促使血壓下降並恢復正常。

　　這種自動調節有助於在應激引發醛固酮值升高，造成身體總體液增加時，維持穩定的血壓。在壓力之下，腎上腺也會分泌去甲腎上腺素和腎上腺素，這些激素都會促使血管收縮和增加血壓，以確保我們的大腦有足夠的血流量和含氧量，幫助我們處理即將到來的危險。但在面對壓力時，腎上腺會釋放皮質醇，皮質醇也會造成中型血管收縮，雖然效力比不上腎上腺素。在AFS早期階段，如果血壓異常且偏高是很常見的現象。

　　隨著AFS進入3A階段，皮質醇和醛固酮的分泌量開始下降，原因如上所述。我們開始看到皮質醇、醛固酮或兩者的亞臨床不足症狀，儘管身體的代償作用試圖增加血壓，但整體的血壓仍趨於下降。

AFS 和低血壓

　　基本上，不管任何時候，決定血壓讀數的因素包括：醛固酮、腎素

（一種由腎臟釋放的酶）、皮質醇、腎上腺素、去甲腎上腺素、血容量、HPA軸完整性和自主神經鬆弛反應的作用，這是一個複雜的過程。當身體處於壓力之下時，它會釋放化學物質促使血壓升高，於是啟動一連串代償反應降低血壓。當身體無法克服高醛固酮和腎上腺素反應時，血壓升高則是必然的，因此，如大多數人所聽說的，壓力會造成血壓升高。

如果腎上腺因壓力衰竭，這時體內會產生很大的變化，因為腎上腺無法再配合代償反應。於是我們開始看到醛固酮分泌量減少，體內的鈉和水分流失，體液減少，血壓開始變低。在這個過程中，細胞變得很容易脫水且鈉含量不足。

複雜的是，大多數AFS後期階段的患者總有某種程度的自主神經系統功能障礙，ANS是一種名為腎素激素的三個調節者之一。腎素會激活腎素——血管緊縮激素軸系統（RAS），最終會促使血壓升高。許多腎上腺嚴重衰弱的患者可能會出現低腎素和低醛固酮的亞臨床症狀。當出現這種情況，我們可以看到低血壓與對鹽的渴望，這可能加劇之前的疲勞感，因為輸送到大腦的氧氣會減少。其他症狀雖然較少見，但可能包括聽力降低、眩暈（vertigo）、不明原因的視力干擾、刺痛感、焦慮和頭痛。

為了彌補這種體液失衡，身體會從細胞內滲出鉀，以便維持鈉鉀的比例。由於鉀的流失比鈉少，造成的結果就是鉀相對於鈉的比例增加，因此，大多數的AFS後期階段患者體內的鉀相對高於鈉，雖然兩者在實驗室的檢測下，可能仍然在正常或略為超出正常的範圍。患者在站起來時也可能有血壓下降和脈博率增加的情況，症狀類似亞臨床姿勢性直立心搏過速症候群（POTS）的現象。

其他常見的低血壓原因

在考慮腎上腺疲勞症候群為罪魁禍首之前，我們建議先審視這些其他低血壓的原因：

心臟病：心臟病有許多種形式，例如心臟肌肉衰弱、心包膜炎、心動過緩、心律不整和心臟傳導阻滯。心搏過速也會造成低血壓，因為心臟無法維持心搏出血量以供應充足的血流量全身。

　　心律不整在自律神經系統功能障礙的患者身上更是普遍，而交感神經系統（SNS）會持續增加去甲腎上腺素的釋放，這種長期去甲腎上腺素增加可能降低心律不整的臨界點，包括心房顫動，我們看過腎上腺衰竭階段後期出現過這種情況。

　　藥物治療：藥物如鈣離子阻斷劑、乙型交感神經阻斷劑和digoxin（Lanoxin®）等會減緩心臟的收縮速率，尤其是老年人更容易受到影響，因為他們一般都是服用藥物來治療高血壓。然而，這些藥物會使血壓降低太多，從而產生低血壓症狀。通常和治療高血壓藥物一起併用的利尿劑，例如furosemide（Lasix®），會引起頻尿進而減少血容量。

　　其他可能引起低血壓的藥物包括：治療帕金森氏症的藥物如levodopa-carbidopa（Sinemet®）；治療憂鬱症的藥物如amitriptyline（Elavil®）；治療勃起功能障礙（性無能）的藥物如 sildenafil（Viagra®）、vardenafil（Levitra®）和tadafil（Cialis®）（搭配硝酸甘油一起使用）。

　　其他不太常見的低血壓原因包括敗血症（血液感染）、酗酒、糖尿病、休克、腎臟疾病、血管迷走神經（同時涉及血管和迷走神經）反應、排尿性暈厥（排尿功能停止或中斷）、過敏反應 （特定過敏原），以及某些罕見的神經系統症候群，如自主神經功能受損的夏——崔症候群（Shy-Drager syndrome）和艾迪森氏症。

脫水和體液失衡

　　除了低血壓外，鈉和鉀的失衡往往導致體液流失。在AFS後期階段的患者身上，脫水是常見的情況，但常被忽略而沒有聯想到與AFS的症狀有關。這種對體液耗損的敏感度可能很極端，例如，AFS後期階段的患者可能會發現在強烈陽光下曝曬幾分鐘就有脫水的感覺，對生活在炎熱和潮濕環境中的男性和女性而言，挑戰性更大，尤其當他們在戶外時，這些都是身體內部體液儲備量處於低點的徵兆。

當體內的體液不平衡時，體溫的調節就成為一個問題，許多人指出對溫度耐受力不高。當體液和電解質功能失調的情況越嚴重，因脫水而觸發腎上腺崩潰的機率也會越高。這就是為何我們建議腎上腺疲勞症候群的患者隨身攜帶一瓶添加一點鹽或檸檬汁的水，這些人應該每日多次補充富含電解質的液體，同時避免咖啡、酒精和茶（藥草茶例外）。

流失的體液要慢慢謹慎補充，當水分補充太快，而沒有足夠的鈉，這時體內的鈉濃度可能被稀釋，反而導致更低的鈉濃度，進入一種稱為稀釋性低鈉血症的狀態。低鈉可能產生混亂、嗜睡、噁心、頭痛、癲癇、虛弱和躁動等非特異性症狀，反而使AFS症狀惡化。

在3A階段的AFS，體液和電解質失衡通常是很輕微的亞臨床狀態，實驗室的檢測大多為正常。由於症狀輕微，大部分的人都不引以為意。

但隨著AFS發展，臨床表現可能大幅改變，脫水加上低鈉這種難解的症狀，往往與正統的醫療邏輯不符。我們看到許多患者因為這種令人困擾的症狀到當地急診室就醫，結果做了一大堆檢查後被告知一切正常。例如，那些嚴重代償失調和高度敏感持續體力不支的人，他們體內的電解質可能在正常範圍內，但一直有這些症狀。嚴重情況下，可能需要住院治療，並服用利尿劑以減少流體的負荷，同時補充鈉。

市面上電解質替代飲料（如Gatorade®）是設計給腎上腺功能正常，但在運動過程中過度流失電解質的人使用，這就是為什麼這些飲料是高鈉、低鉀，但含糖量很高。如果AFS非常輕微，以這些飲料作為流體替代品並不會產生大礙，但對那些腎上腺疲勞症候群後期的人，可能會造成血糖失衡和低鈉的狀況。這就是為何我們建議體內電解質穩定的人飲用添加一點鹽的過濾水，尤其在早晨醒來後。如果血壓升高或出現水腫的徵兆和噁心，這時要停止鹽的攝取，並諮詢合格的專業保健人員關於身體的狀況。

只有少數腎上腺疲勞症候群後期的患者會併發高血壓，而這些人在補充液體時要更仔細檢查他們的血壓。

次優的排毒作用（Suboptimal Detoxification）導致低廓清率（Low Clearance）

由於身體要適應低能量的供應，因此，所有主要系統功能開始放慢速度，以防身體進入淨負能量的狀態。在營養物被細胞吸收後，加工和排泄其中所產生的副產物是一項重要的功能，在AFS後期階段，這個功能以及身體的消化和吸收機制勢必受到損害。

肝臟是主要的解毒中心，作用就像是過濾器，清除血液中外來的物質和廢物。例如酒精、溶劑、甲醛、殺蟲劑、除草劑和食品添加劑。肝臟的功能是將毒素轉化為身體可以安全處理和排除的化合物，透過腎臟（尿液）、皮膚（汗水）、肺（呼出的氣體）和腸道（糞便）排出體外。肝臟也是負責將營養物質、藥物、維生素和激素分解成細小的惰性代謝物質。

不需要的廢物副產物和代謝產物通常會適時地排出體外，如果廓清不完全或速度緩慢，體內可能會慢慢累積不好的廢物副產物或代謝產物。它們仍殘留在循環系統內，越是發展到後期，這個問題就越嚴重，不需要的代謝物累積可能轉變成體內毒素，進而導致各種與發炎反應有關的症狀。

當過量的循環代謝物在關節細胞外部空間找到落腳處，就可能會造成不明原因的關節疼痛，有些會累積在肌肉，導致肌肉疼痛。此外，過量的循環代謝產物對我們中樞神經系統也會造成極大的傷害。這些代謝物中許多是脂溶性，可以穿過血腦屏障進入大腦，結果導致腦霧、焦慮和失眠。而其他症狀可能還包括心理與神經症狀，如憂鬱、頭痛、異常神經反射和雙手刺痛感。

如果體內酸鹼值受到影響，那麼酵母感染（念珠菌）和間質性膀胱炎的發病率可能也會增加。但實驗室肝功能檢測結果在這種時候卻都是正常，可惜我們沒有足夠敏感的檢測可以準確測量廓清率，除了詳細和精確的病史。

> 許多健康成人即使沒有腎上腺疲勞症候群，但隨著年紀增長開始對食品和化學物質變敏感。像是對小麥、玉米和乳製品產生過敏反應是常見，這可以視為是次優的肝臟功能警訊，不幸的是，這些症狀往往被誤以為是老化的正常徵兆。

腦霧（Brain Fog）——廓清功能受損的常見症狀

　　許多人表示在這個階段有腦霧的現象，這是一條重要的線索，透露我們體內肝臟和其他排毒中心發生問題，即使醫療檢查結果呈陰性。腦霧是一種描述法，意味著記憶力混沌不清，不是喪失剛發生或過去的記憶。相反的，患者告訴我們在腦霧狀況下，他們的記憶能力若有似無摸不著邊。他們想不起來鑰匙放在哪裡或昨天做過什麼事，可能無法集中精神或記住簡單的事情，例如電話號碼。不過，長期的記憶仍保持不變。專注力往往受到波及，可能在經過三番兩次確認他們的工作後，錯誤仍然還是發生。情況嚴重時，這種認知受損的情況可能會危及那些需大量用腦力工作的人，最後導致他們可能無法執行正常的任務。

　　大多數腦霧通常是短暫性，只會持續數小時到幾天。假如沒有其他的病理症狀，腦霧的持續時間往往與肝臟超負荷的程度有關。肝臟負擔越大，腦霧持續的時間也就越長。此時給予適當的休息、營養，以及增加水的攝取量，慢慢增強排毒的過程有助於改善腦霧的情況。

　　腦霧通常會隨著身體的排毒系統改善而好轉，這種情況經常隨著腎上腺功能改善而自然變好。

> 如果腎上腺系統運作不完全，腦霧的情況可能會持續很長一段時間。有時自行排毒對腦霧有幫助，但如果沒有妥善處理，腦霧的情況可能因反覆毒性反應而惡化。

將目標放在恢復腎上腺功能是減少腦霧症狀的一個更好的方法。

分解代謝狀態和肌肉質量流失

當遇到壓力時，腎上腺會分泌類固醇激素，主要是皮質醇。如前所述，皮質醇的分泌量通常在腎上腺疲勞症候群的第一和第二階段較高，隨著AFS發展，皮質醇的分泌量最終會達到極限。久而久之，高皮質醇導致膠原蛋白和蛋白質過度分解而沒有充分補充（分解代謝狀態），再加上肝臟功能衰退，如上所述分解代謝狀態的代謝物增加，導致慢性疼痛症候群、關節疼痛、慢性疲勞和纖維肌痛。這時如果不改善，蛋白質分解將開始加速，會造成肌肉質量逐漸流失。而長期高皮質醇分泌會導致分解代謝狀態，這種情況可以從血液檢測中高皮質醇對DHEA-S的比率看出一絲線索。

分解代謝的循環往往是緊接著重建或合成代謝的過程，重建過程通常是由雄性激素進行，如睪固酮。但由於身體放慢了非必要的生殖功能，因此睪固酮的分泌也開始下降，於是重建的過程變得緩慢怠惰。

這種分解狀態通常從3A階段慢慢開始且不易察覺，除了上述提及的代謝產物堆積外，還有在日常生活中分解的膠原蛋白沒有充分補充，結果皺紋開始產生以及提早老化。劇烈運動或繁重的工作只會進一步削減原已脆弱的膠原蛋白支撐結構，從表面上看，大胸肌肉質量流失還不明顯，某些健身鍛鍊如伏地挺身可能變得更加困難。

隨著AFS發展，肋間肌（連接肋骨的肌肉）開始流失質量，深呼吸變成一件苦差事，握手沒有力量，因為雙手的小肌肉也開始流失肌肉質量。如果我們仔細留意，我們會看到身體沒有任何部位可以倖免。當然，一個人從表面看上去很正常，但如果仔細檢查會發現身體很虛弱。通常在後期的3C或3D階段，有些人會抱怨光是吸一口氣就很費力，顯然，正常的情況下，這應該是屬於自動的功能。

隨著內部器官的膠原結構分解，功能自然受損。例如胃腸道蠕動和收縮力減少。因此，腎上腺疲勞症候群經常與分解蛋白質能力變差有關，症狀包括消化不良、腹脹、排氣和便祕。此外，體內的胃酸分泌可能不足以分解消化食物，結果進一步導致消化問題。

因此，這不難理解，繼發性的纖維肌痛和慢性疲勞通常與AFS後期階段有關。臨床上，我們經常看到腎上腺疲勞症候群的症狀與纖維肌痛和慢性疲勞一致，事實上，我們最後發現這些起因於不同的症候群，都是腎上腺功能障礙症狀的一部分。

神經系統功能障礙

雖然身體其他部分正適應低能量的環境，但大腦並沒有這種興致。為了正常運行，大腦對能量的需求無法妥協，不然認知功能會開始受損，大腦的功能是身體的首要任務。涉及調節血糖的機制旨在確保大腦總是可以獲取充足的葡萄糖，如果大腦少了支援可能會誘發大量的神經化學失衡，進而導致呆滯、焦慮、顫抖（tremors）、易怒和輕度憂鬱的症狀。

大腦的去甲腎上腺素是導致許多這些症狀的主要功能失調神經傳遞物質，憂鬱則是進一步與皮質醇、DHEA和睪固酮偏低有關，而這些全部涉及腎上腺功能減退，所以腎上腺衰竭與越來越恐懼、焦慮、憂鬱、腦霧、精神難以集中有強烈的關聯。此外，那些腎上腺衰竭的人常常發現自己容忍度變差且容易沮喪。

由於血腦屏障，大腦相對與身體其他部分是隔離的，由於它是親脂性，會吸引脂溶性分子，例如類固醇激素。因此很容易受到之前提及的親脂性有毒代謝物累積的影響，所以腦霧和睡眠干擾自然隨之而來。

睡眠問題通常是 AFS 的繼發性反應，但卻造成身體重大的負擔，因睡眠不足會危害身體的自我修復能力。睡眠問題也會使 AFS 惡化，掀起惡性向下螺旋級聯功能障礙，包括免疫力下降、葡萄糖耐受力受損、早晨皮質醇值下降，以及警覺性和專注力變差。再次重申不要忘記，在這個階段，這些輕微的症狀是無法透過實驗室檢測得知。

激素系統功能障礙

從早期腎上腺衰竭 3A 和 3B 階段來看，內分泌系統的各種腺體具有特殊的意義，為了調節身體功能的複雜性，激素系統被分組成各種網絡或軸。這些軸是直接的管道，代表一種先進的內置自律監控系統，目的在確保身體運行順暢。第二章壓力、激素基礎以及「被遺忘」的腎上腺說明下視丘──腦下垂體──腎上腺（HPA）軸控制腎上腺功能，主要是調節皮質醇、醛固酮、雌激素、黃體素等關鍵激素。

激素功能失調的問題在這個階段會開始變得明顯，徵兆通常是輕微和一般亞臨床症狀。而糖代謝功能障礙導致低血糖症，以及對鹽的渴望是醛固酮不足常見的症狀。低血糖症和醛固酮不足是 HPA 軸功能失調的症狀，AFS 越是接近後期，激素功能失調的情況就越常見。

記住，激素是健康關鍵的調節化合物，例如缺乏睪固酮會導致肌肉質量流失和性慾減退；雌激素過多會導致體液滯留、乳房纖維囊性病變、經前症候群和子宮內膜異位症；低甲狀腺素會導致皮膚乾燥、疲勞和體重增加。若要保持身體健康，每種激素都必須維持在一定的數量。整體激素的評估必須從以下的角度來看：

- **特定激素絕對過量或不足。**這種情況可從實驗室測試得知，例如太多皮質醇或 DHEA 太少。

- **特定激素相對過多或不足。**這種情況不容易透過一般測試得知，專門的測試或許有幫助，但無法作為診斷的依據，最好的評估工具是詳細的病史。雌激素主導就是一個相對過多或不足的例子。

- 因激素軸功能失調引起的激素失衡只能透過詢問詳細病史評估，HPA軸功能失調（在這一章討論）和OAT軸（卵巢──腎上腺──甲狀腺軸）失衡（在下一章討論）都是很好的例子。

在3A階段，我們看到所有這三個類別的亞臨床和臨床功能障礙所導致的早發性激素功能失調症狀。

激素功能失調如何相互影響

在第二章壓力、激素基礎以及「被遺忘」的腎上腺學到雌激素和黃體素失衡會造成雌激素主導，以及一連串相關的病症，包括經前症候群（PMS）、子宮內膜異位症、多囊性卵巢症候群（PCOS）、囊性乳腺疾病、子宮肌瘤和經期不規則等。而正如雌激素主導可歸因於腎上腺衰退，反之亦然，AFS可能加劇雌激素主導。記住，皮質醇是由腎上腺皮質中的黃體素製成，衰弱的腎上腺偏向於分泌皮質醇，進而導致黃體素降低，並助長雌激素主導，而這將會是一個惡性循環。

甲狀腺激素失衡在AFS中很常見，在腎上腺衰竭，我們經常看到患者的甲狀腺功能減退，這是身體保存能量的一種方式。因此，腎上腺功能衰退可能使甲狀腺功能惡化，許多被告知患有甲狀腺功能減退的人，其實他們的腎上腺很虛弱。那些已經在服用甲狀腺激素替代藥物的人，如果患有AFS，則可能需要使用較高的劑量。此外，甲狀腺與卵巢系統的關聯錯綜複雜，甲狀腺激素會刺激卵巢分泌黃體素，但隨著AFS發展，甲狀腺激素分泌量減少，進而影響黃體素的分泌量。如果沒有足夠的黃體素與雌激素抗衡，通常我們會看到經期不規則的情況，結果造成受孕困難的風險增加。流產是常見的現象，特別是在第一孕期，當黃體素無法達到需求量。那些經常在第一孕期流產的婦女應該考慮或許AFS是其中一個可能的原因。幸運的是，當AFS問題解決後，克服不孕就不是什麼罕見的事情了。

腎上腺皮質會同時分泌男性和女性激素，但數量很少，它們的作用往往被睪丸和卵巢分泌的相同激素所掩蓋，在腎上腺衰竭，雄性激素功能失調可能導致男性化，這意味著女性有雌激素主導或其他激素失衡的狀況可能會產生第二性徵，例如臉部或身體毛髮過多（多毛症）和掉髮等。其他還可能有多囊性卵巢症候群（PCOS）、皮脂溢（不明原因的皮膚發炎）和痤瘡等病症。

> 大多數在更年期或停經期後的婦女如果經常掉髮，表示已有某種程度的腎上腺功能障礙的狀況。

男性方面，性趣缺缺是腎上腺衰竭一個重要的徵兆，因為身體為了求存，生殖激素已成次要，不管是男性或女性，性衝動都會因此降低。

稍後我們會提及更多關於激素系統失衡的問題。在這個階段，許多激素系統會脫離正常功能，包括關鍵的HPA軸，但出現的都只是亞臨床和相對溫和的症狀，且大多數時候，正統的醫學檢查結果仍是呈現陰性，也就是結果在正常的範圍內。

自體免疫系統的功能障礙

當腎上腺負荷過人，免疫系統無法正常運作時，結果就是我們經常看到誇張的自體免疫或所謂的免疫介導反應，例如：

- 類風濕性關節炎（RA）
- 橋本氏甲狀腺炎
- 過敏性鼻炎（與感冒無關的鼻腔發炎）
- 皮膚敏感症狀，包括乾癬（一種有鱗狀紅疹斑塊的慢性疾病）
- 免疫功能低下
- 經常性感染

DrLam.com

- 腸道菌群失衡
- 念珠菌症（真菌感染）
- 復發性皰疹感染

　　雖然它們的發病期可能在3A階段，不過症狀通常以輕微的亞臨床表現，等到AFS發展到3A或3D階段後，這些醫學疾病才會完全顯露出來。

　　過敏（Allergies）：過敏反應通常腎上腺占很大的一部分，大多數過敏都涉及組織胺和其他促發炎物質的釋放，為了對抗這種情況，身體會釋放皮質醇，一種強效抗發炎激素。體內循環的皮質醇值直接與體內的發炎指數有關，產生的結果就是過敏症狀。腎上腺越衰弱，過敏的影響也就越強，因為體內會釋放更多的組織胺，因此也就需要更多皮質醇來抑制發炎反應，而腎上腺就得需要加倍努力分泌更多的皮質醇。

　　當腎上腺衰竭時，皮質醇的分泌量下降，沒有對手的組織胺加劇組織發炎。這種惡性循環導致腎上腺衰竭日趨惡化，並造成更嚴重的過敏反應。對食物和環境過敏的人通常有腎上腺功能衰弱的現象（我們在第二十五章會做更詳盡的探討），在此我想表達的是，許多症狀在3A階段開始浮出水面。

　　自體免疫性疾病（Autoimmune Disease）：自體免疫性疾病，如橋本氏症或類風濕性關節炎，都是免疫系統白血球細胞過度活躍的一系列疾病。一種名為細胞因子（又名細胞激素）的化學信使是組成免疫系統主要的一部分，作為傳遞訊息的化學物質，細胞因子會通知和激發其他免疫細胞啟動、成長或死亡。在纖維肌痛和慢性疲勞的情況下，促炎細胞因子激增，會導致嚴重的發炎和類流感症狀。慢性發炎是免疫系統運作不當的一種反映。

　　當自體免疫疾病發生，白血球過度反應而分泌毒素使病症惡化時，皮質醇的抗炎作用可以抑制各種生理機制，以預防它們在體內造成嚴重的破壞。皮質醇以這種方式保護身體免受自體免疫過程和失控發炎反應的威脅，我們看到在腎上腺疲勞症候群後期患者的皮質醇分泌量不足，結果導致白血球細胞受損和過度反應，進而造成身體無限制的傷害。

感染（Infections）：所有類型的慢性感染通常是腎上腺疲勞症候群的根本原因，而且容易促使個體發展成呼吸道的問題。其中萊姆病和幽門螺旋桿菌感染的症狀可能類似於AFS，而反覆呼吸道感染和久病不癒也會增加腎上腺疲勞症候群恢復的困難度。即使只是單一的感染也可能觸發AFS，而慢性感染和急性感染如肺炎，都是AFS的觸發原。對於牙科處理程序更要謹慎，因為不完整或不良的處理可能是體內毒素的一個來源。

經常被忽視的慢性感染，包括潛伏在體內但沒有症狀的病毒、寄生蟲和真菌，無聲無息地對身體進行破壞，久而久之，長期導致的應激使腎上腺超負荷，進而削弱身體的免疫系統。這個級聯過程使免疫力降低，讓它更難以對抗感染。隨之而來的結果就是腎上腺衰竭，通常與頻繁和反覆感染，以及癒合時間緩慢有關。如果我們看到疾病或流感的復元時間超過一般正常值，且體力下降以及明顯的早晨疲累感，這時我們必須考慮腎上腺功能障礙的可能性。

不幸的是，提供立即舒緩這種治療症狀的誘惑極大，這往往導致過度使用抗生素和藥物，而不是讓身體自行康復。

隨著腎上腺疲勞症候群的進展，受到影響的身體系統越來越多，混淆不清是正常的，患者最終會因各種症狀被誤診為某種疾病而接受治療。

如何知道你在3A階段

如你所見，大多數3A階段的症狀都很輕微，無論是偶爾腦霧，輕微的食物過敏、間歇性低血糖症、對鹽的渴望或起身時頭暈等，這些症狀很容易被忽略，直到過了這個階段，回想起來才發現過去明顯的徵兆。這就是為什麼這個階段對我們整體健康具有非常大的破壞力，我們的中央控制中心已被敵軍入侵，警報已經響起，只需要有人豎起耳朵仔細聆聽。

3A階段通常在不知不覺中持續多年，因廣泛的醫療檢查結果總是正常，留意自己身體狀況的人知道不太對勁，但易陷入認知錯亂的糾結中，因為他們被告知一切都很好，多數在這種情況下的人常感到非常困惑。

如果3A階段沒有逆轉，AFS持續惡化是必然的發展。激素軸是維持我們體內指揮中心內部健康的主要管道，當我們進入3B階段，這些激素軸會開始失去其完整性——穩定和可預測性，在下一章會做進一步的探討。

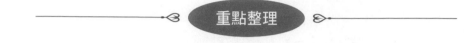

重點整理

- 隨著AFS的發展，器官系統功能障礙的早期臨床徵兆日漸明顯，這通常是患者第一次求診的時間點。

- 3A階段的症狀與HPA軸功能失調有密切的關聯。

- 代謝系統功能障礙和失衡會導致輕度低血糖症發作，低血壓和對鹽的渴求反映出體內醛固酮缺乏，這兩者都是HPA軸功能失調的徵兆。排毒途徑出現功能障礙，主要集中在肝臟，這會導致廓清率下降，造成許多症狀，從腦霧到低血糖症不等。

- 肌肉骨骼系統功能障礙會導致不明原因的關節和肌肉疼痛，因為身體進入一種分解代謝狀態。

- 神經系統功能障礙會導致失眠、顫抖、焦慮和憂鬱惡化。

- 激素系統功能障礙和失衡會導致亞臨床甲狀腺功能減退症、經前症候群、多囊性卵巢症候群和子宮內膜異位症。

- 免疫系統功能障礙會導致復發性感染和酵母菌過度生長，有時會產生誇張的自體免疫反應。

- 當身體逐漸失去其正常的功能時，症狀往往很輕微，因此人們通常會忽略它們。

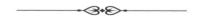

3B 階段——激素軸失衡
(Hormonal Axes Imbalances)

在之前的章節，我們提及許多 3A 階段的症狀，如低血糖症和低血壓，這些與 HPA 激素軸功能失調有密切關係。這個上游激素軸特別重要，因為它是連結大腦和腎上腺的橋樑，這個激素軸功能障礙是一種警訊，告知如果任由 AFS 發展，最壞的結果即將出現。隨著 AFS 惡化進入 3B 階段，下游的激素軸開始功能失調，這些激素軸的失衡是 3B 階段腎上腺疲勞症候群的指標。

> 對女性而言，這個激素軸涉及卵巢——腎上腺——甲狀腺（OAT）軸：對男性而言則是腎上腺——甲狀腺（AT）軸。

　　雖然我們普遍將重心放在 OAT 軸，但不管男性和女性都會發現這一章是協助你更全面理解腎上腺衰竭的基礎。

OAT 軸（卵巢——腎上腺——甲狀腺軸）

　　第二章壓力、激素基礎以及「被遺忘」的腎上腺，我們討論了 HPA（下視丘——腦下垂體——腎上腺）軸和 HPG（下視丘——腦下垂體——性腺）軸，這兩者分別是調節應激和經期的重要激素軸。在腎上腺衰竭，另一個激素軸也開始功能失調。這個激素軸聯結卵巢、腎上腺和甲狀腺，成為卵巢——腎上腺——甲狀腺軸，下圖顯示 HPG、HPA 和 OAT 軸相互的關係：

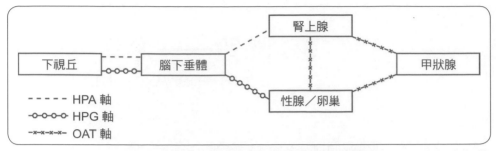

下視丘

腦下垂體

腎上腺

甲狀腺

性腺／卵巢

- - - - - HPA 軸
-o-o-o-o- HPG 軸
-x-x-x-x- OAT 軸

圖7　HPG、HPA 和 OAT 激素軸相互的關係

　　只要這三個器官其中之一發生問題，都會對其他器官造成生理、臨床或亞臨床的影響，使得這三種器官在激素方面相互依存。例如，如果腎上腺衰弱，我們往往會看到併發甲狀腺官能障礙和月經週期不規則的情形；甲狀腺功能減退症通常會使腎上腺衰弱惡化。同樣，卵巢激素失衡，例如雌激素主導往往會加劇現有的亞臨床或臨床甲狀腺功能減退症。

　　我們可以將 OAT 軸比喻為一個三腳凳，除非三隻凳腳呈完美的平衡狀態，不然坐在上面有其危險性。對女性而言，若要達到最佳的身體健康，OAT 軸的三個器官必須運作和諧，如果失衡則會導致各種狀況，輕微時或許只會讓人感到心煩困擾，但嚴重，可能會讓人失去自主行動的能力。

　　OAT 軸失衡的症狀往往會併發雌激素主導（卵巢）、疲勞（腎上腺）和甲狀腺功能減退（甲狀腺）。由於這些症狀交疊三個器官系統、群組或類別的症狀，所以很容易產生誤導。它的一系列症狀包括失眠、疲勞、肌痛、體重增加、關節疼痛、運動不耐受、腦霧、葡萄糖不耐受、糖尿病、皮膚乾燥、感覺冷、代謝緩慢、減重困難、經前症候群、子宮內膜異位症、月經週期不規則、乳房纖維囊腫、焦慮、憂鬱與腰部脂肪堆積等。從激素方面來看，許多人體內的皮質醇、黃體素和甲狀腺素值偏低，由於它們同時發病，所以在臨床上令人費解。

　　如你所見，這些症狀與各種疾病有關，但許多人卻單獨治療甲狀腺問題，或有些人是治療卵巢和甲狀腺問題，真正會留意到整個卵巢、腎上腺和甲狀腺功能障礙的醫療人員卻是寥寥無幾。

> 注意：卵巢已摘除的女性仍然也可能有 OAT 軸失衡的問題，因為這與雌激素失衡有關，而卵巢不是唯一分泌雌激素的地方。腎上腺和脂肪細胞也會生產雌激素，因此，那些長期受壓和超重的人尤其容易有這種風險。

目前 OAT 軸失衡的研究不多，不過我們知道它涉及多種激素軸失衡的臨床症狀。可惜沒有明確的測試可以區分或辨別這種失衡狀態的精確點，這個部分，我們對 OAT 軸的理解主要是來自臨床經驗和案例研究。

我們將 OAT 軸失衡視為一種臨床狀態，而不是一種疾病狀態。臨床狀態是將卵巢、腎上腺及甲狀腺系統常見的失衡症狀視為一體，為了更加理解 OAT 軸，首先我們要先個別探討卵巢、腎上腺和甲狀腺的主要激素作用，並解釋它們之間相互影響的方式。

卵巢激素：雌激素（Estrogen）和黃體素（Progesterone）

你或許已知道卵巢負責調節兩種性激素：雌激素和與其抗衡的黃體素，它們具有以下的特點：

- 雌激素經由卵巢、卵泡、腎上腺和脂肪細胞產生。
- 黃體素幾乎完全來自黃體，黃體是一種卵泡在排卵後，留下的少量脂肪細胞。

黃體素是雌激素的拮抗劑，意味著它可以平衡與抗衡雌激素的作用。例如，雌激素會刺激乳房纖維囊腫形成和成長，而黃體素則可以產生抑制的作用；雌激素會導致體內鹽和水分滯留，但黃體素是一種天然的利尿劑；雌激素與乳腺癌和子宮內膜癌有關，一般而言，黃體素具有抑制癌症的保護作用。女性需要這兩種激素，身體才能達到最佳的運作效能，例如，體內若是少了雌激素的「刺激」，黃體素也就無法有效地執行其任務。

下圖說明每種激素的平衡功能：

表1　雌激素和黃體素作用的比較

雌激素作用	黃體素作用
促進子宮內膜增生	維持子宮內膜
刺激乳房	預防乳房纖維囊腫
增加乳腺癌風險	預防乳腺癌
增加體脂肪	有助於脂肪轉換成能量
增加子宮內膜癌風險	預防子宮內膜癌
降低血管張力	恢復血管張力
增加血栓風險	促使血栓現象恢復正常

從上表可看出，雌激素和黃體素相互制衡，以維持體內激素的和諧。雌激素相對占優勢和黃體素相對不足的情況，往往導致雌激素主導的狀態，而這也是OAT軸失衡卵巢部分主要的禍首。

雌激素主導（Estrogen Dominance）（黃體素不足）

性激素，例如雌激素和黃體素會隨著年齡增長而逐漸下降，但我們在更年期和絕經期那幾年會看到急劇下降的變化。例如年齡在三十五至五十歲的婦女，體內黃體素的分泌量大約下降75%，同時間，雌激素的分泌量大約下降35%。到了更年期，女性體內的黃體素分泌量極低，但雌激素的分泌量仍是更年期前期的一半，因此，我們會看到一種雌激素主導的狀態，換句話說，也就是身體沉浸在雌激素的汪洋之中，因為體內的黃體素不足，無法與雌激素抗衡，這是一種嚴重的病理效應。此外，應激和環境因素也會加劇雌激素分泌，因此，雌激素主導的狀態已對數百萬名三十五歲以上的婦女健康造成不利的影響，特別是體重過重和身處壓力之下的人，他們受到影響的時間點可能更早，或許從年輕成人期就已開始。男性也會受到過多環境雌激素的影響，雖然影響的強度不大。

這種現象如下圖所示：

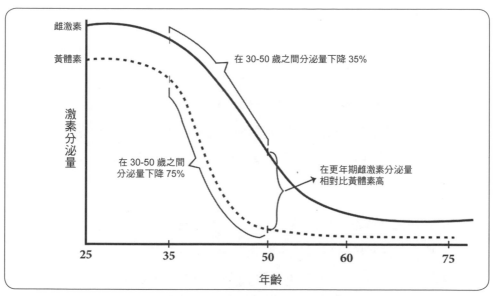

圖8　隨著年齡增長雌激素與黃體素的分泌量

造成雌激素主導的其他因素包括環境雌激素過多、肥胖、壓力、不良的飲食習慣、缺乏運動，以及天然或人工合成的雌激素替代療法（HRT）。而活化不足的甲狀腺可能助長雌激素主導的症狀惡化，AFS則是一個經常被忽略的原因。回想一下，孕烯醇酮是黃體素的前體，隨著AFS發展，黃體素的分泌量可能減少，進而促使雌激素主導的狀態加劇。

雌激素主導的症狀

為雌激素主導所苦的婦女經常有以下的症狀：

- 乳房和無名指腫脹

- 急躁和易怒

- 月經週期前痙攣

- 經期不規則

- 體內液體滯留

- 思緒混沌

- 憂鬱

- 疲勞

　　這些看似無關的各種疾病和症候群，其實背後都來自一個共同點，只是以不同的形式影響不同的器官和身體系統。如果以終生雌激素持續過多的情況來看，我們或許會在不同的時間點看到不同的表徵（manifestations），順序分別是：

- **經前症候群（PMS）**。產生許多生理和心理症狀，如腹痛、水腫、頭痛、渴望食物、易怒等。

- **子宮內膜異位症**。一種子宮內膜細胞向子宮外圍移動，並且附著在其他骨盆腔器官的病症。除了疼痛的狀況外，子宮內膜異位症是不孕的主要原因。

- **多囊性卵巢症候群（PCOS）**。激素失衡導致月經不規則或閉經，且伴隨其他症狀，如體重增加、糖尿病、代謝症候群和不孕。

- **乳房纖維囊腫**。乳房形成充滿液體的囊腫。

- **子宮肌瘤**。良性腫瘤，生長在子宮壁上，如果變大可能促使經血量變大和生理痛。

- **乳腺癌**。生長在乳腺組織內的惡性腫瘤。

雌激素主導和腎上腺疲勞症候群

　　大多數AFS在 3B 階段（或更後期）的婦女都受到不同程度雌激素主

導的影響，而一般的治療通常著重在雌激素的再次平衡，腎上腺衰弱的根本原因很容易被忽略。由於雌激素不足和雌激素主導的症狀很類似，如熱潮紅和經前症候群，因此有人會使用雌激素替代藥物，這反而增加體內現有的雌激素含量，一開始雖然有極少數的幸運者可能會有正面的臨床反應，但隨著腎上腺疲勞症候群的惡化，這種激素替代療法往往會失敗。

關鍵在臨床上盡可能先著重在腎上腺，因為雌激素主導的症狀會隨著腎上腺康復而消失。如果這種作法無效，有時因為卵巢症狀太嚴重，需要立即採取措施，因此修復卵巢和腎上腺之間的平衡是必要的。長遠來看，少了腎上腺的支援，只著手重建卵巢激素的平衡只會增加失敗的風險。

記住，雌激素主導只是黃體素相對不足的另一種說法。黃體素偏低也會發生在無卵性月經週期，在腎上腺疲勞症候群的情況下，體內的緊急修復系統被啟動，而身體的優先順序在於穩定身體的基本功能，如血壓和血糖，所以在不足或應激的情況下，生殖功能被視為非優先順序，因此排卵功能可能暫時關閉。 生活在高壓環境下的婦女往往有月經週期不規則或閉經的情形，在沒有排卵的情況，身體不會因月經週期而分泌額外的黃體素。再次強調，黃體素偏低意味著雌激素相對偏高，因此造成體內激素不協調的現象。

雌激素主導也可能因為其他來源過度刺激雌激素而引發，隨著腎上腺衰弱的進展，大多數人的體重會增加，是為保存能量新陳代謝減慢，以及大腦內的皮質醇效應增加食物的攝取量（第五章第1階段和第2階段）。當發生這種情況時，過多的脂肪細胞積聚，導致雌激素分泌量增加，進而使現有的雌激素主導情況惡化。但到了3D階段情況就非如此，這個階段大多數人的體重會減輕。

幾乎所有的人都暴露在外源性雌激素的類雌激素化合物環境中，這是一個相對較新的現象，主要發生在第二次世界大戰後，塑膠和化學革命開始，且環境效應很快就出現。這些外來的雌激素存在於含有類雌激素化學物質的產品中。 例如許多塑膠製品，包括微波食物使用的塑膠盤或使用塑膠包裝和容器時，進入食物鏈的化學物質。這些外源性雌激素也可能存在於廉價的軟塑膠水瓶。某些特定的食物也含有類雌激素，例如十字花科蔬菜和未發酵的黃豆製品，如豆腐。體內長期累積外源性雌激素可能使雌激素主導惡化，反過來加劇腎上腺疲勞症候群的症狀。

顯然在一般情況下，我們應該不惜一切代價避免雌激素過多的情況，這點對腎上腺疲勞症候群患者而言更是重要。

雌激素主導和OAT軸

除上述病症外，雌激素主導本身的跡象並不明顯，而是以影響其他激素軸為主的方式顯現出來，以下則是幾種受雌激素主導影響的情況：

- **雌激素主導可能促使甲狀腺素結合血液中的蛋白質。**這樣一來，甲狀腺激素被困在蛋白質中，於是可供給細胞的甲狀腺激素則會減少。意味著血液總甲狀腺素測試值或許顯示正常，但組織內游離的甲狀腺激素值可能不足，結果導致亞臨床或臨床甲狀腺功能減退症。
- **當雌激素值很高時，腎上腺皮質未能對大腦的訊號作出正確的反應。**換句話說，大腦可能會發出信號產生更多的皮質醇，但腎上腺皮質卻反應遲鈍。結果造成皮質醇相對分泌不足，另外，雌激素還會干擾腎上腺皮質釋放皮質醇，進而削弱腎上腺功能。雌激素太高會導致皮質醇結合球蛋白（蛋白質）的數量相對增加，反過來干擾激素功能，並且在血液循環中與皮質醇結合，讓皮質醇失去活性。

雌激素主導的婦女其血液中的總皮質醇值可能在適當的範圍內，因此檢測血液中的皮質醇值結果可能呈現正常。但她的游離皮質醇值可能很低，因為只有游離的皮質醇才能啟動細胞內部的受體，而皮質醇的效益對於細胞表面沒有太大的作用。

派特（55 歲）的分享：

回顧過去，我經歷許多腎上腺疲勞症候群的症狀。在年輕的時候，我有嚴重的經痛，在我三十多歲時，經前症候群症狀變得更難以應付。

我是一名護士，就算經過醫療培訓，我仍然不明白導致這些症狀的主因，最終我使用經前症候群的非處方藥物，包括維生素補充品，但腹脹、對甜食的渴望和乳房壓痛的情況持續惡化。

之後，在我將近四十歲時，我被診斷出大塊子宮肌瘤和增厚的子宮內膜，當醫生建議切除子宮時，我同意接受手術，因為那種經期大量出血和月經不順已成為另一種問題。今日，回顧過去，我很後悔沒有更多的資訊，因為如果我當時知道更多，我不會接受手術，雖然現在我還保有我的卵巢。

手術之後，我經歷了多年的熱潮紅，我的體重增加腹部變大，頭髮越來越稀疏，同時還有心悸的問題。

從此我性趣缺缺，陰道乾澀，性冷感這一切讓我的生活品質變差。

在我五十多歲初期，經歷了更年期，這意味著我的雌激素和黃體素已降至絕經期的水平，經過多次唾液測試測量數值，我斷斷續續使用雌激素藥膏長達好一段時間，但我的感受並沒有太大的差別，大部分時間都相當難受。

這些年來，我開始覺得越來越累，諷刺的是我也沒有睡好，這也難怪我感到沮喪。有一段時間我懷疑我是否能夠繼續工作。後來一位朋友告訴我關於腎上腺疲勞症候群，於是我自己做了一些研究。令人困擾的是，在正統的醫學這種訊息少之又少，我相信我看過的醫生都用心良苦，但他們提供的治療方法只限於他們所知的範圍。只是這種範圍實在太狹隘了，我相信他們將我的症狀視為「女人病」來治療，但我現在瞭解這些症狀是與雌激素主導和OAT軸失衡有關。我在護理學校時從沒有學過這些資訊，當我與林醫師合作時，我開始將這一切融會貫通，並且開始個人的飲食恢復計畫。今日，我可以追溯我的症狀和AFS始於二十多歲，不過，我也發現日後人生下一個階段的健康生活方式。

這是一條雙向道

正如雌激素主導會促進腎上腺疲勞症候群，反之亦然。皮質醇是經由腎上腺皮質中的黃體素產生，當腎上腺衰弱時，我們看到其傾向於生產皮質醇，於是黃體素值下降，相對雌激素主導的情況會產生，進而造成一種逆向回饋迴路，久而久之就形成一種惡性循環。過多的雌激素會對甲狀腺和腎上腺功能造成不利的影響，反過來，甲狀腺功能障礙和腎上腺疲勞症候群會助長雌激素主導症狀惡化。

黃體素不足和懷孕

除非有足夠的黃體素提供受精卵在整個妊娠期有良好環境，不然難以懷孕，特別是在3B階段有雌激素主導症狀的婦女風險更高。即使真的受孕，懷孕早期也會發生經常性流產，因為這個階段正是需要黃體素的時機。

OAT軸嚴重失衡的婦女體內的黃體素往往無法達到基本所需的水平，結果在妊娠第一階段晚期發生經常性流產。那些經常性流產的婦女應該留意是否有AFS和黃體素不足的現象。索性這種情況可以扭轉，只要腎上腺皮質功能恢復正常，許多人都能再次正常懷孕。但對那些處於壓力大經常流產的婦女，臨床醫學往往忽略AFS是導致流產的可能原因。

腎上腺和OAT軸失衡

當壓力已大到超出身體正常代償反應時，腎上腺通常是第一個崩潰的內分泌功能。可惜這種情況很少以病理狀態看待，許多人會使用社會上可接受的行為來彌補這種疲累感，不然就會提不起勁。例如，增加咖啡攝取量往往會粉飾潛在的問題，因為腎上腺進入超速傳動而掩蓋了腎上腺疲勞症候群的早期徵兆和症狀──而且這種情況還會持續好幾年。

接下來受到影響的內分泌腺體為分泌胰島素的胰腺，隨後血糖值失衡，於是個體透過喝汽水、提神飲料、吃糕點和其他甜食暫時緩解這個功能障礙。

接踵而來的是甲狀腺功能，提不起勁、大部分時間感覺寒冷以及體重增加是患者求醫的主要症狀，這時通常是他們第一次被診斷患有甲狀腺功能減退症，於是醫生往往會開甲狀腺激素替代藥物給他們，然而，隨著時間推移，許多患者在服藥後仍然出現症狀。除了甲狀腺功能減退，我們還看到雌激素主導的症狀，這些症狀包括經前症候群、子宮內膜異位症、乳房纖維囊腫和經期不規則等。激素替代療法或許一時有效，但除非一開始就留意到腎上腺功能的問題，不然患者對替代療法的反應大多會日漸減弱，最終完全無效。

最後，隨著身體逐漸發展至 3D 階段，副甲狀腺（parathyroid glands）、松果體、自主神經系統（ANS）和下視丘也受到影響，但此時 OAT 軸已經嚴重失衡。

在 3B 階段，腎上腺功能失調如低血糖症和低血壓等許多 3A 階段的症狀逐步惡化，其中許多是因 HPA 軸和皮質醇功能失調引起。由於腎上腺皮質功能受損，進而促進雌激素主導和甲狀腺功能惡化的情形。

甲狀腺功能減退症概論（Hypothyroidism）

甲狀腺位於前頸下方喉嚨（聲帶）處，是人體代謝的調節器，有助於細胞將氧氣和熱量轉化為能量，負責調節心率、血壓、體溫、代謝和成長。

甲狀腺基礎知識

　　為了簡單解釋甲狀腺功能，只要記住腦下垂體控制促甲狀腺激素（TSH）釋放即可。TSH指示甲狀腺分泌一種名為T4的激素（thyroxine）（四碘甲狀腺素），之後 T4 轉換為 T3（triodothyronine）（三碘甲狀腺素）或反向T3（Reverse RT3）。隨後T3促使細胞產生ATP（三磷酸腺苷，一種提供細胞大量能量的化合物）形式的能量。

　　T3負責大部分甲狀腺激素的生物活性，相較於T4，它對甲狀腺受體具有較高的吸引力，且更強效。RT3的作用為T3的牽制系統，不只是RT3處於非活性狀態，它還可以結合T3的受體，阻斷T3的作用，而T4則可以視為是T3和RT3的前身。

> 運作正常的甲狀腺需要T4、T3和RT3在一個完美的平衡狀態，正常T4轉換T3的比例為 3.3:1。

甲狀腺功能減退症的原因和症狀

　　促進甲狀腺問題的發展有各種因素，其中包括：

- 接觸外在環境的輻射線
- 使用放射性碘治療甲狀腺功能亢進
- 特殊X光染料
- 具有抗甲狀腺作用的藥物，例如鋰
- **攝取過多含致甲狀腺腫素的生食**，例如綠花椰菜、白蘿蔔、小紅蘿蔔、白花椰菜、未發酵的大豆如豆腐和豆漿，以及球芽甘藍。
- 汞的毒性（牙科用的汞合金含有50%的汞）
- 自體免疫性疾病
- 感染
- 腦腫瘤

低甲狀腺功能會產生全身性反應，症狀包括：

- 疲勞和白天精神不濟需要小睡片刻，由於細胞能量轉換受阻，以及難以將 T4 轉換成 T3。
- 皮膚變得乾燥、鱗狀、粗糙和冰涼，例如在寒冷的天氣，由於代謝需求持續增加，但體內甲狀腺素儲存量有限。
- 不明原因大量掉髮，由於細胞更新和組織／頭髮生長速度減緩。
- 當其他人覺得室溫很溫暖時卻相對覺得很冷，由於營養素和氧氣轉換成熱量的功能減緩。
- 記憶受損和／或憂鬱，由於大腦的甲狀腺素不足。
- 便祕，由於對鎂補充劑產生抗性。
- 不明原因體重增加，由於代謝減緩促使脂肪細胞變大，進而抑制 T4 分泌，因此造成耗損和進一步惡化。
- 高膽固醇值，對降低膽固醇藥物產生抗性。
- 性趣缺缺、經前症候群和不孕，由於睪固酮、雌激素和黃體素的運作機制受到干擾。
- 腹部絞痛和大腸激躁症候群（IBS），由於甲狀腺空竭（depletion）造成腸壁肌肉活動減少。

如你所見，甲狀腺功能障礙與許多常見的健康問題有關，但這種關聯性——許多症狀的根本原因——經常被忽略，而這種現象屢見不鮮。

甲狀腺的實驗室測試

- 甲狀腺功能最重要的測試為 TSH、游離 T4（Free T4）和游離 T3（Free T3）。游離 T4 和游離 T3 可以分別測量 T4 和 T3 的生物活性（游離）形式。和總 T4 和總 T3 相比，游離 T4 和游離 T3 可以測量出未與血液蛋白結合，具有最佳生物活性 T4 和 T3 的數量。一般實驗室游離 T4 數值在 0.8-1.8 ng/L，游離 T3 數值在 2.3-4.2 pg/ml，RT3 數值在 90-350 pg/ml 。

- TSH 測試反應血液中的 TSH 值，從以前到現在，一般成年人的標準參考範圍介於 0.5 至 5.0 μIU/mL（相當於 mIU/L）之間。如果數字高代表甲狀腺運作相對困難，是低甲狀腺功能的徵兆。相反，數字低代表甲狀腺很賣力或甲狀腺功能亢進。近年來，典型的參考數值已改為 0.3 至 3.0 μIU/mL，這反映有越來多的內分泌學家一致認為許多人都有輕度的甲狀腺功能減退障礙。根據流行病學的資料，由於 TSH 的上限過於寬鬆，因此無法辨識。目前治療患者的 TSH 目標範圍值至少要達到介於 0.3 至 3.0 μIU/mL 之間，不過也要視血液中甲狀腺激素（T3 和 T4）值而定。

原發性與繼發性甲狀腺功能減退症

甲狀腺功能減退症或甲狀腺功能低下，可能是原發性，表示在發展之初本身已存在問題；繼發性表示主要是由於身體其他部位情況改變而逐漸形成問題。

原發性甲狀腺功能減退症是指甲狀腺本身的問題，因此無法分泌 T3 和 T4。在美國，最常見的原因是免疫系統破壞甲狀腺，這種病症稱為橋本氏甲狀腺炎，治療方法通常包括甲狀腺替代療法。原發性甲狀腺功能減退也可能因為手術切除甲狀腺引起，隨後接受甲狀腺不足的替代療法治療。在原發性甲狀腺功能減退症中，TSH 值通常很高。然而，如果甲狀腺功能減退症狀，包括體溫、疲倦、皮膚乾燥和體重高居不下等，在接受替代療法後症狀和實驗室測試結果都沒有改善，這時我們必須從其他方面找出低甲狀腺功能的原因。

繼發性甲狀腺功能減退症通常被認為與腦下垂體、下視丘和／或藥物，如多巴胺和鋰等問題有關。近幾十年來，我們也將非甲狀腺疾病症候群

（NTIS）納入其中。在這種情況下，患者有甲狀腺功能減退症的具體徵兆，但甲狀腺本身沒有結構上的問題，TSH值也很正常。例如，那些患有神經性厭食症（進食障礙）的人，其甲狀腺功能障礙具有代謝原因，這點並不符合內分泌學家定義的典型甲狀腺功能減退症的標準。而且治療方法通常是針對潛在的原因，除了手術外，也會根據需要採用類固醇激素替代療法。

腎上腺疲勞症候群也是一種常見的原因，但經常被忽略，情況也難以辨識，與繼發性臨床和亞臨床甲狀腺功能減退症有密切的關係，或許也是致因之一。在AFS後期的甲狀腺測試結果通常顯示為正常，或者游離T4和游離T3值偏低；TSH值可能正常或偏高，但體溫一直普遍偏低。幸運的是，如果確實是AFS造成繼發性甲狀腺功能減退症，那麼這種情況可以逆轉。我們看到許多正在使用甲狀腺藥物的腎上腺疲勞症候群患者，當他們的腎上腺健康獲得改善時，他們的甲狀腺藥物使用量也可以減少。

橋本氏甲狀腺炎和AFS

橋本氏甲狀腺炎是一種常見的自體免疫性疾病，也就是個體對其甲狀腺產生過敏。這種疾病造成甲狀腺受損和T4過早溢出，能導致甲狀腺功能亢進狀態的症狀，進而使腎上腺受壓，從而助長AFS。由於代償反應，腦下垂體會減少TSH的分泌量以減緩甲狀腺素的分泌。當受損情況嚴重，甲狀腺分泌最終停擺時，個體就會進入甲狀腺功能減退的狀態。此時，腎上腺和甲狀腺功能雙雙受損，血液測試結果會出現抗甲狀腺球蛋白抗體（ATA）、自體免疫抗體和甲狀腺過氧化物酶抗體（TPO）。早期階段，我們會看到低TSH值、高游離T3和游離T4值；後期階段，我們會看到正常或高TSH值、低游離T3值和低游離T4值。

葛瑞夫茲氏症（Grave's disease）是一種自體免疫性疾病，其中體內會分泌一種仿TSH作用的抗體，結果會使得甲狀腺進入超速傳動分泌T4。由於T4值上升，腦下垂體會試圖減少TSH分泌量以降低T4值。這時我們會發現促甲狀腺免疫球蛋白（TSI）值會升高、游離T3和游離T4值偏高，更不用說在這種強力衝擊下腎上腺所承受的極大壓力。

如你所見，橋本氏甲狀腺炎或葛瑞夫茲氏症只會使腎上腺疲勞症候群更加惡化。

甲狀腺如何影響其他激素

甲狀腺激素分泌失衡或許是所有內分泌障礙中最令人困惑，以及難以掌握的部分。除了其錯綜複雜的臨床表現外，治療方法錯誤也很常見，如果其中涉及難纏的OAT軸卻又不得其解。

由於甲狀腺調節代謝，它也會影響生殖腺體。如甲狀腺會影響月經週期和生育力，因為它會影響性激素結合球蛋白（SHBG）、催乳素（一種腦下垂體激素）以及性腺激素（GnRH，下視丘分泌的促性腺激素釋放激素）的分泌，所有這些激素都會影響月經週期和生育力。甲狀腺激素也會刺激卵巢分泌黃體素，例如，在生育年齡的婦女，若患有多囊性卵巢症候群（PCOS）和不孕問題，體內黃體素通常是長期偏低。未經治療的甲狀腺問題可能是黃體素分泌不足的潛在原因，進而造成婦女不孕的因素之一。當甲狀腺功能減退症改善後，往往婦女就可以解決不孕的問題。

同樣，甲狀腺異常會影響經前症候群和更年期的症狀，顯然甲狀腺功能與雌激素主導是息息相關。碘是支持甲狀腺的關鍵化合物，是雌激素主導其中一種症狀乳房纖維囊腫最佳的天然療法之一。

此外，甲狀腺激素與雌激素和黃體素的某些代謝產物有相似之處，雌激素和黃體素可阻斷或促進甲狀腺激素的受體位點，也就是說，甲狀腺激素T3和T4失衡，加上雌激素和黃體素失衡會產生仿更年期的症狀。例如，婦女可能會留意到睡眠障礙、情緒問題、體液滯留、體溫問題和體力不支等症狀。基於各種書籍或文章或電視看到的健康內容，她們或許會認為自己已接近更年期。TSH測試結果可能顯示正常，但這些婦女很可能處於亞臨床甲狀腺功能減退的狀態，但她們卻毫無察覺。

你是甲狀腺功能減退患者？

男性和女性典型的甲狀腺功能障礙症狀包括疲勞、皮膚乾燥、體重增加、體溫偏低和失眠等。基於這些症狀，醫生或許會提供一些實驗室檢測來評估甲狀腺功能，在此我們建議做TSH值、游離T4值和游離T3值的測試。

結果通常顯示：

- 正常或高TSH值（促甲狀腺激素）
- 正常或低T3和游離T3（三碘甲狀腺素）
- 正常或低T4和游離T4（四碘甲狀腺素）

由於結果範圍很廣，實驗室的測試通常不確定，如果臨床症狀符合代謝低下和精神不濟的情況，這時醫生都會傾向於診斷為甲狀腺功能減退症。一般來說，如果確實是甲狀腺官能障礙，那麼甲狀腺激素替代藥物應該對症狀會有所改善。

當甲狀腺替代療法失策

我們經常看到TSH、T4和T3測試結果在正常範圍，但個體卻有典型甲狀腺功能減退症的症狀，例如體重增加和疲勞。另外，游離的T3值和游離T4值的測試結果可能很低，而TSH值在正常或高的狀態。很多人一開始是因為單一的症狀就開始使用甲狀腺激素替代藥物，這是醫療界常見的治療方法。

這兩種情況，如果沒有考慮到腎上腺可能涉及其中而冒然使用T4和T3甲狀腺替代療法，往往會加劇OAT軸失衡。原因很簡單：甲狀腺替代療法傾向於提高代謝功能，就好像是身體正試圖放慢調節機制喘一口氣，但此時替代療法卻促使身體所有系統進入超速傳動。身體想要放慢，但藥物的作用卻使它加快。

在腎上腺疲勞症候群後期，光服用甲狀腺藥物卻沒有同時留意腎上腺恢復狀況往往只是火上加油，讓原本已經很虛弱的腎上腺系統可能無法再負擔額外的能量輸出。這種混亂的情況使得症狀變得更糟，因為甲狀腺藥物可能會導致暫時性能量提升與其他症狀改善。

過了一段時間後，疲勞感再次出現，因為甲狀腺藥物只會進一步使先前存在的腎上腺衰弱問題惡化，且有助長腎上腺危象（adrenal crisis）。此外，由於甲狀腺藥物不敵與日俱增的疲憊感，與其退後一步思考可能涉及的其他激素問題，尤其是腎上腺激素，人們反而是增加藥物劑量或換成更強效的甲狀腺藥物。強調這種作法可以暫時提高能量和緩解症狀，但無法解決根本的問題。

一旦患者服用甲狀腺藥物，實驗室 T4、T3 和 TSH 值檢測結果或許會顯示有所改善，但個體卻沒有感覺好轉，很多人其實反而覺得更糟。如前所述，許多服用甲狀腺替代藥物的患者持續抱怨症狀沒有改善，患者和臨床醫生很容易被實驗室看起來像是好轉的檢測結果誤導，進而認為治療的方向是正確的。

當症狀沒有改善時，我們經常看到從一種藥物換到另一種藥物，醫生一開始會先從合成 T4 到 T4／T3 混合，最終再換成強效的 T3。這完全是一種錯誤的嘗試法，同時患者的情況也會變得更糟。有時藥物的不良副作用，如心悸和顫抖會隨著劑量增加浮上檯面，使患者持續感到疲憊乏力。我們稱這種狀態為「既亢奮又疲累（wired and tired）」，最糟糕的兩種極端，當「既亢奮又疲累」的情況太頻繁發生時，我們往往會忽略不在意。

當醫生無技可施無法控制症狀時，他們通常會開一些抗憂鬱藥，這種情況長期下來，這些藥物很難發揮作用，反而使 OAT 軸失衡的情況更加嚴重。這些解決方案無法處理真正的根源，也就是腎上腺功能在這種失衡中所扮演的關鍵角色。

當甲狀腺替代療法無效時，要將焦點轉移到腎上腺

臨床醫師必需有所警覺，如果甲狀腺功能減退症的症狀未能解決，或必須不斷增加甲狀腺藥物的劑量時，應該考慮腎上腺疲勞症候群的可能性。當腎上腺處於衰弱狀態時，幾乎所有其他激素調節器官都會受到影響，其中包括卵巢、甲狀腺和胰腺。換句話說，如果患有腎上腺疲勞症候群，體內很少有激素可以正常運作，其中包括甲狀腺素、胰島素（由胰腺分泌）、皮質醇、黃體素、雌激素和睪固酮。當腎上腺衰弱時，正常的負回饋迴路受到損害，血液中的激素載體可能被打斷，使得各種激素調節其特定器官達到恆定性的能力受損。這或許聽起來很抽象，但這種多重激素軸中斷的現象卻會導致明顯令人苦惱不已的症狀。

當患者的病痛越來越多，許多人最終是因為3A階段的症狀，或3B階段甲狀腺衰退和卵巢系統功能障礙接受治療，然而最重要的部分——腎上腺功能障礙——往往被忽略。大多數健康的人都是因為疲勞和嗜睡的情況看診。

而那些長期生病的人情況則會更糟，因為他們的腎上腺功能早已因為先前的病症受損，例如糖尿病和心臟病等。併發低腎上腺和甲狀腺功能是臨床的常規，一般來說，腎上腺問題常被忽略，且焦點大多放在低甲狀腺功能，不管是透過觀察單獨症狀或多重症狀和實驗室異常的測試結果。

> 恢復過程最好的作法是在試圖提高甲狀腺激素的前提下先照顧好腎上腺。

再次重申，增加血液中甲狀腺激素循環只會促使已經很虛弱的腎上腺惡化，進而導致腎上腺崩潰和進一步代償失調。

因此，只治療甲狀腺而沒有考慮OAT軸失衡只會徒勞無功，而且還可能使病情加重。相反的，一開始將焦點放在腎上腺通常會有驚人的結果，當腎上腺恢復後，卵巢和甲狀腺激素也會自行恢復平衡。

如果這裡描述的情況與你或你認識的人很類似，那麼你更要考慮你的甲狀腺問題很可能是來自腎上腺疲勞症候群的因素。好消息是，隨著腎上腺功能正常化，那些誤用甲狀腺替代藥物的人發現他們使用的藥物量越來越少，有些人更是在 AFS 情況改善後不再需要服用甲狀腺藥物，而那些仍在服用甲狀腺藥物的人，隨著腎上腺恢復後，必須謹慎用藥，以免因藥物過量而增加甲狀腺功能亢進的風險。身體若能減少甲狀腺藥物使用量代表腎上腺功能恢復良好，這全要歸功於腎上腺而不是甲狀腺。當腎上腺健康獲得改善後，身體不再需要下修調節和抑制甲狀腺功能，因此甲狀腺功能可以逐漸正常化。

警告：不可在沒有專業人員指導下斷然停止服用甲狀腺激素藥物（和其他天然具有刺激效果的天然化合物，如草藥和腺體提取物）。如果你冒然停藥，可能會出現不舒服，甚至難以忍受的症狀，在罕見情況下還可能發展為腎上腺危象。

有時患者症狀有改善，但實驗室檢測結果卻不然，例如游離 T3 和游離 T4 值持續偏低，但患者留意到他們的體溫已恢復正常體力變好，體重管理也有所進展。這個教訓很簡單——不要只是依賴實驗室的檢測。

如果 OAT 失衡沒有解決，減重計畫往往會失敗。不過，一旦根本的問題解決後，隨之而來的減重則是很自然的事情。

腎上腺疲勞症候群與甲狀腺功能減退症——釐清混淆

對許多人來說，低腎上腺和低甲狀腺功能是常態而不是例外，尤其是 OAT 軸失衡的婦女，她們的體溫可能一直以來都偏低，然而這可是原發性甲狀腺功能減退症與和 AFS 有關的甲狀腺功能減退症的一大區別。以下表格說明腎上腺疲勞症候群和甲狀腺功能減退症之間的關鍵性徵兆、症狀和差異：

表2 AFS與甲狀腺功能減退症的徵兆、症狀和差異的比較

特點	腎上腺疲勞症候群	甲狀腺功能減退症
身體測量方面		
體重	早期：體重增加；末期：無法增加體重	體重持續增加
體溫	大約36.5℃或更低	偏低，介於32.2至37℃
體溫調節	忽上忽下波動大	穩定
心理功能方面		
心理功能	腦霧	思緒緩慢
憂鬱症狀	偶爾	經常
身體外貌		
眉毛	完整	稀疏／三分之一眉尾脫落
毛髮	四肢毛髮稀疏	粗而稀疏
掉髮	偶爾	經常
指甲	薄且脆弱	介於普通到厚
眼眶周圍組織	凹陷（Sunken）	浮腫（Puffy）
皮膚	薄	正常
內在感受方面		
韌性和靈活度	良好	缺乏
體液滯留	無	有
疼痛	頭痛、偏頭痛、發炎腫脹	關節痛、肌肉痛
反應	反應大或甚至反應過度	反應遲鈍
病理狀況		
感染病史	普通	偶爾
慢性疲勞	有	有
姿勢性低血壓	經常	無
血糖	偏向低血糖症	介於正常和高血糖之間
心悸	經常	無
消化道功能	腸躁症或過度活躍	便祕和機能減退
吸收不良	有	無
藥物過敏	經常	正常
人格特性		
人格特性	A型人格	A或B型人格
強迫症	經常	混合
習慣		
睡眠模式	清晨2-4點時醒來	昏昏欲睡
溫度耐受力	無法忍受寒冷和炎熱	無法忍受炎熱
口味偏好	偏好甜食和重鹹	偏好脂肪類

儘管同時患有這兩種病症，解決腎上腺疲勞症候群應為當務之急，因為它是整個治癒過程的關鍵所在。

OAT軸各個腺體主導的症狀

　　在OAT軸失衡中，我們經常看到某一種腺體占優勢，這意味著卵巢、腎上腺和甲狀腺對症狀的影響不一。臨床上占主導地位的腺體往往反映該器官系統最衰弱，因此受損最嚴重。例如，亞臨床甲狀腺功能減退症的症狀可能比那些與腎上腺和卵巢功能障礙有關的症狀更為明顯。

　　那些甲狀腺主導的個體通常有體力不支、皮膚乾燥、難以減重等症狀，疲累是他們的主訴。這些婦女即使有憂鬱的症狀，但她們都累到無心顧及經前症候群或沮喪的心情。腎上腺主導的個體經常出現脆弱激動狀態，例如焦慮和易怒，和甲狀腺主導一樣，這些個體感到疲倦，但和容易被激怒或暴怒起伏不定的情緒相比，疲倦感反倒是其次。最後，卵巢主導個體主要的症狀為腦霧和記憶喪失，以及伴隨經前症候群和其他雌激素主導的症狀。

　　辨別哪一種腺體主導OAT軸是設計一個全方位康復計畫很重要的一環，因為每一種營養、飲食和調整生活方式的需求都不同。

　　在恢復的過程中，占主導地位的腺體可能改變，例如甲狀腺主導可能發展成腎上腺主導，這種情況大多發生在甲狀腺功能改善，或是急性腎上腺崩潰症狀大過於甲狀腺症狀。如果我們知道哪一種腺體主導，這時臨床醫生可以制定優先的恢復計畫，以及在這段恢復期的適當時間點提供必要的補充措施。

　　由於許多腎上腺疲勞症候群或多重激素失衡的患者最終都自行摸索，試圖找出最佳的補救之道，但他們很少留意到OAT軸，並從未想過激素相互影響的作用。這些人往往採取我們所謂的自我引導（self-guided）或亂槍打鳥（scattershot approches）。或許有些AFS的文獻會提供標準的程序，但沒有提及主導類型和後續進展，因此常導致延誤或恢復計畫失敗。

更大的影響

我們討論過在腎上腺衰竭早期造成OAT軸失衡主要症狀的器官系統，不過其他器官系統也涉及其中，特別是隨著這種失衡的進展。例如，處理和吸收營養的消化功能，如果放任OAT軸失衡不加以治療，個體的腸道吸收力會減弱，並且出現其他的消化病症，例如：腸漏症、大腸激躁症候群（症狀包括許多不舒服的消化道症狀，如腹瀉和便祕交替）、對之前不會過敏的食物開始產生過敏、內部生態失衡（腸道菌群失衡，久而久之造成各種相關病症），以及肝功能降低，雖然各種實驗室檢測結果都很正常。

當OAT軸失去平衡時，所有的器官都免不了受到功能障礙影響。

治療法混亂

之前我們提及，OAT軸失衡的婦女往往看遍各種專家，但他們或許對這三種器官攜手合作的模式完全不瞭解，可能只著重在單獨治療甲狀腺、卵巢或兩者，由於腎上腺部分被忽略，因此身體的恢復能力被邊緣化，不僅如此，還會出現意想不到後果。例如，如果婦女開始服用甲狀腺藥物，她的經期可能開始不規律，這種情況可能在接踵而至的壓力與疲勞加劇後產生。

久而久之，患者再一次面對失望和沮喪，然後再換另一位專家，有時候，患者乾脆放棄求醫。如果他們有服用抗憂鬱藥物、甲狀腺替代藥物、卵巢激素，例如合成的雌激素和黃體素（progestin）（或甚至天然的激素成分）或其他藥物，他們的情況可能更糟糕。可惜如果這些患者訴諸自我調養（self-navigate）計畫，往往採取亂槍打鳥方式，從一種營養素或腺體提取物換過另一種，或者漫無目的追求那些允諾他們可以恢復健康的運動或冥想方式。

恢復計畫可能很複雜，重點是要依個人OAT軸或AT軸的失衡程度來解決問題。雌激素主導狀態本身就是一個問題，我們鼓勵你對這種常見的情況做更深入的瞭解。（我們的網站www.DrLam.com有提供關於雌激素主導這個主題的迷你小冊，歡迎上網查詢）。

OAT軸和3C階段的症狀和發展看起來有點抽象，但每天我們在婦女身上看到AFS正朝這個階段的方向穩定發展；在男性身上，我們也從AT軸失衡看到AFS的發展，疲憊、昏睡、性趣缺缺、焦慮、腦霧和體重增加是男性的主要症狀。

顯然，逆轉3B階段是一大關鍵，如果要避免AFS發展成下一章我們即將提及的3C階段。

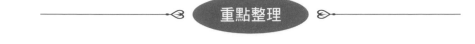

重點整理

- 身體的激素器官透過各種腺軸緊密連結在一起，卵巢 —— 腎上腺 —— 甲狀腺（OAT）軸雖然不如腦下垂體 —— 下視丘 —— 腎上腺（HPA）軸廣為人知，但它卻是極為重要的一環。

- 當OAT軸斷線時，激素會產生失衡，進而導致雌激素主導、低能量和甲狀腺功能減退症的症狀。

- OAT軸的每個腺體相互影響，只要其中一方失衡連帶就會影響其他腺軸，反之亦然。

- 雌激素主導使腎上腺功能惡化，反過來加劇雌激素主導的情況。

- 腎上腺疲勞症候群會降低甲狀腺功能，反過來加速AFS惡化。

- OAT軸失衡的問題經常被忽略，AFS的症狀與甲狀腺功能減退症很類似。許多患者的根本問題是腎上腺，但往往卻以甲狀腺功能減退症的方式治療。

- 刺激甲狀腺功能是降低疲累感常見的治療方式，不過久而久之，這種策略經常失敗，且AFS往往會更加惡化。

DrLam.com

- 在OAT軸中，每個腺體軸受損的程度不一，其中一個通常比其他二個受損更為嚴重，因此產生較明顯的症狀而掩蓋了其他兩者的症狀。在整體的評估和恢復計畫中，首先瞭解哪一個腺體主導非常重要。

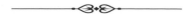

Chapter 9

3C 階段──不平衡
(Disequilibrium)

正如我們看到腎上腺衰竭 3B 階段，患者經歷許多因腎上腺相關激素軸中斷而導致的症狀。然而，儘管症狀廣泛，包括亞臨床甲狀腺功能減退、低能量、雌激素主導、月經週期不規律和性趣缺缺等，其他身體關鍵功能仍相對保持完整。換句話說，就整體而言，身體的功能仍然運作良好，大多數患者還可以從事全職的工作。不過，一旦腎上腺代償失調，進入腎上腺衰竭 C 階段時，身體會越來越衰弱，進而啟動各種儲備系統備戰，以便在身體失去他的恆定性和平衡時發揮作用。

雖然此時許多人開始求助醫療解決這種令人不解的腎上腺疲勞症候群症狀，但當情況來到這個階段時，情勢可能迫使他們尋找不同的方式。

恆定性（體內平衡）（Homeostasis）

恆定性（Homeostasis）源自希臘文，意旨平衡，從克勞德‧伯納德（Claude Bernard）提出的生理學理論發展而來，簡言之，該理論認為為了使封閉的系統與周圍環境保持平衡，系統需要許多微調和內部動能調整以維持現狀。人體細胞由超過 70 兆個細胞組成，若要保持最佳健康狀態，每個細胞必須與其周圍環境保持在平衡或恆定的狀態。若要維持這種恆定性，細胞需要排泄癈物，並且接收等量的新物質。調節系統如負回饋迴路和自主神經都需要細胞保持平衡，因此，我們定義這種恆定性為維持生命生理系統的穩定性。

　　如果少了這種恆定性，身體將無法執行一般的功能，例如站起來、維持穩定的體溫和心率等。根據加諸在調節系統上的應激，細胞的需求會改變，超越我們的意識，調節系統會自動啟動，以保持身體內部的和諧。

　　這些系統在腎上腺衰竭3C階段時岌岌可危，而內部平衡的關鍵調節系統為神經系統和內分泌系統。雖然這兩個系統可能在早期階段已受損，但在這個階段卻會進入一個功能急轉直下的狀況，如下面圖9所示：

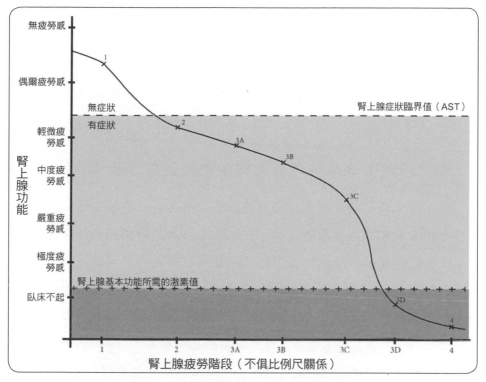

圖9　腎上腺功能衰退與腎上腺疲勞階段

　　簡單地說，這個階段內部的恆定器受損，而為了維持正常功能，身體會啟動代償系統，但這些儲備和代償系統將也缺乏正常系統的微調功能。充其量只能一時救急，這時雖然保全了身體主要的功能，但其次系統的副作用便會浮出檯面，而這些副作用本身正是身體提醒我們它有麻煩的徵兆。

實際上，除了觀察階段3A和3B有相同症狀外，那些3C腎上腺衰竭的患者隨著AFS的發展，對以下的症狀往往有漸漸或突然發作的情況：

- 恐慌發作
- 心悸發作，儘管心臟功能正常
- 頭暈發作，休息時頭暈目眩
- 半夜不明原因醒來後無法再次入睡
- 脆弱激動狀態發作（fragile emotional states），例如沒有理由的大哭
- 身體水腫和鈉失衡
- 姿勢性直立心搏過速症候群類似症狀（POTS，仰臥坐起時心率變快）

自主神經系統功能障礙造成3C階段許多症狀，若要瞭解這種情況發生的原因，我們要先對神經系統功能有一個粗略的瞭解。

班（39歲）分享他的腎上腺疲勞症候群經驗：

這十幾年來疲累感一直困擾著我，過去我一直不管它，並且強迫自己要克服這種感覺，但有超過三、四年的時間，這種疲憊不堪的感覺已經影響了我的日常生活。身為一家大公司的高級主管，一年有60至75天出差，這種旅行耗盡我的體力。為了保持最佳狀態，我需要提早上床睡覺，平日通常在晚上9:00或9:30就寢，即使睡足七個小時，早上醒來我仍然感到頭暈眼花和疲累。

隨著我的疲累感加劇，我不得不放棄周末與朋友們打高爾夫球，為了做好工作，我必須用盡所有的精力。久而久之，我連運動都很困難，於是我的肌肉質量漸漸流失。我有嚴重的腦霧，我的血壓下降變得很低，更令人沮喪的是，如果每隔兩個或三個小時沒有進食一次，其他新的症狀就會陸續出現，從失眠到顫抖不等。

當然，我有求助我的醫生，他也為我做許多檢測，但結果都顯

示正常，所以他介紹我去看內分泌專家，於是又做了更多的檢測。然後我又找了過敏專家，發現我對某些食物過敏，這很可能是疲累的原因。不過，改變飲食習慣並沒有好轉，即使我太太為我準備草藥和維生素情況也一樣毫無起色。後來，我的家庭醫生告訴我，我的疲勞是來自於大腦，或許抗憂鬱藥物會有幫助。抱著懷疑的態度，姑且一試，但對我的疲憊感絲毫沒有任何效果，我仍然覺得很虛弱，而且運動過後呼吸急促，睡眠品質也沒有更好。當醫生說：「我想你得學會與這種疲憊共處了。」那一刻我知道我需要一個新的方向。

神經系統入門

毫無疑問，神經系統是人體其中一個最複雜的器官系統，即使只是初步的瞭解也有助於理解腎上腺衰竭發展的一些症狀，以下是神經系統的基礎：

身體分中樞神經系統（CNS包括大腦和脊髓）、周邊神經系統（PNS）。

周邊神經系統又分為兩個部分：調節骨骼功能的軀體神經系統，有助於我們處理外部世界，以及調節平滑肌和腺體功能的自主神經系統（ANS）。

其中自主神經系統（ANS）又進一步分為五個分支：

- 副交感神經系統 （PNS）
- 交感神經系統 （SNS）
- 腸神經系統（ENS），調節腸道功能
- 交感神經膽鹼能系統（SCS），調節出汗
- 腎上腺髓質激素系統（AHS），也稱為交感神經腎上腺素系統

中樞神經系統如下圖所示：

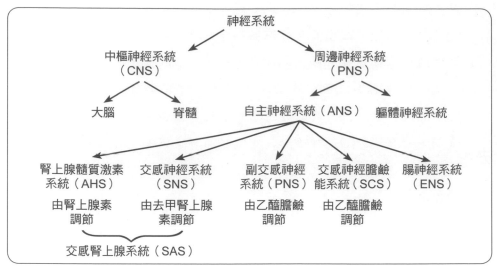

圖10　神經系統

　　副交感神經系統（PNS）調節所謂的營養過程，例如排尿和消化功能。PNS出現功能障礙會導致各種疾病，包括異常胃酸分泌、勃起功能障礙、小便失禁以及腸道蠕動不順等症狀。

　　交感神經系統（SNS）調節身體無意識的靜止和日常生活作息功能，包括血壓、體溫、心跳強度和心率，在處理最簡單的壓力如運動、站起來和適應環境溫度變化等都絕對少不了它。因此，SNS在我們不知道的情況下無時無刻在運作。它不只在我們面對重大壓力下會啟動，當我們在緊急時刻時也一樣會發揮功能。

　　腎上腺髓質激素系統（AHS）調節緊急和急迫的功能，例如體內那些負責非戰即逃的反應，它的屬性類似交感神經系統（SNS），是體內在面臨極大壓力，萬不得已才會出手的激素系統。它的結構與SNS不同，該系統的神經纖維會經由脊髓通過內臟神經（成對裝載ANS纖維的神經）和前神經節（神經節是組織塊，最常見的是神經細胞體塊）直接控制腎上腺髓質。這種直達的神經傳導速度超快，當處於壓力之下時，身體會透過腎上腺髓質釋放腎上腺素以提供即時的回應。當昏厥、休克、極度恐懼、低血糖症和低體溫時，AHS 就會被啟動。

SNS 和 AHS 的組合構成交感腎上腺系統（SAS）。保持自主神經系統內的 SAS 正常平衡，對於最佳身體功能和恆定性非常重要，尤其是腎上腺衰竭的情況，因為 SAS 功能失調是 3C 腎上腺衰竭症狀的標誌。

去甲腎上腺素（Norepinephrine）與腎上腺素（Epinephrine）

第二章壓力、激素基礎以及「被遺忘」的腎上腺中提到去甲腎上腺素有雙重角色，在大腦內，它是主要的應激訊息神經傳遞物質；在大腦外，去甲腎上腺素的作用為交感神經系統（SNS）的激素信使，負責確保我們的日常活動順利進行。

請牢記以下內容：

- 腎上腺素源自去甲腎上腺素，它們有許多類似的功能。
- 腎上腺髓質釋放腎上腺素，是 AHS 的化學信使。
- 腎上腺素比去甲腎上腺素更強效，因此在去甲腎上腺素的助力下，腎上腺素是最終極的非戰即逃激素。
- 腎上腺素主要處理體內緊急功能，也涉及日常生活機能，例如站起來和一般運動等，雖然數量不多。
- 這兩種兒茶酚胺激素究竟是如何影響病理生理機制，進而產生許多症狀至今仍是未知，這其中似乎涉及許多其他的因素。

臨床上腎上腺越衰弱，腎上腺素的影響也越大，這可能是由於感受到更多的壓力而增加腎上腺素的釋放量。

交感腎上腺系統（SAS）

理解交感腎上腺系統（SAS）是準確辨認3C階段錯綜複雜症狀的基石，SNS和AHS是組成SAS的兩個部分。去甲腎上腺素在大腦的作用為神經傳遞物質，讓人提高警覺。而大腦去甲腎上腺素值偏低與失去警覺性、記憶力減退、憂鬱有關。這也是為何憂鬱症藥物往往針對多巴胺和去甲腎上腺素，目的就是要使它們恢復到正常值。

去甲腎上腺素稍微升高會產生興奮感，類似使用興奮劑的體驗。這種興奮感令人愉悅，有幾種所謂的娛樂／街頭毒品如古柯鹼和安非他命，就是透過增加腦內去甲腎上腺素值讓人產生飄飄然的感覺。

中高值的去甲腎上腺素會讓人從興奮的愉悅感掉到難受的感覺，例如焦慮、驚嚇的反射變大、神經質、害怕人群和密閉的空間、睡眠不安以及身體產生變化。身體的症狀可能包括急性疲勞、肌肉緊繃／抽筋、易怒，以及有一種醉意的感覺。幾乎所有焦慮症與去甲腎上腺素值升高有關，而恐慌發作與去甲腎上腺素值急劇增加也有關聯。

> 在化學上，腎上腺素源自於去甲腎上腺素，而去甲腎上腺素源自於多巴胺。這三種化學物質：腎上腺素、去甲腎上腺素和多巴胺屬於一個名為兒茶酚胺的家族，它們代表身體內部三種不同的調節方式。

一旦腎上腺釋放腎上腺素後會流經全身，進而對身體造成廣泛的影響。釋放去甲腎上腺素的腎上腺髓質也會相對釋放較少量腎上腺素。從SNS神經釋放的去甲腎上腺素主要影響其周圍的細胞，例如，當SNS釋放的去甲狀腎上腺素進入心臟後可調節心率，而且它在血液中的濃度一定要夠高才能發揮其激素的作用。

腎上腺素是已知最強效的升壓藥物（促使血壓上升）之一，它可以增加心率和心臟肌肉收縮的力量，收縮血管和靜脈，同時也是強效的支氣管擴張劑，且抑制組織胺釋放。過敏反應會誘發組織胺，引起發炎。最後，如前所述，腎上腺素主要負責身體的非戰即逃反應，而不是去甲腎上腺素。

當處於休息狀態時，血液中的腎上腺素和去甲腎上腺素很低，它們可能在某些生理（適應）或病理條件下上升。例如，當一個人從仰臥姿勢到站立姿勢時，這時去甲腎上腺素的濃度就會增加兩倍。患有嗜鉻細胞瘤（腎上腺的腫瘤，會釋放大量兒茶酚胺）的患者則會出現去甲腎上腺素和腎上腺素過多的症狀，其中包括頭痛、多汗、心悸、血壓升高和焦慮。

腎上腺素和去甲腎上腺素的作用大致相同，不過去甲腎上腺素會使大多數血管收縮，而腎上腺素則是使許多微血管收縮，並促使骨骼肌和肝臟血管擴張。這兩種激素都會增加心臟收縮的速率和強度，進而增加從心臟輸出的血液量，並在正常的情況下使血壓升高。

腎上腺素和去甲腎上腺素也具有重要的代謝作用，腎上腺素會刺激肝臟內的糖原分解成葡萄糖，進而使血糖值升高。這兩種激素都會增加循環游離脂肪酸值，當身體遇到壓力或危急需要提高警覺或使力時，可以利用這些葡萄糖和脂肪酸作為燃料。

由於腎上腺素比去甲腎上腺素強，因此它的控管更加嚴密，只有在極度壓力下才會大量釋放，有時稱為應急激素，因為在壓力下它會大量釋放，而它的刺激作用可使動物做好非戰即逃的應變反應。

當 SAS 被壓力啟動做出反應時，會釋放去甲腎上腺素和腎上腺素。

去甲腎上腺素和腎上腺素過量

導致腎上腺衰竭的慢性或急性應激會增加 SNS 和 AHS 的活性作為一種代償反應，進而使體內去甲腎上腺素和腎上腺素絕對值升高。通常 SNS 全天運作，協助我們處理日常生活的一般壓力，當身心平靜時，AHS 涉及的程度相對較小。而相較於腎上腺素，去甲腎上腺素是一種影響較弱的激素，因此除非分泌量超標，不然對整體的影響不會那麼明顯。

隨著 3C 階段的發展，我們首先會看到 SNS 進入超速傳動而出現去甲腎上腺素過量的臨床徵兆，結果是偶爾輕度心悸，但還不至於令人擔憂；焦慮感可能增加，但還可以控制。但隨著身體進一步衰弱促使 AHS 進入超速傳動，腎上腺素分泌過量，出現的症狀類似去甲腎上腺素，只是情況更惡化。心悸可能越來越嚴重，有時需要進急診室就診。這時或許會觸發心房顫動，全面性恐慌發作的情形也可能會浮現。

以下的症狀與去甲腎上腺素和腎上腺素過量有關，關鍵區別在於強度。相較於去甲腎上腺素，如果體內循環的腎上腺素越多，症狀的強度也會越大，這些症狀包括：

- 心率增加
- 血糖升高
- 呼吸增加（呼吸頻率變高）
- 厄運臨頭之感（sense of impending doom）
- 骨骼肌血管擴張
- 異常能量增加
- 情緒性出汗增加
- 皮膚血管收縮（皮膚蒼白）
- 發抖

腎上腺素和去甲腎上腺素過量會使現有的 ANS 失衡惡化，在早期腎上腺衰竭階段就有這種現象，由於我們的激素互相關聯，因此在 3C 階段後期（或接近 3D 階段）嚴重的 SAS 功能失調可能會引發其他系統功能障礙，其中包括：

- 嚴重姿勢性低血壓
- 極度不穩定的血壓
- 無法久站
- 突然頭暈、頭昏眼花、精神恍惚
- 心房顫動和心室早期收縮（PVCs）

DrLam.com

- 對溫度耐受力很低
- 體液滯留和電解質不平衡
- 突然昏厥發作
- 腸道和泌尿道突然失控

交感腎上腺系統（SAS）的問題

當健康的人受壓時，腎上腺釋放的大量腎上腺素會在尚未對體內造成危害前被快速掃除，透過高效率的腎上腺素轉運體將之帶走。例如，站起來需要血管收縮以防止重力讓你的所有血液積聚在腿部，這個任務主要是由去甲腎上腺素負責。雖然這時也會釋放腎上腺素，但分泌量非常少。每當我們移動身體或改變姿態時，身體會隨時適量釋放這種激素，若有任何過量的腎上腺素會立即排出體外，因此人體的血壓可以維持在正常的狀態。SAS系統內的腎上腺素和去甲腎上腺素的適當平衡對我們的身心健康至關重要，一般健康的人是不會感受到體內這種持續再平衡的過程。

另一方面，在腎上腺衰竭3C階段，過度激活的SAS會導致腎上腺素和去甲腎上腺素的釋放量大於正常，尤其是AHS這個部分進入超速傳動。這種情況在3C後期階段更是明顯，當腎上腺素成為體內的主導激素時，腎上腺素暴衝是很常見的現象。持續性腎上腺素偏高（去甲腎上腺素相對較低）可能會降低心臟正常節律的臨界值，進而觸發異常心律不整（cardiac arrhythmias），例如心房顫動（atrial fibrillation）和心室早期收縮（premature ventricular contraction）（PVC）。

糟糕的是，那些體質虛弱的人其體內清除和代謝過多腎上腺素的能力可能已經受損，因此進一步造成體內循環的腎上腺素過量。隨著分泌量增加但廓清率降低的結果導致有毒的代謝產物積聚，從而出現恐慌發作、厄運臨頭之感、暴怒、腦霧、嚴重失眠和疲勞等症狀，尤其是採用類固醇激素替代療法的患者特別脆弱，因為他們體內分解這些藥物的主要中心肝臟往往超過負荷。

雖然SAS透過提供大腦更多的血液來確保身體生存，但身體其他微調的部分卻受到影響，包括代謝、內分泌與中樞神經系統。因此，身體往往體驗到異常波動的代謝和激素反應，加上血糖值、體溫、血壓、心率、睡眠和情緒狀態的變化。在腎上腺崩潰期間，AFS症狀可能變得異常猛烈，一旦SAS被激活，可能需要數小時甚至好幾個星期才能回歸正常。

那些腎上腺早已衰弱的患者可能對過多的腎上腺素／去甲腎上腺素更敏感，因此容易出現類似自主神經障礙（dysautonomia）臨床表現的症狀，意味著ANS臨床功能障礙，當腎上腺越衰弱時，這種相關性也會越強。

反應性交感腎上腺反應（Reactive Sympathoadrenal Response; RSR）與交感神經反應過度（Sympathetic Overtone; SO）

在腎上腺疲勞症候群中，由於身體承受難以負擔的極大壓力而過度刺激SAS，產生過量的腎上腺素和去甲腎上腺素，這通常是ANS的代償反應，但反過來會激活SAS進入超速傳動的狀態。被啟動的SNS和AHS合稱為交感腎上腺，這種級聯代償反應稱為反應性交感腎上腺反應（RSR），也就是對另一種作用產生反應，簡單說就是體內充滿腎上腺素和去甲腎上腺素。

而當SNS負擔過重造成去甲腎上腺素過量，稱為交感神經反應過度（SO），相較於RSR，SO比較不嚴重，因為去甲腎上腺素對體內的影響力比腎上腺素小，在3C階段早期比較明顯，而在3C階段後期及以後則RSR較為突出，這些在評估腎上腺衰弱程度和計畫恢復方案時具有重要的臨床意義。

DrLam.com

下視丘──腦下垂體──腎上腺（HPA）、交感神經系統（SNS）和交感腎上腺系統（SAS）

那些在腎上腺衰竭3C階段的患者，在3A和3B階段早期系統功能障礙和激素軸失衡的症狀會惡化，但我們會看到這三個階段的症狀有許多重疊之處，因為它們是息息相關。例如，在3C階段崩潰的SAS會影響控制腎上腺皮質功能的HPA軸，同時也會看到併發OAT或AT軸失衡。

由於SNS是SAS的一部分，因此SNS與HPA軸有關，當一個系統受到刺激時，另一個系統的活性似乎就會受到抑制，因此隨著SNS分泌量增加，從腎上腺皮質釋放的糖皮質激素就會減少。換句話說，在3C階段看到的反應性交感腎上腺反應（RSR），以及腎上腺素和去甲腎上腺素分泌量增加，會使皮質醇與醛固酮的分泌量減少，進而導致體內對鹽的渴望增加，血壓明顯變低，3A和3B症狀會加速惡化，使身體處於雙輸的情況。

對應激敏感

在腎上腺衰竭3C階段，身體對應激會變得非常敏感，一般活動都可能觸發這個階段，雖然這些普通的壓力在AFS早期階段通常不算什麼。應激源的觸發臨界值降低的原因至今我們並不完全理解，例如，這些看似平凡但潛在的觸發源包括：

- 吃一頓富含精製碳水化合物的大餐
- 觀看動作片
- 暴露在螢光照明下
- 喝冷飲
- 長期坐在電腦顯示器前
- 開長途車
- 在安靜的房間突然被電話鈴聲嚇一跳

- 進行短暫但激烈的舞蹈或運動
- 暴露在身體不習慣的寒冷或悶熱環境（即使大多數人認為溫度正常）
- 上坡或長途步行
- 暴露於間接的陽光下
- 喝汽水、茶或咖啡
- 喝巧克力
- 吃到難以消化的食物，如玉米

在3C腎上腺崩潰階段腎上腺疲勞症候群的症狀往往異常猛烈，一旦SAS被激活後，它可能需要數小時甚至幾個星期才能回歸正常，這種急性腎上腺衰弱的狀態——可能會讓患者上急診室就診，只是完整的醫學檢查結果往往呈陰性，無法找出真正的問題所在。此外，腎上腺功能越衰弱，復元所需的時間也就越長。

正如3A和3B階段一樣，大多數患者仍很認真繼續服用針對症狀的處方藥物，此藥物中可能已加入抗憂鬱或抗焦慮藥，用以控制因心理或情緒因素引發的症狀。在這期間，一般實驗室檢查結果仍然維持正常。

既亢奮又疲累（Wired and Tired）

那些在3C階段的患者往往因3A和3B階段症狀惡化而更勞累，例如低血糖症、腦霧、焦慮等，加上激素軸失衡的症狀。睡眠總是被打亂，許多人因此處在持續疲勞或慢性疲勞的狀態，這是可預期的，因為身體基本上處於減速模式以節省能量，就身體而言，活動量越少越好。

而另一方面透過周邊SAS和中樞大腦去甲腎上腺素調節，身體在這個階段通常會處於高度警戒的狀態，且「持續過度警醒（hyperarousal）」，這是身體處理壓力的終極方式：保持警戒同時進入減速模式。我們稱這種狀況為既亢奮又疲累，由於處在全面戒備的狀態，因此這個階段的人往往無法放鬆。嚴重失眠是常態，有些人夜間睡不多，但白天打盹補眠，其他人只有在長時間醒著後才能入睡，因為疲勞感終於打敗了亢奮感。但亢奮的狀態往往會再回復，而且睡眠週期很短，換句話說，睡眠模式嚴重混亂。

隨著更多腎上腺素的釋放但少了皮質醇的抑制作用，血壓可能突然上升至高點，導致突發間歇性高血壓、焦慮和心悸。當衝擊褪去後，身體的功能又回到低於正常值，結果造成低於正常值的血壓，患者也變得筋疲力盡。血糖值同樣也會受影響，因而出現亞臨床血糖忽高忽低不穩定的血糖曲線，雖然血糖值仍然在正規的醫療標準範圍內。但因為光處理這些沒完沒了的平衡就已讓身體疲於奔命，難怪身體能量一直耗盡，所以這個向下級聯代償失調才是真正噩夢的開始。

非預期（Unexpected）和矛盾反應（Paradoxical Reactions）

從 3C 階段開始，我們通常會看到在早期階段有效的作法，但這時卻出現非預期和矛盾反應，這些反應可能很誇張、突然或相反，例如隨著腎上腺衰竭從 3C 進入 3D 階段，有些人或許對維生素、草藥或曾經有效的藥物感到不適；這些物質可能產生非預期和不舒服的反應，它們不只無法改善疲勞，可能反而使情況惡化，其中一些反應包括：

- 當服用類固醇時，感覺疲勞或不適，而不是平靜的感覺。
- 休息時突發性焦慮發作和厄運臨頭之感。
- 突發性心悸，儘管心臟功能正常。
- 在休息時、壓力過後或攝取某些類型的食物，特別是碳水化合物後會出現突發性頭暈和頭昏眼花的情況。
- 突發性血壓波動。
- 即使經過一整夜休息，第二天早上仍賴床很久爬不起來。
- 在劇烈運動過後，接下來的一整天像是被人毆打過的體驗。
- 無法清晰思考，回想事情有困難，即使是最近的問題。
- 不明原因半夜醒來，之後卻難以入睡。

- 當服用高劑量抗壞血酸或鎂後，情況反而是便祕而不是腹瀉。
- 在服用維生素、腎上腺補充劑或草藥後出現緊繃感和焦慮。
- 經過排毒計畫後，例如果汁禁食或淨化，身體反而中毒更深而不是感覺變好。
- 突發性脆弱激動狀態，例如不明原因大哭。
- 只有在崩潰過後攝取特定營養素時會產生一種幸福感。
- 對鈉極度敏感，因此體液滯留／耗損波動很大，難以保持穩定。
- 對某些療法不耐受，例如穴位按摩（acupressure）、針灸（acupuncture）、頭薦骨療法（或顱薦骨療法）（cranial-sacral therapy）、整脊按摩（chiropractic manipulation）和其他療法；或者經過短暫的蜜月治療期後又出現崩潰的現象。

　　患者可能體驗到上述各種症狀，但我們完全不知道這些症狀的確切原因，雖然 ANS 整體功能障礙和肝臟廓清系統受損與許多這些症狀有關。我們觀察到腎上腺衰竭，隨著神經內分泌系統功能失調的結果，這些矛盾和異常的症狀越來越普遍，而且它們全指向身體已失去維持體內恆定性所需的微調能力。

認知受損

　　在生理上，我們的身體處於一個認知持續過度警醒的狀態——在不斷增加的大腦去甲腎上腺素氾濫，而腎上腺分泌的皮質醇正在減弱中，這些都是受到威脅時的自動反應。

　　這種長期對大腦無止盡的要求會變成毒害，例如我們的前額葉皮層（prefrontal cortex）會開始減慢，反應會變得衝動而沒有邏輯思考，做決定時無法當機立斷，因為我們的思緒混沌。這種認知受損特別是對那些需要運用大量心智功能的人更嚴重，例如行政人員、教師、科學家、工程師、律師或法官、主管和醫護專業人員等，這也難怪在這個階段的患者總是感到困惑、焦慮和非常沮喪。

　　雖然在3C階段身體可能很虛弱，幸運的是，採取行動或許有可能調整，其結果通常可以好轉。如果此刻沒有扭轉，最終就會發展成3D階段。

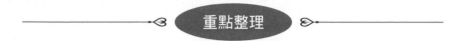

重點整理

- 3C階段又稱為不平衡，身體的應激系統被激活採取行動以穩定內部的功能。
- 大多數這種警戒反應是受到交感神經系統（SNS）的化學信使去甲腎上腺素，以及腎上腺髓質激素系統（AHS）的化學信使腎上腺素驅動。
- SNS和AHS統稱為交感腎上腺系統（SAS）。
- 這個階段的特點是SAS的化學信使腎上腺素和去甲腎上腺素功能失調。
- 3C階段的常見症狀包括焦慮、心悸、 電解質失衡、頭暈、嚴重失眠，以及對藥物和補充品產生矛盾反應。
- 腎上腺崩潰後復元的速度變慢且越來越頻繁，因為身體對觸發源變得更敏感且崩潰的臨界值降低。
- 實驗室檢測的結果仍然呈陰性。

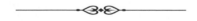

3D 階段──接近衰敗
(Near Failure)

身體處理巨大壓力的策略包括調整非必要的功能如代謝，以及將有限的內部能量資源重新導向重要的器官，例如大腦和心臟，以降低能量消耗。這過程在腎上腺衰竭之前，經由腎上腺激素和自主神經系統調節尚可運作。不過到了 3D 階段後，身體幾乎已耗盡所有能量。在這階段，身體盡一切努力只為獲得最大生存機會，因此會繼續下調非必要的功能。不幸的是，進一步調整減少重要激素的分泌，卻加劇向下的惡性級聯反應。全天候皮質醇分泌量偏低，腎上腺素和去甲腎上腺素充滿整個身體，全身上下沒有一個系統可以倖免於這種負面的影響，難怪此時的臨床症狀錯綜複雜，讓人難以理解。

> 雖然此刻生存不是問題，但身體嚴重代償失調和激素競爭，只為了達到平衡點，事實上，這時腎上腺控制系統已接近衰敗的狀態。這階段的臨床症狀令人費解是因為在大多數情況下，實驗室常規的檢測仍然保持或略微超出正常範圍，但患者卻感覺到身體內部正處於分崩離析的狀況，許多人常形容自己為活死人。

身體器官少了足夠的激素調節，加上自主神經系統功能失調，於是身體處於混亂的狀態。隨著身體進入關機模式以節省能量，於是體重迅速下降、胃部同化作用（gastric assimilation）降低，肌肉嚴重流失，沒有器官可以倖免，簡單來說，身體瀕臨投降，無力再試圖化解這種衰弱的情況。

因此在 3D 階段，作為身體控制壓力的中心，腎上腺已失去大部分的能力，它們變得極度敏感，對任何試圖啟動它們的措施都會產生負面的反應，這點原因至今不明，我們對這個階段的瞭解多數是來自臨床觀察，索性只有少部分 AFS 患者會進展到這個階段。

在早期階段有效的傳統藥物和營養補充劑通常在 3D 階段會適得其反，身體本質不穩定，在體力活動方面，患者經常因疲勞而無能為力且臥床不起。許多人的日常活動需要幫助，例如開車、購物和做飯，有些人甚至只要站起來走路幾分鐘就覺得很累需要休息。

我們知道這是身體節約能量最終極的作法，當一個器官發生這種狀況時，身體的其他部份也會下調。消化和代謝速度會減緩，基礎代謝率下降。生殖系統基本上會關閉，對男性而言是失去性慾，對女性而言則是閉經。當身體努力節約能量時，所有系統都會受到影響，這種放慢速度以減緩系統崩潰的過程是身體確保生存的唯一途徑，認識這一點有助於我們更瞭解這個階段的許多徵兆和症狀。

3D 階段的徵兆和症狀

當身體狀態持續不穩定時，腎上腺崩潰的情況會頻繁發生，恢復的速度也會越來越慢。而之前提及的 3C 階段症狀會更加明顯，其中包括：

- **進食後胃脹下巴緊繃，一次只能吃少量的食物或液體。**

完整原因不明，身體似乎進入一種緊縮狀態，消化器官出現拒絕消化食物的現象，甚至連營養的液體如雞湯或牛肉清湯都會抗拒，患者可能一次只能吃幾茶匙，並且在下次吃之前通常需要休息一段時間。

- **對小劑量碘、草藥、腺體提取物和維生素極為敏感 —— 極端的矛盾反應。**

隨著這個階段的後續發展，這種敏感度會越來越高，即使 10 毫克的維生素 C 也可能過量，我們無法解釋確切的生理機制，但清除能力不佳可能是一個重要的因素。禍首也許不是天然化合物本身，而是身體無法迅速清除其副產物，導致體內積聚以及產生有毒的狀態。久而久之，迫使身體攝取更多營養素且通常會使狀況惡化。

- **對許多蔬菜不耐受，尤其是富含鉀的蔬菜，鉀可以透過保持體內水分和酸鹼平衡支援身體。**

  大多數腎上腺疲勞症候群的患者都有鉀高於鈉的情況，雖然兩者實驗室檢測結果都在正常範圍值之內。此外，鉀很重要，因為它會代謝碳水化合物和蛋白質，有助於肌肉的建立。在這階段，富含鉀的蔬菜，例如蕃茄和地瓜通常會產生問題。蕃茄是含鉀量最高的一種蔬菜，每份400公克的蕃茄和蕃茄汁含有將近535毫克的鉀。一顆帶皮烤的地瓜也含有將近508毫克的鉀。其他含有200-300毫克的高鉀蔬菜包括一杯蘆筍、半杯煮熟的南瓜。市面上銷售的果菜汁和許多受歡迎的運動飲料也含有大量的鉀，如果身體對鉀不耐受，最好避免攝取，其症狀包括緊張、躁動（agitation）、心悸、胃脹和胃痛等，那些過度攝取高鉀食物的人是腎上腺崩潰的高風險群。

- **極度緊張和厄運臨頭之感**

  確切的原因不明，但化學和神經傳遞物質失衡可能會影響中樞神經系統。尤其是大腦去甲腎上腺素過量可能是罪魁禍首，而周圍神經方面，過度激活的AHS所釋放的過量腎上腺素可能也有連帶的關係。這些可能導致各種的交感神經驅動反應，包括出汗、焦慮，以及我們通常認為與緊張有關的血壓波動。

- **從仰臥位起身時胸部和頭部出現不適的收縮感**

  當胸部出現這種狀況時，這些收縮通常很劇烈，不同於隱隱作痛的心絞痛，心臟檢查結果通常呈陰性，沒有發現任何異常。如果這些收縮是因為肌肉骨骼誇張的反射性反應，那麼原因至今不明；姿勢變化產生的血容量流失會刺激激素釋放，導致肌肉收縮；或是已處於分解代謝狀態的肌肉受到過度的刺激。

- **對麩質、小麥和乳製品極度敏感**

　　這種敏感問題在3C階段很常見，不過在這個階段變得更糟。對於那些極度敏感的人，只要觸碰到小麥製品可能就會啟動過敏反應。換句話說，也就更容易過敏，而且症狀更強烈。那些身體持續虛弱的人可能會併發PH值失衡，進而導致腸道菌群失衡。常見的症狀包括腹脹、發癢、胃痛、腹瀉、易怒、不明原因關節疼痛、流鼻涕、心悸、復發性念珠菌感染和失眠。

- **對按摩、針灸、桑拿、排毒或伸展動作極度敏感**

　　當處在分解代謝狀態時，只要骨骼系統過度運動都可能觸發進一步蛋白質分解，肌肉變得很脆弱，如果沒有適當的膠原蛋白支撐，往往很容易分解。深層按摩可能會使狀況惡化，應該避免。在這個階段，甚至輕柔的淋巴按摩也可能產生惡化的情況。可能由於肝臟在按摩期間無法即時清除淋巴排出的有毒代謝物。大多數的排毒法，即使很溫和也可能具有使症狀惡化的極大風險。

- **極端體液和電解質失衡，例如稀釋性低鈉血症和極度不穩定的血壓**

　　身體似乎處在體液和電解質混亂失衡的狀態，患者經常處於反覆水分滯留和脫水不平衡的情況。太多水分影響鈉平衡可能導致稀釋性低鈉血症（體液中鹽不足），但太少液體也可能導致脫水。而攝取太多鹽可能造成水腫（組織中滯留太多液體），只要稍微體液失衡就可能觸發那些通常只有嚴重感染、創傷、休克或腎臟疾病才會看得到的症狀。不過，開始實驗室電解質研究結果通常會呈現正常，直到症狀開始惡化。

- **極度依賴助眠處方藥物**

　　助眠成分的天然化合物，例如色氨酸、GABA（γ-氨基丁酸）和褪黑激素在這個階段效用不大，此時通常需要更強效的處方藥物，但即使這樣，睡眠的時間也不會太長。頻繁醒來已是常態，也意味著身體在夜間永遠無法充分休息，甚至最強效的安眠藥物一次也只能讓患者安穩睡幾個小時，而醒來後昏昏沉沉也是常見的現象。

- **極度不耐熱（如陽光或熱水澡）和不耐冷（如打開冰箱、涼爽的房間和冰水）**

    體內恆溫器似乎出現官能障礙，身體無法忍受正常範圍外的溫度，而且很容易感到疲累，可能只是從室內走出戶外，溫度相差個幾度就受不了。身體不容易出汗，容易脫水，尤其在戶外，陽光下五分鐘很可能就會觸發腎上腺崩潰，因此必須經常補充液體。

- **思緒紛亂無法沉靜下來，整個人一直處在緊繃的狀態**

    這種症狀可能因為體內去甲腎上腺素氾濫，無法及時清除。越到後期，這種廓清功能障礙的情況會更明顯。不良的有毒代謝產物在大腦中累積，到了就寢時間，身體無法放鬆進入正常的睡眠模式。這種現象與入睡困難型失眠（SOL）有高度關聯性，而與睡眠維持困難型失眠（SMI）關聯性較低。

- **對電視、電腦顯示器、電話、手機、螢光燈、微波爐、無線電話、電熱毯和 Wi-Fi 的信號極度敏感**

    無線科技不斷發射出來的電信信號和無線電波頻率可能干擾心率變異，進而導致自主神經系統中斷，造成交感神經增強副交感神經減弱的情況，而細胞層面無法忍受來自這種科技散發出來的熱能和振頻，其中包括疲勞、頭痛、臉部刺痛感、胸痛、視力困難、噁心、眩暈、失眠、顫抖、心搏過速、易怒和心悸等症狀。特別是微波爐的輻射傷害，因此那些對此極度敏感的人應與任何電器保持至少二十英呎，而且平時應限制電腦、無線電話和手機的使用。

- **極度疲軟到妨礙正常說話或飲食**

    在 3D 階段的患者通常會陷入過度分解代謝的狀態，隨著身體越來越虛弱肌肉大量流失。體重減輕已成為一大問題，反過來促使患者更沒有食慾，因為身體試圖減慢以節省能量。這種不穩定的正回饋迴路系統是身體深陷困境的明顯徵兆。在講完一通簡短的電話後感到筋疲力竭，吃東西也覺得累，因為光是咀嚼的行為身體都可能無能為力，那些處在這種情境的患者生活真的如地獄般苦不堪言。

- **長期嚴重便祕，需要灌腸才能排便**

   這種情況在這個階段很常見，身體盡其所能節省能量，放慢一切不必要的功能，因此當胃蠕動放慢速度後，便祕就成為常態，形成一種惡性循環。除了不舒服外，腸道無法適當淨空可能累積毒性，進而加速 AFS 惡化。灌腸或許有助於排便，但久而久之這種作法可能促使已經緩慢蠕動的腸道更惡化，一旦腸道產生惰性，患者可能需要永久性灌腸。

- **對常見的家庭用品，如香水、洗髮精和其他石油製品中的化學物質極度敏感**

   這種情況通常在使用含有類似雌激素（又稱為外源雌激素）的化學結構 —— 石油基碳化合物製品時發生，我們建議改用單一有機化合物，例如用醋代替消毒劑，用臭氧水來清洗蔬菜。

- **服用微量的類固醇藥物如 Cortef® 或 Florinef® 後疲勞感加劇**

   雖然在嚴重的腎上腺疲勞症候群的情況下可能會使用類固醇藥物，但患者對這些藥物的耐受性普遍都不太好。對一些人而言，這種類型的藥物治療有效，但通常需要很長的調整期才可能達到治療所需的劑量；對其他人而言，可能一開始就產生排斥作用，並且觸發腎上腺崩潰。謹慎使用劑量是絕對必要，只有在專業的醫療人員指導下才可以使用這類型的藥物，我們會在第二十二章做更多的說明。

- **閉經**

   閉經是許多婦女在這個階段常見的症狀，為了生存，身體繼續選擇性地下調任何非必要的功能。仍有月經的婦女可能會有經期不順和經血量少的情況，她們通常在月經週期第四天到第十四天，以及月經前幾天會有相關經前症候群的症狀。身體會在一個極度挑戰的環境中努力維持體內的激素平衡，當身體復元後，經期自然會變得規律，事實上，這可以視為是腎上腺恢復的徵兆。

- **對震動極度敏感。**

　　坐於行駛在崎嶇不平道路上的車內，對這些人而言可能是一大挑戰，光是幾分鐘都無法忍受，可能會出現不斷打哈欠和呼吸急促的現象，至今我們仍然不知道確切觸發這種機制的原因。

- **可能出現二十四小時唾液皮質醇值曲線模式逆轉的情況**

　　這種現象不時發生，但病因不明，在這種情況下，通常皮質醇相對於DHEA的比率偏高。

正回饋迴路（Positive Feedback Loop）——最後一根稻草

　　在3D階段，原本不穩定的自主神經系統（ANS）正回饋迴路現已火力全開，它們或許在早期階段就已被啟動，但和這個階段相比，當時的臨床症狀相對比較溫和，而這些原本就不穩定的迴路是導致身體最終崩潰的原因。例如，在3C階段受到過度刺激的AHS和SNS可能造成快速和不規則的心率，心臟輸出量可能大打折扣，提供身體適量血液和氧氣的能力降低，在嚴重的情況下，可能導致心臟衰竭。在3C階段，這種心臟衰竭的情況可能反過來更加刺激SNS和AHS，因此惡性循環，如果此刻不扭轉，最終只有臨床崩潰之途。

　　正回饋迴路通常會使3階段常見的矛盾反應惡化，在3D階段，這種情況更為明顯和誇張，許多人嘗試積極排毒或增加營養補充品，即使健康在短期內得到改善，但往往是暫時性，隨著時間推移，結果通常無效，這時身體似乎出現拒絕任何支援腎上腺功能的外力。

　　毫無疑問，這個時期肯定會出現不適和意想不到的矛盾反應的情況，傳統的飲食法愛莫能助，隨著時間推移，臨床治療效果不彰，還可能失敗，若身體持續代償失調。在這種情況下，恢復平衡是當務之急，因此，逆轉最好的策略是先中斷正回饋迴路，然後使系統回復穩定的狀態。

活死人（The Living Dead）

在3D階段的患者往往非常沮喪，因為他們只能自我調養，而令人難以置信的是，實驗室檢測數據仍然在正常值，但這時身體內部的狀態早已分崩離析。這個階段的患者通常已無工作能力，他們經常形容自己為活死人，也就是活著，但無法正常過生活。

從早期階段發展到3D階段的過程可能是漸進式或非常突然，一個重大的壓力事件（例如親人過世、運動過度、工作勞累、藥物不耐受、類固醇過量，以及感染，例如昆蟲叮咬或肺炎）往往就可以使已經代償失調和衰弱的腎上腺不勝負荷。在這些情況下，發展至3D的過程可能非常快速，甚至幾天或幾周之內發生。

在3D階段不宜採取自我調養，除非主要徵兆非常不穩定，否則實驗室測試通常無濟於事，反而讓人更加混亂。此刻如果沒有即時逆轉，隨著3D階段的症狀發展將導致進一步代償失調，最終完全崩潰。這個階段有可能透過全面的營養恢復計畫來改善健康，但這需要相當大的耐心，而且不保證一定成功，因為在開始扭轉症狀之前，光是要穩定已經受損的身體就可能需要好幾個月的時間。

如果你認為這些描述符合你的情況，那麼你可以參考附錄A的指南，尋找適合的醫生協助你，而這就是你最大的任務了。

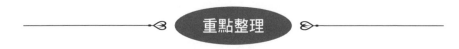

重點整理

- 關鍵腎上腺激素如皮質醇或醛固酮值低於正常基本腎上腺功能所需，不過以常規的醫療標準而言，尚未達到嚴重的病理情況。

- 身體完全進入生存模式，重點在於維特所有的基本功能，同時關閉所有非必要的功能。

- 疲勞和功能失調的症狀變得很極端，在一天的大部分時間通常臥病在床，日常瑣事和自我照顧都需要旁人協助。

- 對所有藥物治療和營養補充劑極度敏感已是常態。

- 幾乎之前對腎上腺有效的作法都產生適得其反的結果，身體進入關機模式以節省剩餘的能量。

- 症狀包括極度疲勞、嚴重便祕、嚴重過敏，以及對營養素和藥物治療產生極端的矛盾反應。

- 臨床醫生束手無策，患者被迫採取自我調養（self-navigate）。

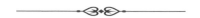

DrLam.com

診斷測試——你不可不知的訊息

現代醫學發展讓我們擁有廣泛的各種實驗室檢測，目的在協助診斷某些疾病狀態，並且評估其嚴重程度以及對身體造成的負擔。目前我們有數以千計的測試，但你的醫生必須選擇正確的測試才能評估你是否有腎上腺疲勞症候群，而且他們必須瞭解這些測試的局限性。

針對疲勞的常規實驗室檢測

患者最常告訴醫生的 AFS 症狀包括：精神不濟、嗜睡、頭暈、失眠、低血糖症、低血壓和焦慮。對健康的人而言，調查這些症狀的常規醫療檢測包括：

- **血液學檢測**，一種全血球計算（CBC）測量紅血球細胞、白血球細胞和血小板以檢測或排除貧血症等血液疾病的可能性。
- **生物化學檢測**，以排除全身器官系統受損的可能性，例如肝臟和腎臟疾病。
- **血液發炎指數**，透過 ESR（紅血球沉降速率）和 C 反應蛋白，這兩種為發炎標記物。
- **癌症標記物**，用於癌症早期檢測。
- **血糖值檢測**，用以排除糖尿病及葡萄糖不耐症的可能性。
- **尿液檢測**，用以排除感染或腎臟受損的可能性。
- **糞便潛血檢測**，以排除腸道出血的可能性與癌症篩檢。

DrLam.com

- **電解質檢測**，用以評估腎臟功能。

- **促甲狀腺激素、T4 和 T3 值檢測**，排除甲狀腺官能障礙的可能性。

這些檢查可以檢測出宏觀病理學（macroscopic pathology），例如糖尿病、心臟病、代謝功能障礙、癌症、肝衰竭、腎衰竭和甲狀腺疾病等主要器官衰竭。不幸的是，這些常規檢查無法檢測出亞臨床的器官功能障礙，例如亞臨床甲狀腺功能減退、腎上腺疲勞症候群、輕度肝功能障礙、亞臨床電解質功能失衡、輕度激素失衡，以及次優的排毒能力。此外，許多正統的醫生很少會留意接近或剛好在正常範圍之外的實驗室數值，不管是低一點或稍微高於正常值的結果。

我們還有一系列廣泛的標準化測試調查，目的是為了有效精確和快速檢測最常見的醫療問題。如果患者的檢測結果落在統計的正常範圍內，不管症狀為何，通常會被認為正常，即使他們有不舒服的症狀。在這情況下，傳統的醫學檢測能力有限，告訴患者身體沒什麼問題，導致患者自己採取各式各樣的治療策略。

複雜的病症如腎上腺疲勞症候群、亞臨床甲狀腺功能減退、慢性疲勞症候群和緊張性肌炎症候群（tension-myositis-syndrome）都難以精確評估，因為常規實驗室的數據都是落在正常值範圍。即使實驗室數據異常，如果患者的症狀，通常稱為「**表象（Presentation）**」混亂或難以理解的狀況，許多醫生都無法將這些臨床發現的相關性連結起來，正如我們經常看到的腎上腺疲勞症候群一樣。這也難怪患者會感到沮喪，因為當他們覺得疲累、無精打采，加上有其他症狀時，醫生卻告訴他們沒事。

在開始複雜的檢測之前，醫生主要的依據是詳細的病史和身體檢查，而實驗室數據主要是用來確認診斷或排除疑似的可能性。

> 徹底檢查和研究詳細病史即將走入歷史，這種結果令人擔心，因為只要實驗室的檢查結果正常，生病的人就得打道回府，而這也是為何許多患者獨自掙扎，專家一個換過一個卻求助無門，經常感覺被遺棄而陷入絕望。

似是而非的正常

一想到現代醫學的複雜性，許多人很難相信，有 AFS 症狀的人可以從常規的實驗室檢測結果得知，其中的因素包括：

- 大多數 AFS 患者有低免疫功能，所以經常受到感染，但血液檢測卻顯示白血球細胞數正常。不過，人們不瞭解或忽略，正常或低於正常的白血球值很可能是免疫功能低劣的徵兆。此外，營養不良，如鋅、鎂、維生素 B 群和必需脂肪酸偏低也會造成低劣的免疫功能，所以正常的白血球細胞數並不能排除亞臨床疾病的可能性。

- 正常血小板數無法排除潛在病毒或殘留細菌感染的可能性，例如急性非洲淋巴細胞瘤病毒（愛潑斯坦 - 巴爾病毒，Epstein-Barr virus, EBV）感染後，它屬於皰疹病毒家族成員之一，是人類最常見的一種病毒。血小板數偏低或低於正常值可能是來自病毒或情緒壓力等有毒應激的一種徵兆。

- 正常空腹血糖絕對值，伴隨臨床低血糖症的症狀是 AFS 後期常見的現象。

- 正常電解質不能排除後期腎上腺疲勞症候群中常見的亞臨床稀釋低血鈉症的可能性。

- 正常 TSH、游離 T3 和 T4 值不能排除與腎上腺和神經內分泌功能障礙相關的繼發性亞臨床甲狀腺功能減退症的可能性。同樣的，臨床甲狀腺功能減退的患者可能也有正常的 TSH 值，換句話說，你可能患有原發性甲狀腺功能減退症，但 TSH 檢測結果是正常。事實上，目前常規醫療方案呼籲只要患者有明顯的症狀就要使用甲狀腺藥物，即使 TSH 值為正常。

- 我們經常看到 AFS 後期患者的醛固酮和鈉值檢測結果正常，但他們有嗜鹽和低血壓的情況。

- 鉀值正常不能排除體內需要減少鉀含量的可能性。在腎上腺疲勞症候群中，鈉缺乏是常態，這導致鉀相對（並不是絕對）過量，但實驗室檢測結果仍然顯示在正常範圍內。

- 肝酶指數偏高往往表示肝功能障礙，通常是來自化學物質，例如藥物或營養欠佳的結果。在AFS中，一般的肝酶通常與次優的廓清作用代謝產物有關，因為身體減慢以節省能量。

- 總膽固醇值偏高可能意味著體內維生素D偏低，這通常與甲狀腺功能減退有關。

> 許多慢性疾病，包括AFS的進展非常緩慢，單純依靠常規的血清實驗室檢測來進行確定性的評估是一種非常不完善的作法。

功能實驗室測試

功能和專門的實驗室優於標準檢測，提供我們一個洞察身體運作方式的窗口。這些測試一般都集中在內分泌、腸胃道、免疫學和代謝系統，以及身體的營養功能。

目前最普遍的專門測試，在大多數情況下是非必要性，其中包括：

- **有機酸尿液分析**，評估細胞能量生產和代謝毒性的效率。

- **神經傳遞物質評估**，確定血清素、多巴胺、GABA、腎上腺素和去甲腎上腺素的數值。

- **消化糞便分析**，獲得相關腸道吸收、腸道代謝、酶標記、糞便pH值、病源微生物檢測、有益細菌值、糞便顏色和潛血，以及透過IgA值評估腸道免疫功能等訊息。

- **小腸細菌過度生長呼吸測試**，評估腹脹、排氣、腹瀉和不規則腹痛。

- **腸道通透性分析**，評估腸漏、大腸激躁和吸收不良症候群。

- **肝臟解毒測試**，包括各種激發試驗，評估排毒途徑和能力。

- **免疫球蛋白測試**，評估對花粉典型的立即反應（IgE過敏），或是因消化不良和腸漏症引起的延遲反應（IgG過敏）。這兩者是AFS和環境疾病普遍的症狀。這些測試也有助於評估來自殘餘感染如非洲淋巴細胞瘤病毒（愛潑斯坦-巴爾病毒, Epstein-Barr virus, EBV）和白色念珠菌引起的毒性反應。

其他潛在有用的測試包括：

- **萊姆病檢測**，因為它類似AFS。
- **ATP／細胞能量測試**，評估粒線體功能（細胞中產生能量的結構）。
- **骨吸收評估**，用以早期診斷骨質流失。
- **褪黑激素變化曲線**，評估晝夜節律模式和季節性情緒障礙（SAD）。
- **氨基酸分析**，用以評估慢性疲勞、憂鬱和免疫系統問題。
- **基本和代謝脂肪酸分析**，用以評估發炎反應。
- **前後尿碘含量測試**，評估體內碘量是否足夠。
- **幽門螺桿菌特異性抗原（HpSA）糞便測試**，用以確定胃和十二指腸是否有幽門螺桿菌，這是消化性潰瘍的主要原因。

　　如你所見這個清單很長，一個人做這麼多測試可能會受不了。然而，與其他測試一樣，每個功能的測試都是從特定的角度窺見體內運作的一角，很少可以明確做出診斷。因為正常值不能排除病理的可能性，而且異常值需要臨床相關性才具有意義。

> 有了現代科技後，目前似乎有一種過度檢測的傾向，如果我們進行夠多的檢測，幾乎不太可能找不出一點點異常，但這並不表示所有的異常都需要採取行動。事實上，有些異常可能對健康不構成任何威脅，但一些非必要的治療實際上可能會對你造成傷害。最常見過度使用的測試包括全身掃描、虛擬結腸鏡檢查和高科技乳房攝影。

看「數字」下藥

我們經常看到因實驗室數據異常就急於治療患者，而不是根據患者整體的狀況先做評估，我們稱這種為「**數字醫學**」（medicine by the numbers），這是一種常見的臨床處理方式，也和常規的血液測試一樣，功能測試的參考值範圍並不完善。此外，統計數字存在著很大的變異性，適用於一般大眾的情況可能並不適用於特定的個人。患者需要敏銳開明的臨床醫生，知道需要做什麼測試，以及如何將實驗室檢查結果與臨床病史連結，以便理解這些檢測結果的意義。

經驗豐富的醫生知道要從中尋找什麼，以及每個測試的利弊，然而，患者本身也要意識到臨床測試的利弊。以下是常見的檢測，但對於腎上腺疲勞症候群的評估其實並非必要，其原因如下：

- **血清鎂**：這種測試無法得知鎂在細胞內的含量。若要真正瞭解鎂含量，需要做的檢測是細胞內鎂值測試。
- **T4 和 T3 總數（甲狀腺功能）**：這種測試無法得知我們需要的數據，真正要做的檢測為游離 T3 和游離 T4 值。
- **血清必需脂肪酸**：幾乎所有的人都不足，所以不需要測量。
- **血清維生素 A、C 和 E 值**：由於缺乏是很普遍的現象，所以不需要測試加以確認。
- **維生素 B 群測試**，包括硫胺素（B_1）、核黃素（B_2）、菸鹼酸（B_3）、維生素 B_6、葉酸、維生素 B_{12}：一般人都不足，所以不需要測試。
- **血清雌激素和黃體素測試**：無法得知真正重要的游離數據。

針對腎上腺疲勞症候群的實驗室測試

如前所述，AFS 難以用常規的血液測試評估，那些常規測試可用於檢查腎上腺皮質激素嚴重絕對不足的艾迪森氏症；也可以用於檢測與庫欣氏症相關的極度腎上腺激素過量的問題，換句話說，血液測試測量腎上腺激素只有在極端的情況下才能發揮效果。

用一分鐘畫一個鐘形曲線。ATCH（促腎上腺皮質激素）激發試驗是一種標準適合的檢測，用於確診艾迪森氏症。它可以指出腎上腺皮質醇分泌量嚴重不足，從鐘形曲線底部幾個百分點即可得知，這意味著腎上腺功能必須極低，才能符合公認的診斷標準。然而，非艾迪森氏症腎上腺衰弱和低皮質醇分泌的症狀可能在鐘形曲線慢慢偏離平均值後開始出現，因此，腎上腺的運作功能可能早已低於正常值，但透過ATCH測試卻無法得知。

這告訴我們，所謂的腎上腺激素正常值檢測結果並不代表沒有亞臨床腎上腺官能障礙，只要一個人對AFS沒有警覺，那麼這些血液檢測可能會造成誤導。許多做腎上腺功能檢查的人被告知結果都在正常範圍，不過實際上他們的腎上腺運作已經大不如前。徵兆和症狀會越來越明顯，因為身體正在呼救幫助和關注。

實驗室研究經常採用血清和尿液，不幸的是，他們不能作為準確診斷的依據，但它們可以間接指出AFS。例如，早晨血清皮質醇質低於15mcg/dL（正常範圍在5-23 mcg/dL），或者下午皮質醇值低於10 mg/dL（正常範圍3-16 mg/dL）可以作為潛在AFS的警訊，如果伴有疲勞的症狀。24小時尿液皮質醇值結果低於1/3正常範圍也是AFS的警訊，記住，大多數AFS患者的血液和尿液檢測結果都在正常範圍內。

腎上腺功能、皮質醇和DHEA（透過檢測血液中DHEA-S）這兩個替代指標的血清測試，以及它們的比率可以得知身體是否處於合成代謝狀態（積聚）或分解代謝狀態（分解）。但這些血液值本身無法提供明確的AFS證據。

唾液檢測：我們可以透過測量關鍵腎上腺皮質激素來評估腎上腺健康，如唾液中的皮質醇、黃體素、雌激素、睪固酮和DHEA。若要測量皮質醇和DHEA的游離和體內循環值，唾液檢測比血液測試更為準確，而不是血液檢測中的總數值。

DrLam.com

> 我們可以在白天的任何時間測量DHEA，不過皮質醇值的變化全天不同。它們通常在早晨時最高，夜間就寢前最低，因此，建議採集唾液樣本的時間在早上8點、中午12點、下午5點，以及就寢前。

　　多個唾液樣本可以讓我們繪製體內相對於DHEA值的游離皮質醇的每日曲線，讓我們更清楚瞭解腎上腺功能。以下是關於唾液皮質醇和DHEA值如何與腎上腺疲勞症候群有關的一般相關性：

- 正常皮質醇值和正常DHEA值，並不能排除AFS的可能性。
- 正常皮質醇值和DHEA值偏高，表示AFS在早期階段或是攝取過多的DHEA。
- 皮質醇值偏高和DHEA值正常，表示AFS在早期階段，因為作為應激反應的一部分，相對於DHEA值的分泌量，身體會分泌較多的皮質醇。
- 皮質醇質偏高和DHEA值偏低，通常表示AFS在第三階段早期。
- 皮質醇偏低和DHEA值偏低，這通常與腎上腺衰竭後期有關。

　　上述相關性非常普遍，而且我們看過很多例外的案例，這些只是給你一個初步的概念，關於正確的解讀不僅僅只是看一份實驗報告上的絕對數字。此外，矛盾的數據很常見，尤其是那些特別敏感的體質或已在AFS後期階段的患者，而延遲的反應也要列入考慮之中。

如何正確解讀唾液皮質醇測試

　　唾液皮質醇測試有許多局限性，結果可能令人費解，且常常違反傳統醫學邏輯，若要使皮質醇測試派上用場，一定要從其來龍去脈仔細觀察研究。請記住以下幾點：

- 早上游離皮質醇值是表示HPA軸調節的皮質醇分泌量達到高峰。

- 午餐時皮質醇值表示更接近皮質醇適應性。
- 下午皮質醇值與代謝問題有很大的關係，如血糖失衡。
- 夜間皮質醇值是指腎上腺皮質功能的基線，隨著AFS進展，日常的皮質醇晝夜曲線變化如圖11所示。

　　在第二階段的總皮質醇分泌量上升，尤其是早上一直延續到下午，因為腎上腺皮質正處於超速傳動的狀態。在第三階段早期，早晨的皮質醇分泌量從高點回到正常值，然後隨著第三階段的發展，早晨的皮質醇值分泌量逐漸偏低。大多數在3C階段或後期的皮質醇分泌量全天候都毫無變化，如下圖所示。

　　除了上述歸納外，仍然有許多例外的情況，所以我們無法完全仰賴測試做出臨床決策。例如，有些人在第二階段夜間的皮質醇值很高，但早晨的皮質醇值偏低或正常，這些人在白天無精打采，但夜晚來臨時卻精神抖擻。然而，儘管夜間皮質醇值很高，晚上還是睡得很好，沒有那些因夜晚

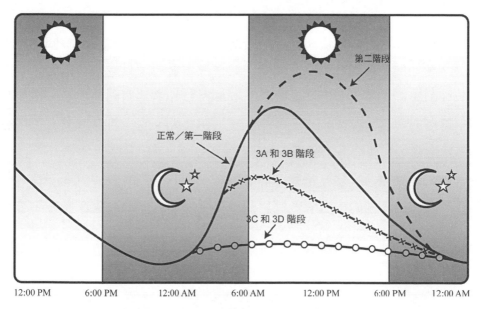

圖11　AFS各階段與皮質醇晝夜分泌

皮質醇升高而失眠發作的入睡困難型失眠（SOI）的困擾，但即使經過一個晚上的休息，他們早上仍然沒有精神。有些人中午和夜間皮質醇值都很高，但早上和下午的皮質醇值則回到正常的範圍，這或許是反映身體在白天遇到應激事件，皮質醇分泌增加的反常反應。

由於不明原因，在臨床上，有些第三階段的患者會出現第二階段腎上腺疲勞症候群的皮質醇曲線模式，少數人雖然在第三階段後期，但其皮質醇曲線模式卻完全正常，這應當提醒我們做進一步調查，以確定是否有其他症狀才是最根本的問題。很顯然，適當的臨床相關性非常重要，而測試結果很少是明確易懂，過度依賴皮質醇值作為腎上腺功能的標準很可能會產生誤導。

> 另一個陷阱是，我們很容易過度聚焦在皮質醇，視其為AFS主要的罪魁禍首，這是常見的錯誤，因為有AFS的人其唾液皮質醇曲線未必會出現異常。事實上，有些健康的人具有異常的皮質醇曲線，而且並不是所有皮質醇曲線異常的人都有腎上腺疲勞症候群，那些忙於將皮質醇值恢復正常作為復元主要目標的作法終究注定失敗。

記住，AFS有許多致因是一種複雜的病症，在後期階段，整個神經內分泌系統功能都會失調。皮質醇偏低只是眾多參考因素之一，正如之前提及，少數後期AFS患者可能具有完全正常的24小時皮質醇值模式，但他們卻出現所有典型的臨床症狀。用唾液測試作為AFS的絕對診斷工具還有很多不足之處，無法稱得上是最完善的作法。

此外，要留意實驗室電腦計算的解析，因為它們的數據有局限性。如果我們沒有將不同的皮質醇數據對照於全天身體的症狀和臨床狀態，事實上，它們可能產生誤導。

注意：如果你正口服激素或塗抹局部補充激素藥膏，例如DHEA、類固醇、胰島素或孕烯醇酮，唾液或血液測試結果可能會升高。如果在運動後90分鐘內、壓力異常下、攝取咖啡因六小時內，或者在身體受傷幾小時之內進行檢測也可能出現假升高的情況，此外，最好在測試之前避免服用激素補充劑。那些正在服用處方藥物的人其檢測結果更不容易準確。藥物如口服避孕藥、甲狀腺激素藥物、止痛藥、SSRIs、抗焦慮的benzodiazepines、控制血脂的他汀類，以及抗癲癇藥物都可能導致皮質醇分泌減弱，使得24小時皮質醇曲線沒有產生太大的變化。

　　壓力是測試時要考慮的另一個因素，在安靜與輕鬆的早晨後做測試，結果很可能與處在巨大壓力下的結果截然不同。

警告：每個人的皮質醇和其他激素值的差異很大；此外，身體處於不斷變化的狀態。由於這些變數，唯有在專業的指導下，並且保證這些測試有實質性和效益後你才同意進行這些測試，同時別忘了，並不是所有的實驗室都具有相同的水準。

　　如你所知，腎上腺疲勞症候群的症狀可能很多且嚴重，而實驗室的檢測結果卻顯示正常。反之亦然，檢測結果可能顯示皮質醇和DIIEA值異常，但個體可能沒有任何症狀。此外，在腎上腺疲勞症候群後期，24小時唾液皮質醇曲線在大部份時間可能毫無變化，而且會持續一段時間，甚至在恢復期也是如此。有時我們會看到延遲反應，這意味著測試結果可能會讓人混淆產生誤導，並且在症狀改善的同時，結果卻沒有顯示任何有意義的變化。

總而言之，過度依賴測試是腎上腺恢復一個常見的錯誤。

　　唾液測試最好用於連續的研究，並且以比較作為前提時才需要進行，單憑一個激素數據就做出臨床結論也是另一個恢復期常見的錯誤，這種情況在那些沒有專業人員指導下更是常見。例如，患者可能依賴實驗室測試而不理解它們的局限性，隨後他們開始自我引導營養復元計畫，結果導致不當使用營養素，使情況更糟。再次重申，敏銳有經驗的臨床醫師對病史的徹底研究遠遠優於實驗室測試，而且是評估AFS狀態最準確的方式。如果你不確定自己是否有AFS，需要一個基線概況，或者你沒有從AFS中復元，那麼唾液測試或許非常有幫助，前提是你有一位經驗豐富與合格的保健專家熟知你的病史，並且為你做正確的解讀。

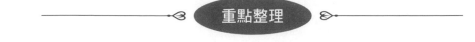

重點整理

- 針對疲勞和低能量狀態的常規診斷測試結果通常呈陰性。
- 常規測試的結果可能顯示潛在的功能異常，但卻常常被忽略。
- 功能實驗測試可能有幫助，但大多數並非必要。
- 許多人基於數字和測試結果就進行治療，特別是那些實驗室甲狀腺功能檢測結果異常的人，有些人只根據症狀就進行甲狀腺替代藥物療法。
- 針對腎上腺疲勞症候群的實驗室測試並不明確完善，需要專家做正確的解讀。
- 特別是唾液皮質醇測試經常被曲解。
- 單一的唾液測試很容易引起誤解，因為每個人的結果差異很大。
- 唾液測試最適合用於連續的研究，並且只有在知道要尋找什麼的專家建議下才需要進行。
- 若要確定AFS的狀態，敏銳有經驗的臨床醫師對病史的徹底研究遠遠優於實驗室測試。

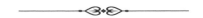

腎上腺崩潰（Adrenal Crash）
和恢復週期（Recovery Cyele）

腎 上腺崩潰很常見，幾乎每個人都曾經體驗過，我們定義腎上腺崩潰為一種急性腎上腺衰弱狀態，也就是身體對應激的代償機制已不堪重負。為了確保生存，身體發起一連串行動，目的在保存能量。腎上腺崩潰表示身體努力下調各種機制，讓我們回到生存的最基本模式 —— 靜如草木的狀態。

> 崩潰通常是嚴重疲勞的特徵，在極端的情況下可能會喪失行為能力。

許多腎上腺疲勞症候群在第一和第二階段的人都經歷過腎上腺崩潰，但他們往往沒有留意到，或許他們會意識到事件而感到壓力和疲勞，也許是體力不支和睡眠不安，但是隨著身體復元，這些症狀都會消失。這些早期的AFS階段可能持續許多年，甚至是幾十年才會發展到後期階段。

然而，隨著AFS進展，腎上腺崩潰的情況越來越頻繁且嚴重，大多數的個案最終都會進入第三階段。隨著症狀增加，許多人會求助醫生，但這時往往被診斷為個人單一的健康問題，例如甲狀腺功能減退、經前症候群或憂鬱，而腎上腺很少被視為是潛在的症狀源頭。

第一個警訊

　　崩潰通常是腎上腺症候群早期發出的第一個警訊，更重要的是，那些從未聽過AFS的人對崩潰應該也不陌生。由於人們對週期性疲勞早已習以為常，而這些崩潰又看似完全無害，甚至還可能認為是正常的現象，因此可以解釋為何第一階段，甚至第二階段可以長達數年或數十年。

　　例如，許多人預期會有短時間極度疲勞或疲憊的狀況，但經過小睡一下或吃甜食後就可以立即改善。事實上，我們的社會長期以來認為吃甜食是上午和下午精神不濟時的正常反應，在這個時段，我們很可能會出現輕微的崩潰情況。飲用大量的咖啡可能在咖啡因刺激作用過後，帶來咖啡因崩潰的情況；過度勞累、過度運動、忙碌的行程等，都可能讓人疲憊不堪，但這些通常被視為是正常生活的一部分，因此許多人常開口閉口說他們最想要的就是「休息幾天」或「睡個好覺」或「解除工作危機」。

　　然而，隨著時間推移，這些崩潰變得更加頻繁和劇烈，當AFS越來越嚴重後，或許進入第三階段，崩潰很可能因一些簡單的事情，如步行比平時更長一點的路程而觸發，在極端的情況下，症狀可能持續數個星期，甚至好幾個月。當然，這些崩潰的強度差別很大，取決於腎上腺疲勞症候群的階段。

> 隨著每次崩潰，身體通常會自己恢復，或個人感覺回復正常，然而，體內會因為每次崩潰而越來越衰弱。一個好的恢復計畫不僅是透過恢復的速度來衡量，還要看過程中是否不再出現崩潰的狀況。

　　如果身體沒有好好休養恢復完整功能，那麼這些小崩潰會變得更加頻繁和劇烈，久而久之，當身體越來越虛弱，恢復所需的時間也會拉長。表示如果沒有採取行動修復，身體會進入腎上腺疲勞症候群第一階段，然後慢慢惡化發展到第二和第三階段，最終來到腎上腺衰敗。這就是為什麼每個人都需要意識到AFS，瞭解應激和腎上腺有助於我們透過生活方式保護身體免於發展成嚴重的AFS。

輕微崩潰在AFS早期階段（第一和第二階段）或許很罕見，但在後期階段（第三和第四階段）可能每隔幾天就發生一次。重大崩潰在早期AFS階段通常好幾年才發生一次，但在第三階段可能每隔幾周就會發生。在這種情況下，身體永遠不會有機會完全康復，相反的是一次又一次周而復始的崩潰。在缺乏正確修復使腎上腺回復健康的措施下，身體光是忙於對抗崩潰和試圖恢復正常就已疲於奔命。

經常性崩潰意味著身體的應激系統被頻繁重新啟動，用以克服崩潰的情況，而且身體持續保持在一種警覺的狀態。最終耗盡身體能量，導致慢性疲勞和筋疲力竭。嚴重情況下（腎上腺衰竭，3C或3D階段或之後），患者可能臥床不起，處於我們稱為活死人的狀態。此外，這些人外表看起來往往很正常，但內部功能幾乎已經停擺。

腎上腺崩潰和恢復週期解析

完全崩潰和恢復週期分為兩個階段：

- **崩潰階段**，隨著身體更加虛弱而代償失調。
- **恢復階段**，身體機能逐漸恢復到崩潰之前的功能水平。

在崩潰階段最明顯的症狀是疲勞，因為激素和代謝途徑功能障礙與失調的結果。因此，在崩潰階段測量能量值，可提供我們隨時間推移最準確的崩潰嚴重程度。我們缺乏實驗室這方面的客觀檢測量化，但我們知道，當症狀越多強度越強時，表示崩潰的程度也越嚴重。

> 恢復階段是指腎上腺功能和能量逐漸恢復到之前尚未崩潰的水平，而且過程中令人不適的症狀已經消失。

關於越後期，尤其3C階段，恢復期更進一步分為穩定期，接著是一個或微型的恢復週期，而每一個週期又包括準備期、蜜月期和平穩期。試想這三個連續階段為一個往上的階梯，如下圖所示。總體而言，成功的恢復計畫包含多個連續向上的「S」曲線，而且其中沒有下行的重大崩潰進行干擾。

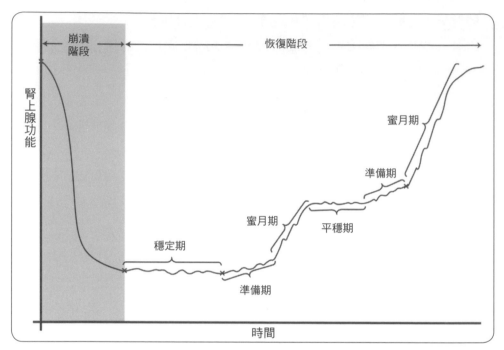

圖12　腎上腺崩潰和恢復曲線

以上梯形圖表說明了以下的過程：

穩定期：腎上腺崩潰後，在微型恢復期一開始之前的這段穩定期，身體不再出現代償失調的現象，而是停滯在一種功能緩慢降低的狀態。我們看到，這種穩定期對整體的恢復階段扮演非常重要的作用，這時患者可以暫時鬆一口氣，因為最壞的狀態已經過去，不過，我們也要警告患者，不適的症狀隨時都可能捲土重來。

準備期：視AFS階段而定，這個時期通常持續幾個小時到幾個星期，當腎上腺功能很強時，如早期階段，通常歷時較短，患者或許沒有察覺到能量有任何顯著的差異，即使他們正在補充新的營養補充品或增加目前服用補充品的劑量。然而，他們往往覺得在自我管理方面有所提升，且對厄運臨頭之感減輕許多。雖然仍然有疲憊感，但個人如果稍加留意，他們會自覺有一點改善。在這個階段，身體會重建其流失的儲備量，且內部也變得更強健。不過，不時感到更難受也是常見的現象。

蜜月期：通常緊接在準備期之後，這個時期可能持續幾天到幾周——如果準備期發展順利。這個階段的長短同樣視AFS的階段而定，一般來說，階段越早，持續的時間也會越長。腎上腺功能越衰弱，這個階段經歷的時間會越短，除非患者有臨床經驗豐富的醫生指導。在這個階段，身體較能有效地處理應激，我們能看到疲勞感降低，心悸和腦霧的現象消失，焦慮發作的次數減少，血壓開始穩定，睡眠功能漸漸恢復正常。

之後幾天，我們會看到微型崩潰，然後一次又一次地恢復。

許多人發現比起之前的微型崩潰，現在的耐受力更高且恢復更快。患者回報整體感覺好像解除重擔，心境上樂觀許多。

平穩期：在這裡，身體已穩定下來。平穩期的持續時間從幾個星期到幾個月都有，在腎上腺疲勞症候群的早期階段，這種無症狀可以持續好幾年，不過在後期階段，我們常看到不樂見的情況。例如，患者必須慢慢適應整體較低的能量狀態，如果腎上腺功能已發揮最大值，那麼接下來可能停滯不前，為期一段時間不會持續向上發展。

> 我們經常看到許多自我引導（self-guided）的計畫無法進入下一個週期，因為他們缺乏遠見和規劃所需的知識。在恢復期間對患者而言最大的困難點或許是沒有耐心，因此無法持之以恆改善情況，最終導致失敗。

其中一個誘惑是不斷換醫生，為尋求快速的解決之道。大多數腎上腺疲勞症候群患者，特別是那些已經非常虛弱的人，隨著時間推移，都會經歷多次崩潰與恢復的週期。如果我們仔細分析和比較觸發源，對照時間推移每個週期的症狀，我們就可以評估整體的腎上腺功能。

尋找腎上腺崩潰的原因

如果我們看得夠深，可以看到所有的腎上腺崩潰都是由某種壓力事件引起的，有些可能很明顯，例如至親死亡或重大生活改變，像是失去工作、關係或家庭；有些或許是小事且經常被忽略，如多走幾步路、狂吃甜食或一、兩天加班工作。

雖然小崩潰往往難以察覺，但它非常重要，因為我們可以找出每次崩潰的原因，歷史可能重演，所以相同的應激源可以預測日後崩潰的可能性。我們必須瞭解究竟是什麼引發崩潰，進而採取預防的措施。

在這整本書中，我們列出 AFS 的各種原因和應激源。不過，要特別強調的是，任何應激源都可能觸發崩潰的點，因此說明補充一些日常生活可能引起腎上腺崩潰的應激源，其中包括：過度勞累、脫水、長途旅程、休假、牙科治療、感染、過度暴露於陽光下、缺乏睡眠、性交時射精、喝汽水或咖啡、藥物戒斷，特別是類固醇、甲狀腺藥物敏感，尤其是 T3、感染，例如流感或昆蟲叮咬引起、藥物過量，如使用類固醇和腎上腺素麻醉，以及檢測過程，如促腎上腺皮質激素刺激試驗等。

其他更多的壓力觸發源包括：過度使用刺激性補充品、重金屬毒性、過度運動、暴露在三溫暖或蒸氣房、暴露於有毒氣體、久站、過度焦慮、關係問題、長時間坐飛機旅行、搬家／移動家具、大量進行排毒如灌腸或結腸治療、某些類型的按摩或針灸、 過度不當的呼吸和刺激呼吸練習，以及刺激性娛樂片，例如看一部動作片或坐雲霄飛車。

> 注意：越後期的腎上腺疲勞症候群，腎上腺崩潰的觸發源強度也會越來越小。在 AFS 後期，身體的儲備量已經很低，只要一點小事就可能觸發崩潰。

DrLam.com

生活中，許多人有時在遇到特定類型的事件／應激，就和過去一樣傷透腦筋無法處理，有時候，有些人將這些症狀歸咎於老化，但有時這種實質上的改變會促使一些人決心好好照顧自己，或學習如何做好壓力管理。這是一種很好的本能，但也很可能因為自我引導計畫或醫學診斷而最終使AFS惡化。

腎上腺崩潰的症狀

記住，並非所有腎上腺崩潰和恢復週期都有症狀出現，我們之前說的，早期AFS第一和第二階段的人可能沒有察覺腎上腺崩潰的情況，特別是如果腎上腺儲備量足夠，可以確保日常運作功能正常。這些階段很容易持續數十年，或在急性應激之下，崩潰的情況可能加劇且更頻繁，而影響個人生活更大的領域。

對於那些在第三和第四階段腎上腺疲勞症候群的人而言，崩潰時普遍會出現不同程度的症狀。在這些階段中，腎上腺崩潰症狀表示許多崩潰前已存在的AFS崩潰的症狀突然加劇或發作。正如你看到的，這些符合本書之前提及的症狀，其中包括：

- 體力大不如前和疲勞感增加。
- 腦霧和頭暈的情況大幅增加。
- 低血糖發作次數增加，隨著血糖調節功能障礙出現輕微頭暈的現象。
- 心理和認知功能產生重大變化，引發嚴重憂鬱、焦慮、易怒和暴怒。
- 類固醇激素前體DHEA流失，導致睪固酮偏低或黃體素與雌激素失衡。這些激素變化在婦女身上較明顯，因為雌激素主導的症狀突然增加，例如水腫、熱潮紅、失眠、腹脹和情緒變化；男性則性慾大幅降低。
- 代謝減緩引起消化不良，伴隨腸道蠕動不規則、便祕和大腸激躁。
- 肌痛突然發作，伴隨著關節疼痛，因為身體進入分解狀態。

- 甲狀腺功能減退症的症狀突然惡化，這與甲狀腺啟動和釋放甲狀腺激素的控制功能受到抑制有關，皮膚乾燥和體重增加是常見的現象。
- 既亢奮又疲累的感覺十分普遍，難以入眠。
- 代謝失衡和血糖功能失調，半夜因全身冒冷汗、心悸和飢餓感醒來。
- 發炎途徑失常，關節炎突然發作。
- 激素失衡和免疫反應變差導致痤瘡和掉髮。

腎上腺崩潰並不一定包括這些所有的症狀，有些人只有幾種，但症狀可能很嚴重。同樣的，症狀越嚴重表示崩潰的情況也越嚴重，在腎上腺疲勞症候群的任何階段都會經歷不同程度的腎上腺崩潰。

腎上腺崩潰強度的級數

臨床上，根據主觀的評估，腎上腺疲勞症候群崩潰可分為五個層級，意味著臨床醫生將功能依比例區分，但患者未必會用這些臨床的術語。相反的，患者可能會描述他們的感覺，之後醫生再對照以下所探討的層級。然而對於醫生和患者而言，這些層級都是主觀的，很少人可以真正就他們的腎上腺功能歸納出一個百分比。我們視第一和第二級為輕微崩潰且具有很好的恢復潛能；第三、四和五級為重大崩潰，因此恢復階段的狀況比較難以肯定。

第一級：流失崩潰前，當時有10-19%的腎上腺功能基線，也就是能量、代謝失衡，如低血糖症，以及情緒功能障礙，如易怒。在一般情況下，患者會說他們覺得比平時更疲累和急躁，而且餐前也比平時提早肚子餓。這些人在工作表現仍然正常，可以完成平日的家務，但一天下來覺得特別累，小睡片刻或額外的休息有助於他們恢復體力。

第二級：流失上述提及的崩潰前，當時有20-29%的腎上腺功能基線，同樣的，在這裡我們可以明顯感受到體力流失，但小睡或休息三十分鐘有助於恢復精神。許多人說他們的情緒不穩定，發現自己常常生氣，到了吃飯時

DrLam.com

間往往覺得彷彿鬆了一口氣。對工作或完成家務的能力受到影響，但如果強迫自己，他們還是能夠完成自己的義務。即使在一天中有額外的休息，這些人還是覺得疲累，並且感覺有點不太對勁，身體處於緊繃的狀態。

第三級：我們看到流失上述提及的崩潰前，當時有30-39%的腎上腺功能基線，這時整天的能量都很低，額外的休息和小睡都無濟於事，身體仍然很疲憊。我們可以看到戶外活動和處理家務的能力慢慢降低。在這個層級上，會想整天待在家裡，而且不只是幾個小時的休息時間而已。情緒上，會經常發脾氣，充滿憤怒和暴怒，有時身體渴望吃甜食補充能量。失眠更嚴重，半夜還會無故冒冷汗、心悸和頭暈。

第四級：我們看到流失上述提及的崩潰前，當時有40-49%的腎上腺功能基線，在這種情況下，整天都覺得非常疲倦，大部分家務都無法執行，常感到精疲力盡；在情緒方面，也經常感到沮喪，有時會因太情緒化和虛弱而生氣。

在這個層級，曾經有助於提升能量的食物或營養補充劑反而會使情況更糟，而另一個特徵是無法工作或完成日常家務。在某些情況下，有工作的人很難保住自己的飯碗，很容易被激怒，甚至連電視的聲音也會覺得煩躁。一旦躺上床就想一直賴在床上，因為這樣最省力。

第五級：我們看到流失上述提及的崩潰前當時有50%以上的腎上腺功能基線，在這個層級的人大部分時間臥床不起的，起床只是完成基本的生理衛生需求，此時連在屋內走動、洗澡、換衣服都需要旁人協助。

腎上腺恢復階段

恢復階段涵蓋從崩潰最高點，能量最低之際到身體回復到崩潰前，當時的腎上腺功能和能量水平。恢復階段更是難以察覺，它可快可慢且經常倒退，越是後期的腎上腺疲勞，100%復元的機會也就越渺茫。

在理想或專業管理的條件下，恢復階段的特點為多個包含三個部分的微型週期：準備、蜜月和平穩期，每一個微型週期可能持續幾天到幾個星期不等。當腎上腺越衰弱時，恢復過程所需的微型週期次數也會越多，而且持續的時間也會越長，以便恢復崩潰之前的功能。如果這時沒有妥善處理，這種微型週期日後很可能變成一連串的崩潰。

即使成功恢復後，這時的能量通常仍然低於崩潰前的水平，而且在整個恢復的過程中，第二次或第三次倒退是常見的現象。對一些人來說，在第一次恢復的微型週期開始前，我們會看到一段長時間的穩定期，特別是那些在腎上腺疲勞症候群第三階段或以上的人。在極端情況下，有些人根本沒有恢復階段，而是從穩定期後就進入下一個崩潰。

久而久之，我們通常可以在每個重大崩潰後察覺到明確的恢復階段，下圖顯示各種恢復曲線的可能性：

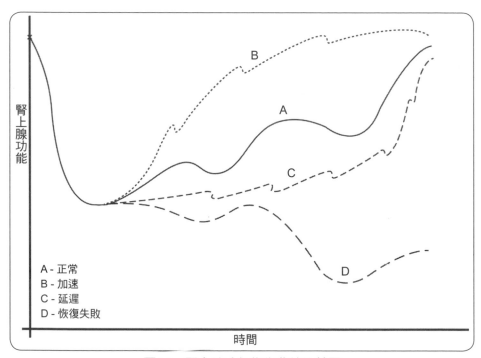

圖13　腎上腺功能恢復曲線比較圖

曲線A代表正常的恢復，其中有許多微型恢復週期以及不可避免的倒退，但腎上腺功能有上升的趨勢。

曲線B代表加速恢復，通常發生在第一和第二階段或那些身體結構強壯的個體。此外，我們將那些從崩潰階段直接進入蜜月期的人納入這個曲線，這通常需要在專家的指導下才可能發生，這是最理想的曲線。

曲線C代表在第三階段常見的長期穩定階段和延遲恢復。

曲線D代表在適度穩定期後恢復失敗。隨後發展至腎上腺崩潰，這在那些身體衰弱的人之中是很常見的現象，也是最不樂見的曲線。

四種類型的恢復曲線在AFS的任何階段都有可能，然而延遲（曲線C）和失敗（曲線D）在腎上腺虛弱越後期階段，以及那些體質衰弱的人中更明顯。除非應激源消失和提供腎上腺正確的方法和滋養使回到健康狀態，不然在這種情況下，大多數的恢復最終都會隨著時間發展而出現崩潰惡化的結果。

腎上腺恢復常見的徵兆

腎上腺恢復的徵兆包括：

- 崩潰的症狀看似穩定或不會進一步惡化。
- 回到一種平靜的感覺，同時處理壓力的能力提升。
- 焦慮感下降。
- 低血糖症的感覺減少。
- 有更多的能量可從事在崩潰期間無法執行的日常活動，如洗碗或園藝。
- 對鹽的渴望減少。
- 雌激素主導的症狀暫時惡化，例如經前症候群和月經出血量大。
- 暫時排斥之前對身體有益的營養補充劑。
- 對營養素突然有誇張的正面反應，但隨後又出現負面的反應。

- 睡覺時又開始作夢。

- 之前閉經，但月經週期又開始。

在腎上腺疲勞症候群的任何階段，個體可能有任何輕微或重大的崩潰，不過在第三階段時的症狀最令人困惑和難以理解。問題是如何管理這種令人不安的情況，並且開始恢復過程，這些重點我們將在本書第二部分做詳細的解說。

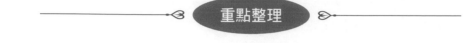

重點整理

- 腎上腺疲勞症候群第三階段或以上，崩潰的情況非常普遍且無可避免。

- 極度疲勞是崩潰的標誌。這是身體迫使自己回到簡單生存模式的方式，也就是喪失行為能力，身體應付複雜性的能力已不堪負荷。

- 崩潰後通常是恢復，而恢復階段更進一步分為穩定、準備和蜜月期。

- 腎上腺崩潰的其他症狀包括低血糖症惡化、憂鬱、焦慮、血壓不穩定、心悸、消化不良、既亢奮又疲累，及不明原因的疼痛。

- 崩潰的強度分為 1 到 5 級，第 5 級最為嚴重，也就是喪失崩潰前當時的 50% 能量。

- 恢復模式可分為正常、加速、延遲或失敗。最理想的模式為加速途徑，這通常需要在專業的指導下才會發生。

- 常見的恢復徵兆包括焦慮感降低、能量增加、對鹽的渴望減少、睡得好，及回到一種平靜的感覺。

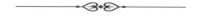

Chapter 13

典型腎上腺疲勞症候群和崩潰級數
（Crash Progression）

大多數來向我們求診的女性和男性當時都已是腎上腺疲勞症候群後期，許多人對身體已經受損的程度感到驚訝，但如果我們要求他們退一步仔細檢視個人的生活史，大多數人就不會感到那麼訝異了。多年來，我們發現只有少數患者是因為急性應激事件，如事故、手術、感染和情感創傷引發腎上腺疲勞症候群。大多數人長期都有AFS的徵兆和症狀甚至幾十年，但卻一直忽略它們，急性事件往往只是引發腎上腺崩潰的觸發源而已。

當一個典型的概況出現時，你必須先瞭解一下情況。道理很簡單：身體的行為合乎邏輯，任何歷史，雖然無法百分百預測未來，但可以揭露將來可能發生的事情，對AFS的發展全面瞭解有助於你預測日後可能會發生的事並做好準備。現在你瞭解AFS背後的生理學，特別是關於崩潰，我們認為這個部分的探討尤其重要。

我們經常提及在第一和第二階段，大多數人會有一些症狀，包括疲勞，但恢復得很快，所以永遠想不到原因是腎上腺疲勞症候群。事實上，除了在極大壓力和腎上腺衰竭突然發作的情況，大多數患者是在第三階段後才感覺到經歷許多崩潰和恢復期。第一階段的崩潰幾乎讓人感覺不到，然而第三階段的崩潰則會讓人臥床好幾天。不過，並不是所有的崩潰症狀都一樣，在這裡我們將詳細探討每個階段（本書之前提及）的性質。

下圖顯示隨著時間推移腎上腺疲勞症候群一般的典型發展，以及在第

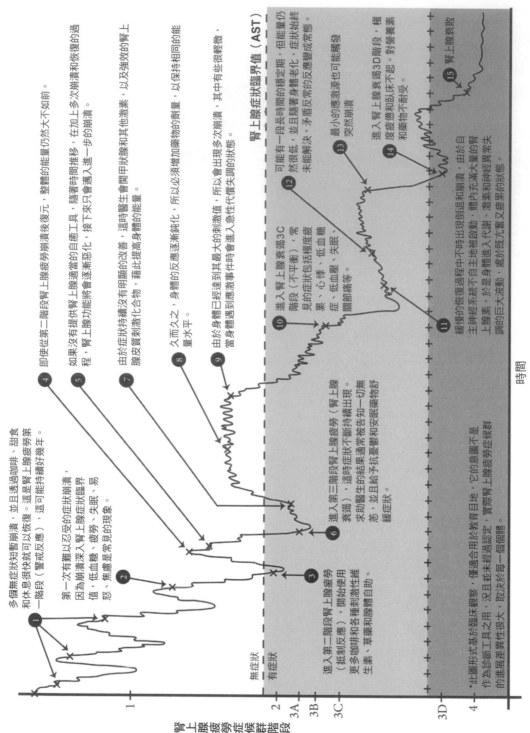

圖14　典型腎上腺疲勞症候群的發展

一和第二階段無症狀的持續惡化。之後在第三階段急速功能衰退，尤其在3C階段更加嚴重。如果這時放任不管，結果很自然會發展成腎上腺衰敗。注意，每個人的症狀發展、強度和時間差異性很大。此外，過程中通常會有多次崩潰，而且整個進展往往持續數十年或更久。

腎上腺疲勞症候群第一階段（警戒反應，圖表❶-❸）

在這個階段，身體受壓進入警戒狀態，並且啟動抗壓反應以降低壓力，大腦去甲腎上腺素被激活，整個人處於警戒的狀況。不幸的是，這種亞臨床狀態很少被認為是病理狀態，血糖值變得失衡，造成能量低落，並且通常以快速的方法補救，例如汽水、能量飲品，以及高碳水化合物，如糕點和其他甜食。那些需要借助咖啡啟動一天的人可能已經在這個階段，但卻毫無察覺。這時如果出現重大崩潰，通常可能需要幾天或幾周的時間恢復，而且可以完全復元。在這個階段的崩潰往往會被忽視，只有在回顧時才會從事件中看出端倪。

腎上腺疲勞症候群第二階段（抵制反應，圖表❸-❺）

隨著長期或重大壓力，腎上腺最終無法代償，這個階段的人仍然可以執行日常作息，但一整天下來覺得特別勞累，因為身體需要比往常更久的時間休息才能恢復。即使經過一整晚的休息，到了第二天早上往往沒有復甦的感覺。焦慮和易怒開始發作，失眠更是常見，因為需要更長時間才能入眠，半夜多次醒來已是常態，反覆感染的次數更加頻繁。經前症候群和月經週期不規則問題浮現，可能讓人聯想是甲狀腺功能減退（對冷熱極為敏感和新陳代謝減緩）的症狀變得普遍，那些一天需要靠好幾杯咖啡才能保持精神的人，可能在不知情的狀況下已進入這個階段。

相較於第一階段，此時大大小小的腎上腺崩潰頻率變多，強度也增加，而且也下探了腎上腺症狀臨界點（AST）。在崩潰之前可能會出現輕微的腎上腺症狀，但未必總是如此。在腎上腺崩潰期間，這些症狀加劇並且誇大，但仍然在可控制的範圍內。

這個階段，許多人在崩潰後毫無症狀且完全恢復，因為他們的狀態高於AST，但並不是所有人都這麼幸運。大多數的人在恢復後狀態仍然在AST之下，還是有一些症狀而且比崩潰之前稍微嚴重一點，因此許多患者在這時會求助醫生，但醫學檢查結果往往顯示正常。

與腎上腺疲勞症候群第二階段相關的崩潰特徵是症狀的強度比第一階段增強許多，一開始崩潰前的能量水平已低於腎上腺疲勞症候群第一階段的基線，到了崩潰高點時，腎上腺功能往往下降並且下探AST，這時衰弱的症狀開始出現，包括焦慮、失眠和低血糖。與AFS第一階段相關的崩潰一樣，每個崩潰和恢復週期結束後腎上腺功能都會稍微受損。這是個溫和的功能向下級聯反應，類似瀑布或一連串往下的階梯。相較於第一階段，此時的恢復期需要較長的一段時間。

腎上腺疲勞症候群3A階段（早期系統功能障礙，圖表❻-❾）

隨著身體進入腎上腺衰竭（第三階段），臨床表現大幅惡化。腎上腺疲勞症候群第一和第二階段症狀輕微的特徵演變成明顯的臨床症狀，這時的症狀為持續性或慢性，其中包括：

- 之前偏高的血壓現在變成全天低血壓。
- 之前輕微的肌肉骨骼疼痛變成日以繼夜的慢性肌痛。
- 之前偶發的感染變成頻繁的復發性感染。
- 之前偶爾的憂鬱變成輕度憂鬱症。
- 長期失眠且睡眠模式混亂。
- 之前因偶爾壓力大的日子所引起的疲勞，現在已成為家常便飯。

我們看到進行日常活動的能力慢慢下降，大多數人一整天下來都非常疲憊。但並不是所有器官功能障礙的程度都一樣，最衰弱的器官系統會首先出現代償失調的狀況，其他的器官系統則似乎完好無損，而HPA軸功能失調是許多這些症狀的原因。

輕微的崩潰越來越常見，每隔幾周就發生一次，重大的崩潰則是久久發生一次。崩潰前已有許多症狀，但由於多數都是長期性，因此許多患者早已適應這些症狀，儘管他們的能量基線普遍都偏低。在腎上腺崩潰期間，這些症狀會惡化，就算康復後，身體仍然會有症狀出現，這時大部分的時間仍處於AST以下。

腎上腺疲勞症候群3B階段（激素軸失衡，圖表❾-❿）

我們體內的內分泌系統與一系列激素軸的最優化運作有關，其中一個系統功能障礙會影響其他系統，隨著身體日漸衰弱後會造成級聯的代償失調。在這個階段，激素軸如女性的卵巢——腎上腺——甲狀腺（OAT）軸和男性的腎上腺——甲狀腺（AT）軸特別容易受到損害。

當這些激素軸失衡時，不良的回饋迴路同時產生多個器官系統級聯的代償失調，進而導致惡性循環。對女性而言，常見涉及低甲狀腺素、黃體素和皮質醇激素相關的症狀；對男性而言，腎上腺——甲狀腺軸可能受損。患者的身體和情緒狀態持續惡化，他們可能進入一種混亂的狀態，我們在此的意思是指，他們無法從邏輯上分析全身多重激素軸失衡的現象。

相較於腎上腺疲勞症候群3A階段，此時崩潰往往更強烈與更頻繁，因為腎上腺儲備量已耗盡。每隔幾個星期小崩潰一次，每隔幾個月大崩潰一次已是常態，身體在崩潰和循環週期中從未完全恢復到AST之上。

腎上腺疲勞症候群3C階段（不平衡狀態，圖表❿-❸）

　　隨著其他功能受損，身體集眾多症狀於一身，漸漸地，由於身體試圖保持激素微調平衡，因此體內嚴重受損，進而失去恆定性。此時身體會盡全力保持平衡，自主神經系統（ANS）則進入超速傳動狀態，以作為克服感知危險和厄運臨頭的一種方式。在這個階段體內充滿去甲腎上腺素和腎上腺素，不過代償反應系統功能很可能失調，再加上受體端受損，代謝和排毒途徑正處於低廓清率的狀態，進而導致矛盾和誇張的反應。

　　這時的臨床症狀包括血糖波動，其中反應性低血糖症（餐後低血糖反應）為標記，伴隨不穩定和偏低的血壓、姿勢性低血壓，以及無法久站。反應性交感腎上腺反應包括心悸、盜汗和憂鬱引起的焦慮，此時可進行的日常活動通常非常有限。

　　這個階段發生的崩潰通常迅速且激烈，每隔幾天可能就有一次輕微的崩潰，接著就是重大的崩潰，而且症狀惡化的程度起伏很大，通常在小崩潰甚至尚未完全恢復前就緊接著大崩潰，一直處在這種持續疲累，能量嚴重耗損的狀態。重大的崩潰可能極為可怕，有時可能需要到急診室就醫。在3C階段崩潰的恢復期所需的時間是第一階段的好幾倍。

腎上腺疲勞症候群3D階段（接近衰敗，圖表⓮-⓯）

　　由於身體的各種激素，如皮質醇和醛固酮，低於基本正常功能所需的最低限度，因此身體繼續下調所需的能量，以便保留給身體最基本的必要功能。這種下調進一步降低皮質醇分泌量，造成惡性循環加劇。身體可能對類固醇產生不耐受或反應鈍化。即使是低劑量，一般的營養物質也經常被身體系統排斥，不穩定的激素正回饋迴路被啟動，因而使病症惡化。

　　那些在這個階段的人往往生活在不斷崩潰的絕望狀態，當身體枯竭無法驅動具有生產力的反應，這時腎上腺崩潰的症狀通常非常極端。輕微的崩潰混合大崩潰，往來急診室已是常態，因為不穩定的血壓、不規則的心率，以及一種厄運臨頭的嚴重焦慮感。患者通常臥病在床，日常自我保健和最小的家務都需要旁人協助。

除了恢復期比3C階段更長外，患者在整個崩潰和恢復期間狀況都在AST以下，症狀從未停止過。那些在腎上腺衰竭後期的人，其崩潰前的腎上腺儲備基線非常低，相對於更早的階段，那些原本不會觸發崩潰的應激源，在此階段都可能輕易引起崩潰，可能只是比平時多走幾步路，或液體攝取量不足，而且隨著腎上腺日益衰弱，身體也變得越來越敏感。

幸運的是，大多數腎上腺崩潰，即使是後期，只要應用適當的工具和方法都可以控制（將在第二部中討論）。下一章我們將一窺究竟，當女性多年處於腎上腺疲勞症候群後期階段且進入腎上腺衰竭，但卻一直沒有意識到和治療時的後果將會如何。

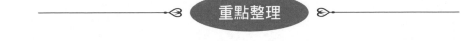

重點整理

- 隨著身體日漸代償失調，典型的腎上腺疲勞症候群患者會在數十年內經歷多次崩潰和恢復週期。
- 在腎上腺疲勞症候群的每個階段，崩潰和恢復的特徵、長度和強度都不同。
- 突發事件通常是每次崩潰的主要觸發源。
- 大多數患者都可以從他們的病史看到症狀的進展。
- 一般來說，隨著AFS發展，崩潰變得更頻繁和劇烈，所需的觸發源強度降低，恢復後身體狀況已不如以往強健，且隨著AFS進展，復元所需的時間會越來越長。

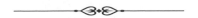

瑪莉的故事——
舉例說明腎上腺疲勞症候群

下面的敘述是一位名為瑪莉的迷你案例，她的故事與數百萬的女性類似。我們之所以提出瑪莉的例子，是因為從中可以看到一個女人從腎上腺疲勞症候群的早期階段進展到腎上腺衰竭，然後到接近衰敗。本章附上的編號圖有助於你瞭解一個典型腎上腺疲勞症候群患者的發展。

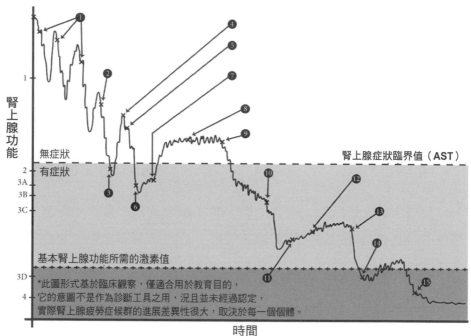

圖15　典型腎上腺疲勞症候群的發展（參考圖14關於每個點的詳細說明）

瑪莉的成年生活就像許多度過健康童年的正常青少年，和許多年輕人一樣，瑪莉開始在上大學那段時間測試和伸展身體的極限，生命中第一次，瑪莉可以自由安排個人的行程和社交生活，由於不想錯過新生活的一切，她熬夜讀書、結交新朋友，並且探索她的大學所在的城市，全部令人興奮，同時每周幾個小時當服務生打工。

當她第一次注意到早上覺得疲憊，整天無精打采時，她用咖啡和甜點提神，直到周末她能一覺睡到中午（圖表中點❶），到了星期一，她又覺得精神變好。由於她的朋友和室友都是這樣，因此她並未覺得這樣的大學生活方式有何不妥。

年輕期間，她的月經週期偶爾晚來，她無奈地提到經期前頑強的痤瘡，不過，同樣的，她不覺得這有什麼不對勁。只要瑪莉還能熬夜，而且對過於勞累還能應付時，她認為一切都很正常。

瑪莉完全沒有想到她已經在AFS第一階段，甚至是第二階段早期。

在即將升大學四年級時，她的家庭財務發生一些問題，意味著父母無法繼續供給她學校的費用，於是瑪莉提高她的助學貸款，並且找第二份兼職工作，一整年下來，她覺得靠自己奮鬥和畢業後要儘快找一份工作的壓力特別沉重。

在大學四年級，她的一位朋友留意到瑪莉似乎壓力很大，因此建議跑步或許對她有益。所以她開始跑步，瑪莉喜歡挑戰自己，在跑了一、兩英哩後，她會鞭策自己要克服這種疲累感，她從未想過在每次跑步後的這種疲累感有什麼不尋常的地方。她認為反正身材已經走樣，因此繼續用咖啡和迅速補充能量的甜食來處理她的疲累，有時在跑步後累到必須小睡一下，不過這時，她和她的朋友們都不認為這種特別疲倦的感覺有什麼奇怪的（圖表中點❷）。

此時的瑪莉身處於自我鞭策的環境中，其他學生的生活方式也是大同小異，而且瑪莉自己也看到她的朋友所面臨的挑戰甚至比她還要激烈和艱巨。年長的教授和瑪莉的父母根本不會留意到她的學生生活方式，然而，瑪莉已進入 AFS 第一階段，經歷小崩潰但迅速恢復，不過她從沒想過這些狀況是腎上腺崩潰。

瑪莉大學畢業後回到家，在她待業找工作將近六個月的時間裡，她先找了一份服務生的工作，最後，她在離家不遠的郊區找到一份企業基層的工作。展開獨立的生活，並且決心把工作做好，爬上企業的高層，瑪莉對已成為日常生活一部分的崩潰和輕度疲勞狀況完全置之不理。仗著年輕強壯正準備享受人生之際，她靠咖啡和點心撐過工作日，有時在午餐吃得太飽後，一整個下午會感到昏沉——這是食物昏迷（food coma）的徵兆。就像辦公室其他人一樣，在下午開會時，她會喝咖啡或茶，吃巧克力保持清醒，此外，她也會喝能量飲料來保持體力，並且在保健食品商店購買草藥配方來消除疲勞（圖表中點❸）。

她的家庭財務問題一直在她的腦海裡揮之不去，最後她的父母不得不搬到小公寓。在她工作第一年期間，瑪莉利用休假日協助父母搬家，這更讓她耗盡體力。這時她又經歷了第一階段的崩潰，不過在大部分的情況下，她的身體復元得很快。日後，隨著每次的恢復，她仍然感到體力不如以往，儘管有時間休息（圖表中點❹）。

她的父親患有心臟病，她和她的兄弟姐妹為此感到擔心，因此鼓勵瑪莉要多運動，甚至去參加比賽。她對於自己能否完成十公里路跑感到不安，不過她實在太忙了，沒有心思想那麼多。大約在這個時候，瑪莉開始服用非處方藥物的止痛藥來減輕月經來潮時的疼痛，她的乳房也出現纖維囊腫，這使她在經期來潮那一周和經期前十天疼痛不已。當她問她的醫生關於這些症狀和經期不規則時，她被告知這不是嚴重的問題，許多女人都有相同的月經週期症狀。

在這裡我們看到瑪莉已進入雌激素主導的狀態，同時，我們也看到當常見症狀與所謂的女性正常的一部分被混為一談時會發生的情況。

瑪莉的醫生給她一個標準答案，但未能將雌激素主導的這些徵兆與潛在健康問題連結在一起。事實確實是如此，數以百萬的婦女都有這些症狀，但大多都被認為是女性月經週期正常的一部分，當一些事情被視為正常就意味著不用太在意，很少人會將之與整體健康狀況或健康每況愈下聯想起來。瑪莉繼續在周末補眠，就像大學一樣，但她從未回到以前的強健。這些腎上腺崩潰讓她的體力耗損，不過她的身體仍然還有本錢。

和一般情況一樣，瑪莉在二十多歲和三十歲初頭處於第一和第二階段，她的症狀沒有出現什麼異常之處。她總是很慶幸可以從筋疲力竭和心力交瘁中恢復過來，和許多生活忙碌緊張的人一樣，瑪莉忽略她的間歇性症狀，視這些為現代生活正常的高低潮起伏。她閱讀雜誌上關於婦女決心出人頭地全心投入事業的文章，這完全吻合她的情況，她也試著照顧自己，避免陷入這個艱苦的人生旅途陷阱。

接著，瑪莉在事業方面更上一層樓，最後被另一家公司以更高的薪資和職稱錄用。她結婚後不久就懷孕了，由於她很想要孩子，她向朋友表示懷孕讓她很緊張，尤其是在懷孕四到六個月期間不得不出差幾次。雖然她有繼續保養身體，但她的整體能量水平持續下降中（圖表中點❺）。

瑪莉一直工作到生產前幾周，並且在幾個月後又回到工作崗位。兩年後，她的第二個孩子出生，她向她先生坦承，她感到十分欣慰有兩個健康的孩子，但肯定是不會再生了，她已經過了生育年齡。

兩次懷孕改變了瑪莉的激素模式，雖然未滿四十歲，但她開始向朋友們抱怨身上多餘的脂肪，而且皮膚特別的乾燥。像瑪莉那一代的許多婦女一樣，她對家庭和工作感到焦慮不安。當她在家時，想的是工作，當她在工作時，心思卻又在家裡，她老是埋怨先生不願意分擔育兒或家務，最終這種怨恨和其他困難使他們的關係漸行漸遠，不過瑪莉在家人朋友面前總是表現得很和樂的樣子，她只對一個親密的朋友吐露不滿意現在的婚姻生活。

當她的父親突然去世時，瑪莉長期以來的衰竭終於讓她無法承受（圖表中點❻），不過由於她極度悲傷，所以尋求心理輔導幫她渡過這段難關。同時她的月經問題持續不斷，出現許多症狀，如腦霧和睡眠斷斷續續，瑪莉知道她的生活充滿壓力，但她沒有任何資訊協助她將症狀與腎上腺疲勞症候群聯想起來。

到了四十歲，瑪莉已經跨過AFS第一和第二階段的門檻，進入第三階段腎上腺衰竭，她的症狀不時出現，意味著即使小睡一下也無法消除疲勞，情況已不像當年大學時代，以及二、三十歲那樣，這時補眠已經不能恢復體力。她總是為她的症狀找理由告訴自己，壓力很快就會解除。不幸的是在接下來的幾年裡，她的生活大翻轉，包括難搞的離婚和接踵而至的壓力源。

雖然瑪莉不再跑步，但她改以走路健身來消除多餘的脂肪，此外，她向她的醫生表示每日揮之不去的症狀——焦慮和持續輕微憂鬱，以及從未消失過的疲勞感。她的醫生最後讓她做各種檢測，包括甲狀腺功能，但結果都是在所謂的正常範圍。不過，瑪莉的醫生認為她是因為生活壓力感到痛苦，所以開抗憂鬱藥和安眠藥給她，而這成為她四十歲多歲時生活的標誌（圖表中點❼）。

這時聰明的瑪莉，閱讀了關於壓力對健康的影響，並開始自我引導調整自己的生活。儘管她個人對生活失望，但對自己專業的成就感到自豪。然而，她很擔心自己的健康發展，並且對工作中不懈壓力所帶來的傷害感到茫然。

就像許多即將邁入中年的婦女，她試圖重新評估，但疲憊本身有時會讓她意興闌珊無法理清頭緒，此外，身為一個單親媽媽，手邊永遠有做不完的事。瑪莉開始依賴營養補充品，以及嘗試各種擔保可以提高能量的草藥配方。事實上，她成為一個健康資訊和天然食品商店「治癒」的狂熱消費者，當這些非處方療法，加上抗憂鬱藥似乎有效時，瑪莉再次對自己的健康感到樂觀，認為她已經扭轉自己的健康（圖表中點❽）。

不幸的是，瑪莉的快樂沒有持續很久，雖然她的健康和能量維持一段時間的穩定，但她需要更多的補充品才能保持在相同的能量水平，就這樣平穩過了一陣子後，直到有一天，她收到最好的朋友在一場車禍中去世的消息，這是一個極大的壓力事件（圖表中點❾），瑪莉的症狀幾乎全部出現，甚至比以前更疲累、頭髮稀疏和皮膚持續乾燥，補充品似乎不如之前有效，她對吃的渴望大增，體重漸漸增加。瑪莉的醫生讓她做更多的甲狀腺檢測，並且在她的長串藥單中再添加合成甲狀腺激素替代治療藥物。再一次，瑪莉似乎有所改善，她的朋友鼓勵她回到健身房，並且參加減肥計畫甩掉多餘的贅肉。在這幾年裡，瑪莉持續有定期的小崩潰，久而久之，她的身體逐漸衰弱，隨著每次崩潰，她的疲倦感也日益嚴重。

這時瑪莉已進入3C階段（圖表中點❿），她在工作、孩子和扭轉生活方面疲於奔命，到了四十歲中期，她甚至意識到自己根本不是在過生活，她只是在苦撐，她的非工作時間幾乎全用在恢復體力，這意味著她很少與朋友見面，她的所有精力都投注在與孩子相關的活動。

隨著瑪莉慢性症狀持續惡化，奇怪和新的症狀陸續出現，她開始過敏和對螢光燈敏感，大部份時間處於焦慮和崩潰邊緣，甚至連電話鈴響都會讓她嚇一跳。她定期服用類固醇藥物來治療滑囊炎發作，同時她也經常為肌肉和關節疼痛所苦。

腎上腺崩潰越來越頻繁，恢復所需的時間也越來越緩慢，當她進入更年期時，瑪莉對自己在改善健康方面所做的努力感到絕望和失望。她的月經不規則且經血量多，她的醫生警告她日後可能要做子宮切除術，因為她有子宮肌瘤且持續變大。這是另一個雌激素主導的徵兆，但她的醫生並不熟悉這其中的關聯。由於疲累感與日俱增，她不得不請假休息，不過她的身體恢復的速度很慢（圖表中點⓫）。

瑪莉一直處在3C階段身體不適的感覺好幾年，這段時間（圖表中點⓬），她開始經歷矛盾的藥物和營養補充劑反應，疲憊感始終存在，在服用營養師建議的維生素和腎上腺腺體後，她感覺到緊繃，不僅毫無幫助，反而覺得有種說不上來既亢奮又疲累的感覺（圖表中點⓭）。最後，一個重大的崩潰讓瑪莉努力對抗的這些症狀以及還在運作邊緣的機能進入了3D的階段（圖表中點⓮）。

回顧她的大學時代，如果當時有人告訴瑪莉她必須請長假治療，她肯定不會相信，就算她的精神科醫生曾經建議過，原因是憂鬱和壓力讓她的身體變差。為了預防起見，瑪莉的醫生再次檢測她的腎上腺功能以排除艾迪森氏症的可能性，但再一次，檢查結果在正常範圍內。由於她覺得頭昏眼花、血糖下降，她也做了糖尿病檢測，並且被認為是糖尿病前期，雖然她的空腹血糖值都很正常。但她的頻繁性低血糖症在臨床上令人匪夷所思，最後她被告知傳統醫學對她的情況束手無策。

瑪莉決定請病假，努力讓身體好轉，她先從之前看到的排毒計畫開始，甚至嘗試咖啡灌腸法。試圖靜坐和尋求靈性方向，但仍無法擺脫整日精神混沌和紊亂。排毒計畫適得其反的結果造成症狀惡化，反而讓瑪莉臥病在床一段時間。

這一陣子因為心悸、極度頭暈、胸悶和無力等症狀，讓瑪莉多次進出急診室，這些症狀讓她想起父親和他的早逝，每次去急診室時，她總被告知可能是恐慌發作或吃東西產生過敏的症狀。

回去上班已不太可能，她的生活費全靠出售房子所得的收益，她的中年生活完全不如她的預期。

此時，瑪莉已喪失工作能力，而且她感到非常孤單（圖表中點**⑮**），她儼然已成為一個無法診斷出確實病情且長期沒有治癒的患者。當她找到一位綜合醫生時，瑪莉對大多數藥物已經產生抗藥性，包括改善有關她的AFS長期低皮質醇症狀的低劑量氫化可體松，最後連她的新醫生也只能宣告放棄。

別無選擇之下，瑪莉在床上躺了三個月，慢慢恢復體力，雖然在整個恢復過程中經歷幾次的崩潰，而且免不了還是有崩潰的風險。現在她每天要吃十幾種營養補充品，但效果十分有限。她花許多時間上網搜尋各種關於疲勞的論壇，嘗試不同的方法，遵照其他病友們的建議。她越是努力反而情況越糟糕，最後她體認到，她受損的身體需要個別照護和指導，因為她已經走到末路，再嘗試與錯誤只會使她變得更糟。在她五十歲初頭，瑪莉有許多老化的徵兆，從皮膚乾燥、皺紋到骨質疏鬆和關節炎等。最重要的是，她覺得自己老了累了，更令她傷心的是，從三十多歲開始，她就已經失去快樂的人生。

瑪莉的恢復之路

每一天，有無數像瑪莉一樣的人拼命尋找一種可以恢復他們生活和活力的方法，瑪莉很幸運，因為她的身體雖然嚴重受損，但經過時間與適當的恢復計畫調養下得以復元。

最終，瑪莉能夠回到職場，在家附近上班，這時的瑪莉已經知道什麼對她最重要，她不再覺得一定得要出人頭地，當她回歸到可以配合身體能力所及，以及能發揮創造力並處理壓力的生活型態時，她感到安心與平靜。她的生活變得有品質，這就是一種幸福。瑪莉擺脫長久以來的噩夢，後悔過去過著又累又不開心的時光，但很感謝現在的生活與重獲健康，同時她希望她的例子能影響她的孩子，激勵他們在生活中找到更好的平衡。

瑪莉的故事關鍵在於她的堅持，她對自己的健康負責任，在經過多年各種錯誤的嘗試後，她終於找到 Dr.Lam.com 網站的營養計畫。瑪莉的故事不是要引起恐慌，而是要讓大家知道，它反映了眾多人曾經有過的經驗。當然，許多女性和男性會繼續追求積極的生活和遠大的目標，而我們希望多了腎上腺疲勞症候群的知識後，人們能夠更謹慎用心地過生活，並且留意壓力所引起的症狀，並相對地調整自己的生活方式。

瑪莉的故事描述了這個難題，一個典型腎上腺疲勞症候群的長期進展總結，其中集結之前你在本書中看到的相關資訊。在下一章節，我們將討論瑪莉之所以恢復健康，找到生活平衡所採取的各種方法。

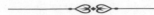
- 瑪莉代表許多在追求自己事業、照顧家庭，以及百忙中難以抽身，長期忽略 AFS 徵兆的女性和男性。

- 瑪莉的症狀是典型腎上腺疲勞症候群各個階段的發展。

- 幸運的是，瑪莉及時採取正確專業的調養行動，並且恢復良好。

DrLam.com

Part 2

解決之道

前十四章，我們提及腎上腺疲勞症候群是一種每個人在一生中某個時間點幾乎都會出現的病症，現在是時候將你對病症的理解與相關的恢復資訊融合在一起。

我們先從腎上腺疲勞症候群與身心連結的關係討論，如你所見，身體內部各個構造是密不可分的，雖然AFS的主要症狀在於身體，且大部分是由於皮質醇功能失調，例如疲勞、低血糖症和低血壓，但無可避免的，到了AFS晚期階段，我們會看到心理層面的症狀，例如焦慮、憂鬱和易怒。換句話說，涉及整個神經內分泌系統，從大腦開始，最後涵蓋所有的其他系統，因此，若要痊癒，我們一定要對身心整合進行深入的瞭解。

接下來的章節包括身心探討，說明我們透過各種方法來支援腎上腺恢復，其中包括自然療法、飲食、運動和生活方式等建議。雖然腎上腺疲勞症候群不是一種疾病，但恢復的過程是一個漫長且複雜的旅程，包括試驗和錯誤，以及沒有單一明確的復甦之路。

Chapter
15

腎上腺疲勞症候群和身心的連結

直到十七世紀，身體與心靈一直被認為是不可分割的一體，當時我們對生理的理解處於萌芽階段；在西方，羅馬天主教會力量龐大且具有影響力。當哲學家和科學家雷內‧笛卡爾（Rene Descartes）深入研究形上學時，歷史學家告訴我們，他與教會訂立契約：身為一位科學家，笛卡爾只研究人類解剖和有形的領域──身體，而將心智和靈魂的部份留給教會監督。

從那時候起，身體和心理的研究分道揚鑣，被視為截然不同各自獨立的屬性，並且成為西方哲學和科學的趨勢，這就是為什麼我們仍然看到科學家們只侷限在他們可以觀察和量化的研究層面，身體被分成好幾個部分，一般來說，心靈的功能往往不被看重。

自從二十世紀中葉以來，西方醫學許多專業越來越遠離心靈可能影響生理，造成身體改變的想法，因此，他們不認為身心障礙的存在。目前的實證醫學通常是指大型的雙盲研究，是從心靈和身體分開的概念發展而來。同時，那些宗教人士將思想、理性和情感從身體的層次提升至精神的境界，從而強化健康是一種物質層面的領域，基於我們可以看到和量化，而且與看不見的世界無關。

將人類分成兩個截然不同單位的假設尚未得到科學根據的證實，然而現代醫學已經接受這個作為前提，而且沒有經過哲學辯論或質疑該理論的基礎。現代醫學全力投注在有形肉體的醫學和治療，傾向於將身體細分為小部分，它認為心靈影響身體的想法往往是江湖術士行騙的治療法。事實上，當傳統醫學無法提供患者答案時，這些人往往被告知「這是心病」，就好像這些症狀是患者自己的想像，因此患者只好回家採取自我調養，結果導致症狀惡化。

身心連結的證明

幸運的是，東方醫學從未忘記身體實際上為一個整體且無法分割，整體療法在西方世界相對是一個比較新的概念，但幾世紀以來，在東方世界卻沒有明顯的變化。今日，我們看到它在神經科學研究方面已有越來越多的實證，現在有無可辯駁的資料證實心靈確實和身體連結在一起密不可分。

在一九七〇年代，我們看到確切身心之間相互連結的文獻實證，最早的研究集中在心理健康與身體的關係，這研究涉及那些仰賴器官移植而存活下來的患者，其中研究一再顯示，接受器官移植存活最久的人，往往是那些求生意志最堅強的患者。事實上，在接受器官移植的過程中，候選人按照慣例要做心理測驗以評估他們的求生意志。自從一九七〇年以來，許多其他研究指出類似的結論，關於癌症患者和其他末期疾病的生存率。顯然，心靈的影響至今雖然無法完全理解或定義，卻也不能忽略或拋在一邊，神經科學持續的發展不斷證明心靈和身體確實是無法分割的。

顯然，我們不需要成為神經學家，在日常生活中就能意識到身心的連結，例如，想像咬一根冰涼的酸黃瓜，大多數人的唾液馬上開始分泌，而且一想到冰涼的或許就有一種寒冷的刺痛感。這些情況全因心理圖像觸發大腦釋放級聯的化學信使，且在幾秒內傳送到標的器官——嘴巴。

當你遇到壓力時，想像你深吸一口氣，感覺回到內心的平靜；想像你在一個平和與寧靜的場景，可以幫助你入睡；當你感到緊張時，想像一下蝴蝶飛舞的樣子。驚嚇常見的症狀：顫抖、手心出汗、胃部不適，如果這不是身心反應，那又是什麼呢？這些都是簡單的提醒，告訴我們日常活動中有許多涉及身心的連結，這是我們的優勢，讓我們意識到自己的感覺狀態。但現代傳統醫學除了開具有鎮靜效果的處方藥物外，大都忽略了壓力對身體的影響。

很顯然，我們的心理狀態很重要，如果心情萎靡不振，身體健康勢必受到影響，反之亦然，當身體健康每況愈下，心情也一定會越來越低落。

進一步理解

即使身心連結已是不爭的事實，但重點在於它們是如何連結的問題仍然無解，分子矯正醫學（orthomolecular medicine）和神經內分泌學的發展提供了相關的答案。事實上，在許多情況下，我們可以將身體連結應用在生理學的範圍。免疫系統就是一個很好的身心連結實證，研究人員發現，免疫系統細胞表面上的受體就像鑰匙孔，它們接收來自神經系統和大腦釋放的化學神經傳導物質，例如去甲腎上腺素。由自主神經系統（ANS）調節的激素是這個身心途徑主要信使的轉運體。

此外，研究人員已確定與免疫系統細胞相關的新神經傳導物質，如情緒緊張的刺激會觸發多種化學物質釋放，然後告知遠端器官的免疫系統要採取什麼行動。在一整天中，大量的化學信使，包括腎上腺素和去甲腎上腺素透過 ANS 各種分支調節。現在我們已有證據指出大腦可以發送訊息至免疫系統細胞，從而控制免疫系統，這是大多數人都觀察得到科學論據：

在壓力和精神緊繃的情況下，情緒往往非常脆弱，而且比平時更容易生病。

反之亦然：免疫系統細胞釋放的化學物質會影響大腦，體內的傳輸和影響途徑是一條雙向道，與各個器官具有多個連結點，它是一個擁有伺服器、傳輸器、節點和接收器的虛擬網絡。

- 壓力促使來自大腦和免疫系統的促炎細胞因子分泌量增加，反過來導致交感神經系統釋放去甲腎上腺素。

- 過量的促炎因子信號可能會觸發大腦內的自動防禦機制，造成行為改變，例如社交活動興致減少、心情沮喪，以及睡眠模式改變，包括渴望比平常有更長的睡眠時間等。

- 過量的促炎因子可能導致能量流失和疲勞感增加，雖然確切的途徑尚未明朗，不過一些研究人員推測其中可能涉及甲狀腺功能失調。

- 許多心理疾病，包括憂鬱症、躁鬱症和焦慮與皮質醇分泌降低有密切的關係，顯然其中涉及HPA軸，但腎上腺本身結構卻完好無損。

- 大多數處於長期壓力下的人，血清皮質醇值往往低於正常值，這種情況在創傷後壓力障礙（PTSD）的患者中也很常見，然而他們的血清皮質醇值仍沒有低於腎上腺功能不全的標準，長期下來，他們沒有足夠的皮質醇分泌量來應付壓力。顯然，腎上腺功能失調的原因除了腎上腺本身外，最有可能的致因在於大腦。

- 大腦內最主要的應激信號因子為去甲腎上腺素，它和位於下視丘負責啟動HPA軸的促腎上腺皮質激素釋放激素（CRH）同在一個正回饋迴路，也就是大腦的去甲腎上腺素分泌越多，CRH的釋放量也會增加，進而HPA軸也會更活躍。

- 促進去甲腎上腺素信號傳導的神經傳導物質包括血清素、多巴胺和GABA。 低血清素分泌與憂鬱症有關，這是AFS常見的情況。在受壓期間，我們需要增加這些化學物質的生產量以提高去甲腎上腺素的分泌。因此，許多抗憂鬱藥和抗焦慮藥等這類的精神科藥劑都稱為選擇性血清素再吸收抑制劑（SSRI），它的作用就是透過阻斷鈍化途徑以增加細胞外的血清素。

- 組織胺在過敏反應的調解中具有極大的影響力，研究證據也指出組織胺（促炎因子）具有中樞傳導物質的作用，它涉及許多中樞神經系統重要活性的調節，例如警醒、認知、晝夜節律和神經內分泌調節。阿茲海默症患者大腦內的組織胺值偏低，然而帕金森氏症和精神分裂症患者的大腦中卻出現異常高濃度的組織胺值。組織胺值偏低與抽搐和癲癇發作有關，根據推測，壓力很可能會促使大腦細胞內的組織胺值增加。

心理研究再次證實身心連結

除了科學研究外，臨床心理研究也指出身心有強烈的連結，健康的心理狀態有助於保持身體健康。以下為參考資訊：

- 全國藥物使用和健康調查發現，在過去十二個月內，全美有五分之一的成年人患有某種形式的精神疾病（被診斷出心理、行為或情緒障礙）。

- 世界衛生組織（WHO）發現，已開發國家中，心理疾病所造成的無能比例比任何其他疾病（包括心臟病和癌症）還要多。

- 43%的成年人受到壓力不利健康的影響。

- 93%的美國人指出，他們的思想、觀念和選擇會影響他們的身體健康，以及日常生活的感覺。

- 58%的美國人認為健全的心理與身體健康密不可分。

- 極度焦慮會導致心血管疾病的風險增加七倍。

- 每一天，工作場合的壓力導致人約有一百萬名美國雇員在工作上失誤。

- 超過四分之一的人已用過所謂的心理健康休假，以應付壓力和它的副作用。

那些繼續堅持心靈和身體是分開且在它們之間劃清界線的人，仍墨守三個世紀前支配西方社會的教條，然而身體並沒有改變，心靈和身體一直是整體的，如銅板正反兩面分不開，只是同一個硬幣的不同面而已。

　　神經學和其他研究也大幅增加我們對心靈如何掌控身體的理解，一直以來某些疾病總是從解剖系統的角度來定義，但現在我們必須同時從多個角度來觀察。如果我們不這麼做，我們不會看到完整的臨床表現，也就是必須包括明顯的生理病理，加上不太明顯，但同等重要的心理成分。原因很簡單：天地萬物基本上不可分離，一切都是緊密相連的。

儘管有證據，但現代醫學並未完全接受身心連結的理念已帶來嚴重的後果，這可能導致片面診斷和誤診，進而延長病痛和混亂。即使撇開對個人的危害不談，也要想想不瞭解或不接受身心連結理念，社會和經濟可能要付出的代價，其中的後果波及社會的每一個機構。

鄧妮絲（38歲）向我們展示即便是那些 AFS 最嚴重的情況下也可以恢復

　　從小到大，我母親對我施以身體虐待，之後又在一段受虐婚姻中打滾多年，現在我是一位單親媽媽，撫養六歲和七歲的女兒。我的前夫放棄孩子的監護權，拒絕支付子女撫養費，所以我得苦撐養活她們。當我還沒離婚前，我動了三個重大手術，切除子宮和單側卵巢，以及因第一次手術失誤結果所造成的腸切除。我的另一側保留下來的卵巢有復發性囊腫，另一側之所以切除是因為卵巢已被囊腫包覆。

　　雖然我在這些手術之前就有腎上腺疲勞症候群的症狀，但在第二次手術後症狀變得越來越嚴重，當我的情況越來越糟糕時，我看過數十個不同的醫生，其中有兩個是內分泌學家，他們告訴我根據檢驗結果，我並沒有什麼毛病；其餘的醫生則認為我的症狀是心理問題引起的，因此他們開給我精神科藥物；我看過兩個心理專家，他們告訴我要勇於面對穿越它，我的反應太戲劇化了。

大約在一年半前，我的耳朵受到嚴重感染造成眩暈的後遺症。

在那時候，我聽說鎮上有一位整合醫生，當我去看他時，他認同我的評估，關於我的症狀可能是由於激素不足引起的，而他讓我做的唾液測試結果顯示我的激素失衡，包括皮質醇不足。

隨後，在我即將開始恢復之前，我的右膝蓋在一年內出現第二次水腫，於是骨科醫生在我的膝蓋注射類固醇。就在那一刻，大型崩潰迎面而來讓我臥床不起，最後我恢復一些力氣，但我的健康狀況從此大幅衰退。我的下顎被診斷為退化性骨質流失，造成我的右耳鼓腫脹，同時我對化學物質也產生嚴重的過敏反應。我的醫生試圖調節我的激素，包括口服低劑量皮質醇，這是我唯一能處理的。這位醫生意識到他對腎上腺疲勞症候群的知識不足，於是將我轉介至林醫師的營養指導計畫。

雖然大約花了一年的時間才讓我對自己和女兒們的未來重拾樂觀的態度，但卻很值得，因為我重新獲得身心的力量。要面對我的人生大部分的時間是痛苦的這個事實很難——持續受虐或害怕受虐是一種創傷，且對身體和情緒也造成嚴重的後果。我之所以有腎上腺疲勞症候群一點也不意外，我的身體症狀確實存在，當然，這和我過去經歷的長久壓力有關。

身心混亂

例如，在醫療或精神科檢查中，臨床或亞臨床皮質醇不足很少列為鑑別診斷的一部分，但在所有年齡的患者中，許多標記為精神或心理障礙實際上可能是由於激素失衡或不足引起的。

鑑別診斷（Differential diagnosis）是根據患者症狀找出可能的病症或疾病，然後再有系統地縮小範圍，直到找出確切的問題所在。）

然而，當患者有低皮質醇血症（hypocortisolemia; 低皮質醇水平）時，很容易被誤診為憂鬱。此外，許多AFS和皮質醇不足的症狀類似，可能與精神障礙，例如PTSD（創傷後壓力障礙）、癮頭和複雜身體症狀障礙（Complex somatic symptom disorder; CSSD）混淆。

有研究指出，各種不同精神障礙的患者，包括成癮，普遍都有輕度至中度皮質醇偏低的徵兆和症狀。但在每次診斷時將身心納入重要的一部分，並謹慎評估後，這種症狀是可以扭轉的。

身心醫學

心理和身體醫學的新興領域被稱為身心醫學，也就是將症狀與心理狀態連結起來。以月經痙攣和頭痛的患者為例，從前被視為是身心症，因而完全不受重視。將某些症狀標籤為身心症傾向於忽略，意味著它們不是真的。在某種意義上，這讓醫學界置身事外，經痛和頭痛並未受到特別的重視，我們看不到有效的預防措施和／或治療方法。不過，這種情況已經改變，因為我們對身心連結有更全盤的理解。

另一方面，無數看似純粹身體上的障礙，但它們的起源卻是無意識的情緒。因此，除了傳統的西方醫學訓練外，身心醫師還需要對心理神經免疫學、心理神經內分泌學和心理學有深入的瞭解。

在身心醫學的論點中，心理是身體疾病的根本原因之一。此外，心靈可能做出超越意識覺知外的決定，而症狀就是其中一部分。不幸的是，在醫療領域中仍然有許多人對身心症診斷存有偏見，這讓患者難以正視其真實性。事實上，90%的成年人不願承認它的存在，因為言下之意表示疾病全來自「心病」。大多數人因這種態度而覺得受辱，並將它與被告知他們有精神疾病劃上等號。這真是令人遺憾，因為身體過程的結果所出現的症狀是非常的真實。

有時，患者的恐懼是有根據的，例如，許多傳統醫學的作法會強化人們對身心治療的懷疑態度。當 AFS 患者無法如預期的方式和時間表恢復時，例如甲狀腺藥物不能改善症狀，抗憂鬱藥對能量或睡眠效果不大時，有些醫生最後束手無策，告訴患者他們別無選擇。這時如果患者尚未接受心理障礙治療，一些醫生或許會建議他們去看心理醫生，這時患者會感覺自己被遺棄，於是開始自我調養，並試圖瞭解到底自己發生了什麼事。

為了試圖證明是心理障礙的診斷，醫生往往會開精神科藥物，其中包括抗憂鬱藥、安眠藥或抗焦慮藥物。當患者症狀沒有改善時，最終會被轉介給精神醫生做進一步的藥物調整。在美國和其他西方國家，醫生和病人偏好快速可以抑制症狀的處方藥。因此，與其處理生理和心理的功能障礙和症狀，患者寧願相信看似對大多數病症有效的藥物，但卻都是治標不治本的錯誤觀念。

身心障礙的範圍非常廣泛，包括輕度惱人的背痛，到極度嚴重不明原因的疼痛等。由於醫生通常將焦點放在症狀而非原因，最終得到曲解的資訊，從而做出錯誤的診斷。現在就讓我們進一步來看大腦運作的方式。

無意識和意識心靈

我們大致上可以將大腦分為無意識和有意識，這兩者一起運作，想像一下漂浮在水中的冰山，有意識心靈為我們看得見漂浮在水面上的部分；無意識心靈是最大、最強的，存在水面下看不見的部分。

當我們談到「我的頭腦」時，我們指的是有意識的心靈，意識心靈與我們成長過程學習的一切有關——思考、分析、形成的評價和判斷，以及做出的選擇和決定；無意識心靈為保留童年時期但不存在於意識心靈的覺知；所有在意識之外的記憶、感覺和想法都被定義為無意識或潛意識。我們無時無刻都在運用我們的無意識心靈，但卻沒有意識到它。例如，一旦我們有意識地學會開車，我們的無意識心靈會讓我們保持警覺，協助我們做出反應，不需要意識心靈每分每秒留意路況的變化。

我們的直覺和洞察力來自無意識心靈，當有意識心靈停止運作，進入睡眠時，我們的無意識心靈仍然繼續運作，創造鮮明的夢境，同時也提出難題的解決方案。想想看，有多少次無法立即解決的問題，就在睡夢中或專注別的東西時，突然靈光一閃出現解決方案，從這些過程中我們就可以看到無意識心靈的運作。

無意識心靈可能受傷或受創，尤其在童年時期，太多常見的性虐待和身體虐待。這種早期的童年創傷可能轉移至成年期，對人格造成影響並產生症狀，其中包括行為功能障礙，例如強迫症、攻擊性、依賴、幼稚、行為殘暴和反社會行為、思想行為偏激，以及完美主義等。當我們成年後，經常會忽視和壓抑這種功能障礙的特性，因為我們知道社會不接受這種源自受傷無意識心靈，內心不滿的發洩。可悲的是，這種壓抑只會使事情變得更糟，因為壓抑的感覺會變成憤怒和暴怒，久而久之對身體會產生破壞。

極度受傷的無意識心靈無法自我修復，傷痕會隨著時間推移累積，在我們的無意識心靈中持續隱隱作痛，就像癌症。這種不滿增長緩慢，但肯定不會消失，直到浮現於表意識層面、確認並妥善處理。例如，無意識的夢境是以象徵性的語言和我們溝通，當我們分析或思考時，這些夢境可能讓我們在矛盾衝突中找到一線曙光，從而揭露意識層面所需的資訊。

失衡的人格特質，如上述提及的情況，日後會以補償和防禦機制來掩蓋受傷的無意識心靈。但隨著時間推移，來自身體補償的後果會漸漸浮現成為身體的症狀，通常是在遇到更多的壓力或上了年紀。這就是身心障礙集大成於一身的結果，當根源來自重大的心理因素或心理相關的問題時，患者會出現許多症狀，例如不明原因的疼痛。如果醫生沒有留意這種心理因素，很容易被誤導只治療身體症狀而沒有療癒心靈，而可能帶來毀滅性的結果。

無意識情緒（Unconscious Emotions）引起的障礙

以下是無意識情緒可能直接引起的身體障礙：

- 緊張性肌肉炎症候群（TMS）
- 纖維肌痛
- 非重複性動作觸發的腕管症候群
- 胃逆流
- 大腸激躁症候群（IBS）
- 非細菌性胃潰瘍
- 痙攣性結腸炎
- 皮膚病，如濕疹、蕁麻疹、血管性水腫（皮下腫脹）、痤瘡和牛皮癬
- 食道痙攣症
- 食道裂孔疝氣
- 過敏現象（例如過敏原引發的過敏，如花粉，但由於免疫系統受到無意識影響而變弱）
- 鼻炎，通常為鼻塞或充血、氣喘、鼻竇炎（通常難以處理，往往會發展成一種慢性疾病）
- 結膜炎
- 緊張和偏頭痛
- 性功能障礙
- 耳鳴（慢性耳鳴或耳內嗡嗡聲）

此外，無意識心靈對某些病症有極大的影響，但不是主要或唯一的原因，其中包括自體免疫性疾病，如類風濕性關節炎和狼瘡，以及某些心律不整。在身心障礙中，疼痛的症狀為防護性轉移焦點，換句話說，疼痛、焦慮和憂鬱並非潛藏的疾病症狀，只是表面上呈現如此。相反的，這些症狀是受驚的無意識心靈正常的反應，是不被允許呈現和承認與處理的部

分，也就是說，如果我們壓抑童年創傷和不愉快的經驗，身體可能會產生疼痛或憂鬱的症狀。

那些研究身心醫學的人認為身體的症狀是有意識和無意識心靈矛盾的顯現，根據某些理論，心理助長疼痛作為一種逃避的策略，讓我們無暇處理無意識層面未解的功能障礙，例如傷痛、憤怒、暴怒和從早期童年累積的長期失望。或許處理身體的痛苦遠比處理內心深處情緒的痛苦容易許多，特別是社會無法容許這些被壓抑情緒表達，這種情況則因文化和家庭背景而有所不同。

認知無意識心靈是身心疾病恢復一個很重要的里程碑，因為一旦意識到內部的功能障礙，病症往往可以大幅改善。具體來說，我們經常看到一旦患者認知到內心的憤怒和暴怒後，不明原因的疼痛症狀會明顯減緩。

例如，那些TMS的患者敘述，透過只是寫下自己發病時的不適，疼痛就有舒緩的現象。這是一個療癒力量驚人的證明——讓被壓抑的無意識聲音被聽見。一旦認知到潛藏的心理因素，心靈不再需要利用疼痛作為轉移無意識受傷的工具，因此疼痛症狀自然消失，讓患者的病情好轉。若要達到最佳的療癒效果，深層的心理問題則需要身心輔導和心理治療。

腎上腺疲勞症候群與身心連結

我們看到的不只是腎上腺疲勞症候群和身心疾病的偶發關聯，只要回想一下AFS常見的症狀——從低能量及肌肉與關節不明原因疼痛，到心悸和憂鬱——許多患者還有失眠、免疫系統功能下降、對多種化學物質產生敏感、腸胃消化不良，以及其他各種症狀等。

那些在腎上腺疲勞症候群第三階段的患者特別容易產生其他症狀，例如焦慮和憂鬱、肌炎、神經病變（神經退化）、胃潰瘍、生態失調（腸道菌群失衡）和免疫功能低下。當患者逐漸發展成第三階段時，我們往往會看到這些症狀。很明顯地，這些症狀與之前提及的身心疾病類似。

因此，腎上腺疲勞症候群與心靈之間是否有關聯？根據臨床觀察，答案是肯定的，尤其是在後期的階段。

腎上腺疲勞症候群是否是心理功能障礙最終的結果，或者心理失衡是由AFS引起的，這些疑問尚待確定，很可能這其中存在許多因素，至於「何者為先」的問題在此時並非考量的重點，而是腎上腺與心靈密不可分的關係越來越明顯。我們重要的化學信使神經傳導物質和自主神經系統激素在這個連結中受到極大的影響，顯然AFS主要是身體的神經內分泌系統對壓力持續反應的一種現象。

我們在特定的臨床案例上會看到這些情況，後期的AFS患者大都抱怨不明原因的肌肉疼痛，類似纖維肌痛和肌炎，然而導致這種相同症狀的途徑很多。例如，在AFS期間，受到皮質醇的影響，身體會進入分解狀態進而導致肌炎。由於肌肉分解，加上缺乏及時修復和重建，整體肌肉的質量減少，因此在抖動或伸展時會產生疼痛感。

我們可以將肌炎與低代謝狀態聯繫起來，由於平時化學代謝物無法及時排出體外，導致代謝副產物沉積在關節和肌肉，成為一種發炎的媒介。最後，肌炎可能與壓力增加產生的身心障礙有關，那些AFS後期的患者通常都是這三種因素交織在一起，而且不容易將它們區隔開來。

當我們將繼發性症狀看作因素時，臨床表現可能看起來相當複雜且令人困惑，例如，肌炎往往非常疼痛，這反過來會導致與加劇憂鬱和失眠，而這兩者都是身心障礙的症狀。由於失眠和睡眠模式受到干擾，身體在夜間無法得到適量的休息，進而導致白天精神不濟。

在這個持續低下的循環中，體力衰退使個人難以保有一份全職工作或業務，很快地會產生財務危機，進而使壓力倍增。當已受損的身體累積越來越多壓力，可能會更加焦慮不安、憂鬱、憤怒、暴怒和失去自信心（我們在第十四章瑪莉的故事有舉例說明）。這是一種疼痛和危及日常活動的惡性循環級聯，在臨床上，我們看到難以解釋或與醫療邏輯不符的多系統功能障礙，而搞清楚是唯一方法，並需要退一步仔細檢視身體整體的狀態，以及評估身體出現的所有病症。

　　一般知識是將腎上腺疲勞症候群的症狀歸咎於皮質醇功能失調，話雖沒錯，至少很多情況下的確是如此。然而，當體內皮質醇值無法維持最佳水平時，我們也不能忽視身體各個系統所造成的一連串負面影響，也就是說，許多症狀的禍首並非只是皮質醇而已。我們經常看到個人有正常的皮質醇值，但他們的症狀與腎上腺疲勞症候群吻合。對於那些腎上腺衰弱，無法隨著時間推移改善，或找不出為何恢復緩慢的原因，我們要特別留意。在這些特定情況下，我們還必須考慮其他器官系統功能障礙的問題，包括感染、金屬毒性、礦物質缺乏以及身心失衡。

　　然而，更複雜的是未化解的憤怒和暴怒是身心相關疾病最常見的潛在因素，許多後期AFS患者長期以來隱忍怒氣，因此有類似的根本問題。憤怒可能來自各種來源，包括病症本身，意思是許多患者感受到壓力，因為他們指望的正規醫生卻無法瞭解他們正在經歷的一切；此外，他們也可能因為症狀沒有隨著時間推移獲得改善或重拾工作能力而心生壓力；或許他們的無意識心靈仍然對童年的情感創傷心懷憤怒和暴怒，身心是一個整體幾乎無法分開，這一切都緊密交織在一起。如果個人能夠降低潛藏的憤怒和暴怒，這將有助於腎上腺療癒的過程，無論根本的原因為何，問題在於如何做到，基於這一點，我們就得從生理學方面看心靈和身體是如何連結的。

　　在第九章3C階段——不平衡，我們提到自主神經系統（ANS），這是無意識心靈和身體之間主要的管道，簡單地說，ANS功能失調是AFS 3C階段的標誌，這時腎上腺素和去甲腎上腺素成為主要的調節激素。此外，在整個腎上腺衰竭過程中，還會看到無意識心靈明顯的呈現，其中包括易怒、焦慮、失眠和憂鬱。顯然，ANS在身心連結方面所扮演的角色非常重要。

這對你有何意義呢？

無論你是否覺得身心連結很重要，保持適當的身心平衡對整體的健康，以及從 AFS 中恢復是很重要的，關鍵在於重新平衡 ANS 激素，請切記以下幾點：

- 健康的心靈有助於更快的恢復
- 健康的心靈不容易生病
- 腎上腺與心靈的溝通持續不斷
- 這種溝通有利於身心兩方面的健康

最重要的是，我們看到瞭解身心的部分是有利無害的，而且受益無窮。

當探討身心連結時，我們要留意不要以個人的角度來檢視這一切，而把問題全歸咎於自己，這些身心問題非常普遍，是人類生活的一部分。

各種鎮靜和增強身心策略已被證實有助於重新平衡身心狀態，進而使身體維持平衡，減少腎上腺素的釋放。詳情見本書第二十七章，其中包括腎上腺呼吸和腎上腺恢復運動，這些方法可以帶來以下結果：

- 減少焦慮和憂鬱。
- 舒緩疼痛，特別是肌炎。
- 強化睡眠和消除失眠。
- 增強免疫系統和減少感染。
- 自我控制、平和和幸福感提升。
- 疲勞感減少，體力增加。

治療身心平衡的工具

幾世紀以來，呼吸治療法一直被忽視，但它仍然是一個最好且最有力量的方法，利用人體內部的能量使身心進入平衡的狀態，若要達到這一點，最好的方式是透過腎上腺呼吸練習，我們設計這個特殊呼吸運動，藉此平衡腎上腺疲勞症候群後期患者的自主神經系統功能障礙，採用特殊的技巧，在沒有過度刺激大腦的情況下，產生鎮靜的作用。身心重新連結可以促使激素流動循環，這有助於AFS恢復，受益最大的是那些有心悸、焦慮、憂鬱、易怒、心率猛烈和失眠的患者。不管你是否有身心方面的問題，都是促進身心健康的好方法。我們將在第二十七章做詳細的說明。

對你而言，這代表什麼呢？

隨著我們進入二十一世紀，我們看到更多醫療保健人員聯手證明身心連結的關係，現在我們理解心理和身體只是一個更大整體的不同面向，而心理和身體這兩者彼此重疊交織。我們可以看到這兩者相互影響所呈現的疾病，這在後期AFS更是明顯，這時身心功能障礙的症狀包羅萬象，從疼痛和皮膚問題，到焦慮和憂鬱都有。

> 我們希望，當你更加瞭解身心連結的關係後，你可以找到平衡生活的方式，並且在人生中實現。我們特別強調這一點，因為若要從AFS成功全面恢復，首先必須正視身心連結錯綜複雜的關係，這點是不容輕忽的。

從生理的角度來看，恢復身心平衡的關鍵在於重新平衡自主神經系統，不久你會發現，腎上腺呼吸、腎上腺恢復運動和腎上腺瑜伽（與任何靈性修行無關）都是促進腎上腺疲勞症候群復甦的極佳工具。

越到AFS的後期，心靈的影響也就越大，不管是因果關係或恢復階段都一樣。在下一章，我們將具體討論腎上腺疲勞症候群的恢復方法。

- 任何AFS恢復，首先必須瞭解我們的身體是一個完整的個體，所有的部分都會相互影響。許多後期的AFS症狀是由中樞神經系統引起，並且經由大腦中的化學信使調解，瞭解在AFS中身心如何連結是任何恢復過程中的必然起點。.

- 來自神經科學的大量科學證據指向身心整合的關係，這一點早已是無庸置疑。

- 身心醫學是一門新的醫學專業領域，主張的理論為生理上的障礙具有強烈的心理因素，或源自於心理，但受到激素和其他化學信使的調解。身心疾病包括大腸激躁症候群（IBS）、緊張性肌肉炎症候群（TMS）、胃逆流、痙攣性結腸炎、鼻炎和非重複性腕管症候群等。

- 腎上腺疲勞症候群後期的許多症狀與身心功能障礙的症狀相似。

- 皮質醇分泌失衡並非AFS後期所有症狀的禍首，這時經由自主神經系統調解的身心連結顯然具有某種程度的影響。

- 維持適當的身心平衡有益於整體的健康，不管是否有AFS，關鍵是降低交感神經和副交感神經的強度，最好的方式是透過腎上腺呼吸的運動。

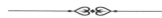

腎上腺疲勞症候群的全方位療法

醫 學對腎上腺疲勞症候群的知識仍處於起步階段，許多人都不知道他們的症狀是由於 AFS 引起的。AFS 的症狀差異性很大，而且沒有標準的恢復程序，使得我們對該病症更不得其解，基於這些原因，關於如何協助這些需要幫助的人我們看到極大的困惑。

身為開業醫生，隨著時間累積，我們透過處理許多嚴重的 AFS 病例獲得臨床專業知識，幸運的是，恢復的工具種類繁多，其中包括各種藥物、激素、腺體提取物、草藥、維生素、膳食指南，再加上生活方式，包括運動以及最佳睡眠品質等。儘管擁有這些綜合的恢復工具，在腎上腺疲勞症候群全面復甦的過程中仍有許多難以捉摸的因素，這導致一個常見的誤解，認為一旦患有嚴重的 AFS，要克服它幾乎是不可能的。

我們之前提及，AFS 是一種病症，目前仍在研究中。但輕微的 AFS 往往不易察覺，因為症狀是間歇性且缺乏一致的模式。如果經過適當的引導，患者通常在相對較短的時間內就能恢復，甚至一些自我調養的作法也能發揮效果，只要身體還有儲備量，能夠忍受試驗或錯誤的恢復嘗試法，而且沒有出現崩潰的情況。不過腎上腺疲勞症候群後期可能會讓許多人足不出戶，甚至臥床不起。在這些情況下，適當的恢復需要具備豐富臨床經驗和耐心，並且考慮身體的能量消耗和高度的敏感性。

我們看到許多嚴重 AFS 的女性和男性案例，他們最後會來找我們做營養諮詢，通常是因為正統醫學和傳統的自然療法無效。有些人在找到我們時從未聽過 AFS，而這些後期的案例讓我們學到協助病患最好的方法。

我們治療AFS涉及四大基本原則，並將之納入個人化的方案，對X患者有效的方案未必對Y患者有效，在任何情況下，我們的綜合自癒方案融合正統和整體策略，所以我們稱之為全方位療法。

全方位療法的四大原則

第一：我們相信身體是一個封閉的生態系統，在正常的情況下能自我維持和自我療癒。

當壓力擊垮我們的內部修復機制時，故障是必然的。這些應激源可能是急性或慢性，身體上或情緒上，不過它們已超過身心的負荷，使身體代償失調。在正常功能下，症狀浮現是內部受到干擾的警訊，而最脆弱的器官通常是首當其衝。例如，那些腎上腺較衰弱的人可能會有腎上腺疲勞症候群。同樣的，心血管系統較衰弱的人則可能罹患心臟病；腸胃系統不好的人則可能會有胃潰瘍，這就可以解釋為何有些人壓力很大卻沒有腎上腺疲勞症候群。

也就是說，一旦重大壓力觸發一個系統代償失調，接二連三其他系統也會受到影響，這是因為身體不是一個單獨器官運作的系統，身體內部會透過許多激素軸相互連結，其中一個系統障礙會啟動骨牌效應，造成同時涉及多個身體系統的潛在症狀，這就是為何我們在AFS後期患者身上經常看到失眠、憂鬱、心律不整、低血糖症、月經週期不規則和甲狀腺功能減退症等症狀，一般情況下，腎上腺越衰弱，這些症狀會更加普遍。雖然有些如對鹽渴望和低血糖症的症狀主要是因為腎上腺功能障礙的影響，但許多其他症狀，如心律不整和憂鬱症則是由於正常的器官系統受損而引發。

第二：一般輕微腎上腺疲勞症候群的現象為身體缺乏能量，不過後期的AFS通常會出現身心疾病，不再只是單純的身體功能障礙。

大腦透過下視丘——腦下垂體——腎上腺（HPA）軸和各種化學信使控制腎上腺皮質功能，所以情緒狀態對腎上腺功能有很大的影響，常見因身心

DrLam.com

干擾而受到影響的器官包括中樞神經系統、內分泌和代謝系統。由於這些系統的知識有助於我們瞭解症狀之間的相關性，因此我們在本書中會做詳盡的探討。我們的科學觀點要求評估每個人的獨特病史、體質、環境、情緒和心理狀態，以及營養狀況，再加上令人費解與緊急的症狀，我們將這些視為一個整體而不是毫無相關的部分，這些可以提供我們一個完整的臨床面向，基本上，最佳的營養解決之道是給予身體和心理健康的支援。

第三：我們將症狀視為我們的盟友而非敵人。

症狀是身體能告訴我們該如何採取行動的唯一方式，我們認為要允許症狀在可控制的條件與最少的不適感下浮現，例如對鹽渴望、低血壓、心悸、腎上腺素激增、焦慮和低血糖症等許多AFS症狀往往在腎上腺恢復健康狀態後會有所改善。

只要身體不是處於嚴重的危機，我們就應該提供溫和的支援，同時給它一個自癒的機會。在這個恢復的過程中，透過觀察症狀，我們對身體也會有更深入的瞭解。這並不是意味著我們任由不適症狀繼續發展，而是要有意識地避免陷入治標不治本的陷阱。我們持續觀察，並且應用這些症狀引導我們，同時運用營養支援體內腎上腺的療癒過程，目標是加強腎上腺和杜絕未來可能出現的問題。

我們很少看到只專注於症狀，而不是調養身體恢復健康狀態的策略能帶來長遠的成功，這其中的理由很簡單，因為症狀是潛藏功能障礙的徵兆，壓抑一個系統的症狀，可能會引起另一個系統出現功能障礙，不過這時的症狀往往為亞臨床。

當一個功能障礙與另一個重疊時，症狀甚至會變得更複雜與壓倒性，我們經常以為這是恢復過程的副作用，尤其當正統醫生開出會產生副作用的藥物時。這是一個嚴重的問題，而且使用的藥物越多，產生的副作用風險也就越大。

第四：讓身體利用機會教育我們，我們才會知道身體真正的需要是什麼。

透過完善的營養策略和每一個個體不同的反應，我們密切觀察其中的副作用與潛在的危害。身體每天都在教導我們它的喜好，只要我們願意留心聆聽。當我們知道越多，自我調養的效果也會越好，大多數人對身體的反應一知半解，所以我們致力於教育患者關於他們個人的體質，以及他們應該調整哪些因素，以便回到健康與持續保持的狀態。我們教他們如何傾聽和解讀身體的徵兆，教導他們如何與自己的身體和諧共處，因為健康掌控在自己的手中，我們還要確保他們明白工具箱中的每個工具的優缺點，使用工具的原因，以及可能會出現的負面影響。我們的焦點在於教育而不是藥物治療。

全方位療法的七個步驟

基於上述四大原則，以下是我們製定個人化全方位療法的七個具體步驟：

步驟一：瞭解身體

我們會花一些時間深入瞭解身體和其結構的狀態，確定這個基礎的過程絕無捷徑可尋。我們透過漸進式試驗和身體測試，同時刺激與調養的個人化營養草案，得以確認個體的性質。藉由留意每個個體獨特的反應，進一步針對個人體質所需設計方案，我們以這種方式協助患者恢復健康。

雖然這是一個艱難且耗時的過程，不過我們發現這是促進整體恢復最快的方法，我們從中獲得的經驗協助我們避免未來崩潰的發生，因為崩潰是恢復方案最主要的挫敗。就總體而言，我們縮短整體的恢復時間，而且整個療癒過程也輕鬆愉快。

步驟二：確定主要的功能障礙

為了全面預測身體對我們全方位療法的任何一種反應，無論是營養物質或飲食，我們要確定每個人體內最核心的衰弱系統，因為身體是一個整體，而身體的強健程度就如同體內最脆弱的器官系統。最脆弱的系統通常也是第一個出現症狀的系統，成為主要的功能障礙。每一個人往往都有一個最脆弱的系統，相對而言也特別容易受損。對一些人來說，甲狀腺可能是弱點，因此甲狀腺功能減退症可能是體內虛弱的第一個徵兆；相對於其他人，弱點可能是胃不適；有些人可能是心臟系統，而高血壓則是第一個徵兆。主要功能障礙的器官系統也是整個恢復過程中相對最薄弱的環節，因此，重點是要確認與協助身體，採取自然與搭配營養的作法，處理體內根本的問題。要知道主要功能障礙有助我們制定個人化恢復方案，並且獲得最大成功的機會。

例如，天然化合物GABA（調節焦慮和睡眠的神經傳導物質）通常是為那些腎上腺主導狀態的人提供良好的睡眠品質，但對甲狀腺主導的患者效果不佳。甲狀腺主導的個體通常是服用5-HTP（一種氨基酸，是神經傳導物質血清素的前體）來幫助睡眠。每一種營養成分都有其最佳的用途，而且要配合正確的病症才能發揮作用。

至於飲食，甲狀腺主導類型是素食飲食最大的受益者，因為纖維質增加，進而強化胃的同化作用。另一方面，卵巢主導類型通常受惠於蛋白質高於碳水化合物的飲食。腎上腺主導類型通常受惠於蛋白質和脂肪略高，以及少量多餐以克服低血糖症的均衡飲食；那些混合型的人則需要上述的組合。

在運動方面，甲狀腺主導類型適合做有節奏的運動，例如跑步／步行、騎單車或游泳。卵巢主導類型適合做溫和和集中精神的鍛鍊，例如瑜伽。腎上腺主導類型比較棘手，因為我們可以將之分成兩大類：高腎上腺功能型與低腎上腺功能型。劇烈運動通常有助於高腎上腺功能型的人燃燒多餘的腎上腺素。低腎上腺功能型的人應該先不要運動，直到透過營養和飲食調養到身體恢復穩定，當體內的儲備量增加時，到時再考慮逐漸擴充和增加運動量。

步驟三：確定嚴重程度

　　輕度腎上腺疲勞症候群在臨床上的表現與後期的症狀非常不同，輕度和早期AFS階段的症狀包括失眠、缺乏能量、易怒、高血壓、對鹽渴求、焦慮和體重增加。然而，後期的腎上腺疲勞症候群症狀還包括低血糖症、低血壓、心悸、體重減輕、嚴重憂鬱和月經不調等。如果使用成功治療輕度AFS的方法來處理後期階段，結果可能適得其反。換句話說，適合早期AFS階段的工具可能會使AFS後期的症狀惡化，然而誤解這個原則是一個常見的錯誤。

　　我們運用這些工具來實現我們的目標，並且根據我們的基本策略概念選擇工具，如果沒有這種明確的策略概念引導如何與何時使用工具，結果很可能導致工具濫用而產生不良的後果。評估和瞭解每個患者的臨床狀態有助於我們選擇使用的工具。我們也瞭解沒有一個工具可以從頭到尾都有效，隨著身體的變化，工具的選擇也必須改變。對某人有益的營養素對另一個人很可能具有毒性，而在某一階段對個人有益的作法，很可能在恢復的過程中對同一個人會產生負面的影響。

步驟四：確定優先順序和個人化

　　我們要配合身體的準備狀態來確定營養素和治療建議的優先順序，多數AFS後期的患者有許多症狀同時涉及其他器官系統。透過確定治療的優先順序，可以有系統地制定計畫，而不會錯失任何重要時機。例如，一些卵巢和腎上腺同時功能失調的患者，如果我們先處理卵巢功能障礙，他們的復原速度可能最快且成效最好；其他人則可能相反，又或者，有些人需要同步處理這兩個系統。

　　我們藉由採取一步一步的療法促進身體持續復元，我們偏向漸進式且愉快穩健的復甦進度，而不是一時的開心與隨之而來的挫敗感，因為這種模式可能會使整體狀況惡化，並且拖累整個恢復的過程。

DrLam.com

步驟五：測試身體的反應

為了盡可能提供身體最溫和與最有價值的營養素，我們採用定性營養測試，也就是遵循具體的草案，來證明或反駁基本的假設。這種測試有助於我們在選擇恢復的工具之前瞭解身體可能的反應。例如，我們可以透過飲用鹽水，並且觀察身體的反應來瞭解身體的醛固酮調節情況。重點是我們要瞭解每次測試的目的，而且不管是正面或負面的反應都可以提供我們寶貴的資訊。在著手進行營養治療方案之前，精心策劃的各種測驗有助於我們瞭解身體的準備狀態。

步驟六：密切監測

我們以傾聽、記述法為主並持續跟進以密切監測身體的反應，這意味著我們留意任何呈現的結果，目前，我們沒有即時評估腎上腺功能的具體和定量的測試。我們的全方位療法要求採取小步驟，且持續評估更新，盡可能做到接近身體的即時反應，透過注意身體每天出現的各種徵兆和症狀，特別是在測試下身體的表現，以及在壓力下身體的反應。

幾世紀以來，醫療都是採用這種傾聽、記述法為主的方法 —— 這是以前的標準作法。但這已即將成為絕響，因為現代臨床醫學大量依賴調查工具。機敏的健康醫療人員會使用調查工具作為依據，但最終的建議通常是基於廣泛的病史、臨床見解和經驗，這對 AFS 尤其重要，因為我們缺乏完整的瞭解，而且實驗室的結果並不是很可靠。

步驟七：耐心

生物修復需要時間，身體不像電燈的開關，可以讓我們隨意打開與關閉。我們使用溫和的營養物質促進細胞內部持續和長期的轉變，許多人在一定的時間內會有好轉的跡象，但在嚴重的情況下則可能需要更長的時間。

記住，正常的腎上腺恢復通常需要採取一系列的步驟，類似爬一段上行的樓梯，且在每個階梯之間有多次的停頓。一開始的幾步通常比較快，只有短暫的停頓，到這個階段結束時，大多數人會喜出望外，因為他們重新找回失去的能量。雖然他們整體的能量仍然遠不及之前最健康時的狀態，但大多數AFS患者都很高興可以再次擁有平衡社交、工作和家庭生活的能量。隨著我們進一步踏上恢復的階梯，停頓的時間會拉長且能量的增加程度會變少，這是正常的現象。透過適當的規劃往往可以實現穩定且持久的恢復，只要我們有耐心，讓身體在需要的時候好好休息。

如果在持續一段時間內症狀沒有任何改善，那麼其中往往有相當大的潛藏原因。如果有人在一旁悄悄地加油，再多的水也無法撲滅火源，那些屬於這類型的人需要耐心才能啟動一系列的方法發現根本的原因。大多數情況，如果我們深入探討，便可以找到潛藏的原因，那些用心理解身體狀況的人可能會發現。而身為醫生的角色，我們做的就是促進這個進程。對那些將焦點放在快速恢復不切實際的人，我們往往愛莫能助。當然，刺激身體產生能量相對比較容易，但這種方法最終會適得其反，導致AFS惡化，因為根本的原因從未被發現和處理。

如果我們將恢復歷程比喻為一個跑到終點線的比賽，我們的全方位療法就像是以穩健的步伐和愉悅的心態跑到終點，是享受一路的賽程，而不是全力衝刺，但卻在快抵達終點線前崩潰。

許多AFS的人傾向於A型人格特質，被定義為激進、強迫性和凡事追根究柢的人，他們總是想瞭解AFS的科學原理，這點或許有些好處。但我們不鼓勵患者過度專注於解讀每個單一症狀或生理途徑，因為往往只會增加焦慮感和進一步耗盡體內僅存的儲備量。總體來看，反而延緩恢復的速度。我們發現，那些恢復速度相對較快的人大都是信任與聽從我們的建議，並且謹慎地遵循。我們鼓勵每個人以平衡的方式運用他們的能量從事生活中享受的事情，並且停下來聞一聞沿路的花香。

有所為與有所不為

我們全方面療法是促進，但不強制身體改變，唯有讓身體順其自然持續恢復到健康的狀態，我們才能痊癒，有些人在短期內就可以復元，有些人則需要較長的準備時間。那些年齡較大或結構脆弱的人所面臨的挑戰往往最大，因此，我們仍然不斷在尋找，並且對替代療法保持開放的態度。

大方向

我們的全方位療法在營養方面集結最好的正統和自然療癒過程，我們的重點在天然化合物以補足體內的不足，我們認為要盡可能滿足體內的需求，我們教導那些求助於我們的患者要留意身體的需要，而這也是大多數人不知該如何做到的一點。

至少在大多數的情況下，只要給予正確的工具，身體就可以自行療癒，而我們是這個過程的推手。此外，我們的全方位療法要求將重點放在以整體療法來觀察整個人，隨著身體恢復後，我們的目標是教育每個人在恢復後繼續保持，並預防未來再次發生。最後，要給予身體足夠的時間恢復，耐心是我們療法的特點，我們不會強迫身體執行它尚未準備好的功能。

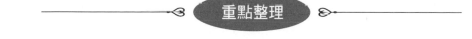

重點整理

- AFS恢復工具琳瑯滿目，知道如何與何時運用是卓越臨床的表現。
- 我們的全方位療法來自多年來協助AFS患者康復的精髓，這是一個全面和營養導向的方案，旨在提供腎上腺適當溫和的工具，讓身體自行療癒而不是利用刺激法來強迫身體運作。
- 這個療癒法是根據四項基本原則，以及包括七個具體的步驟。

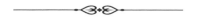

七個恢復腎上腺疲勞的錯誤方法

現在，你知道大多數腎上腺疲勞症候群屬於輕度（第一和第二階段），只持續幾天或幾週就可以完全恢復，這時多數人通常不會意識到這其中涉及 AFS。少數人發覺恢復是一大挑戰，他們的症狀持續時間比一般人還要久，他們最終會好轉，但從來沒有恢復完全，而且有一小部份人會慢慢進入代償失調的狀況，久而久之，他們的病症會日漸惡化，於是在不知不覺中進入 AFS 後期階段（第三階段以後）。

當患者經歷頻繁的腎上腺疲勞症候群症狀，而且嚴重度和持續時間與日俱增，我們認為這是恢復失敗的徵兆。我們的體內有一個內置的自我修復系統，但在恢復的過程中往往無法完全參與及發揮其最大的功能。我們看過許多恢復失敗的原因，以下為最常見的七大原因，當你開始尋求協助時，請牢記以下說明：

錯誤一：聽從經驗不足的醫療人員的建議

當患者著手進行恢復過程時，他們很快意識到，大多數主流醫生對 AFS 並不瞭解。除此之外，現代醫學主要傾向於以實驗室為基礎的治療法，而不是記述和整體觀察法。而且，目前我們並沒有準確和萬無一失的腎上腺疲勞症候群測試，矛盾的是，腎上腺功能越衰弱，實驗室結果與臨床的相關性反而越低。

DrLam.com

對那些未經過這方面訓練的醫生而言，處理患者如謎團般的病痛往往是一大挑戰。腎上腺功能障礙幾乎影響每一個系統，其中包括中樞神經系統、心血管系統、周邊神經系統、激素系統和腸胃系統等等。因此，醫療人員必須對神經病學、心臟病學、內分泌學和精神病學有深入的瞭解。由於今日大多數醫生只研究專門科目，他們的訓練和臨床經驗範圍狹隘，往往缺乏完全理解AFS所需的廣泛多學科經驗和知識。

不幸的是，治療症狀而不是找出問題根源已成為標準程序，這就是為何患者最後往往有無數的處方藥物，其中包括抗憂鬱藥和抗焦慮藥物，以及其他治療症狀的藥劑。各種不同專科醫生經常只單獨治療患者的消化系統疾病、婦科疾病、心理症狀、過敏等等。

對腎上腺疲勞症候群後期真正專精的醫療人員，一定都是從多年的臨床經驗中吸取專業知識。在嚴重的情況下，完全恢復可能需要一年或以上的時間，經驗不足的醫療人員往往被實驗室數據誤導而忙於治療症狀。這些醫療人員發現，除了非常輕微和極為明確的AFS病例外，其他都非常棘手難以應付，等到發展至後期時通常都束手無策選擇放棄。不幸的是，患者沒有自知之明，還以為自己在治療的正確軌道上。在失望之餘，他們最終採取自我調養，結果使症狀惡化。尋找正確的醫療保健專家是你的最大挑戰和任務，你可以參考附錄A關於如何找到正確的醫生。

錯誤二：過度使用藥物和治療法

我們活在一個「將症狀歸類為疾病」的世界，因此，經常搞不清楚控制症狀與「治療」疾病的差別，即使病症為慢性長期的狀態。就AFS的情況而言，這種常見的作法經常造成不可收拾的後果。例如，舒緩疼痛並不等於是治療造成疼痛的原因。AFS的症狀就像疼痛，它們是某些系統出了問題的信號，但光是抑制症狀起不了作用，這只會使身體負擔更重，最終造成症狀日益惡化的結果。

合乎邏輯的方法是提供身體自癒的工具，並且監測症狀，利用它們作為評估療癒的進度。可悲的是，這些方法很少被廣為運用，反而使用各種處方藥物抑制症狀已是常態。然而，更不幸的是，大多數藥物都有副作用，例如光是抗憂鬱藥的副作用就有十幾種，包括口乾、視力模糊、便祕、睡眠中斷、頭痛、噁心、性慾減退和躁動。我們還要將這些症狀的數量與患者同時服用的藥物總數相乘，更不用說，這種治療法對肝臟和腎上腺所帶來的負擔，而且許多腎上腺疲勞症候群患者從未完全康復，當他們的治療基礎為處方藥物，因為過程中所用的藥物從類固醇到抗焦慮和安眠藥都有。

錯誤三：過度依賴實驗室測試

我們在第十一章診斷測試──你不可不知的訊息中學到，腎上腺疲勞症候群的診斷測試有極大的限制性，常見的情況是AFS症狀非常明顯，但實驗室的檢測結果卻在正常值之內。我們經常看到實驗室的結果混亂產生誤導，甚至對經驗豐富的臨床醫生而言，要解讀實驗室的結果也是一大挑戰。醫生往往發現自己無所適從摸不著邊，越是後期的AFS，如果我們越依賴實驗室測試，我們就會越迷惘，因為測試結果與症狀的相關性有多重不一致。因此，患者經常要做許多測試，雖然醫師用心良苦想找出其中的誤差，但在臨床上往往被實驗數據誤導，這種作法反而進一步削弱腎上腺功能原本就很虛弱的患者，許多人來找我們時都充滿了困惑和挫敗感。

在評估腎上腺衰弱的部分，透過觀察身體徵兆和症狀的方法遠遠優於現有的實驗室技術測試結果，黃金準則仍是富有經驗的臨床醫生根據患者的記述和完整病史做出診斷，而實驗室結果在使用得當時仍然有所助益。

錯誤四：營養補充品使用不當

你可能知道天然化合物在許多方面有別於處方藥物，處方藥通常劃分明確，以及具有高度可預期的成效曲線，意味著在預定的劑量範圍內會產生可預期的反應。然而，身體本身沒有代謝非天然化合物，如合成藥物的內置系統，所以在高劑量下，必然會造成毒素累積的結果。同樣的，如果天然化合物使用不當，不只會阻礙恢復過程，久而久之病症也會隨之惡化。在這些情況下，化合物反而弊大於利，這是個人自我引導和非專家指導方案中所犯的最大錯誤，尤其是腎上腺疲勞症候群已到了後期階段。（關於更多天然化合物的使用介紹請參考第十九章腎上腺疲勞的營養補充品：入門）。

錯誤五：無法辨識矛盾和異常的反應

在醫學治療時，通常是使用藥物，有時會出現和我們預期相反的效果，我們稱之為矛盾反應。例如，如果安眠藥導致失眠惡化，我們會稱這種情況為矛盾反應。同樣，如果一種鎮定劑會引起過動（hyperactivity），這就是一種矛盾反應，我們在AFS患者身上看到類固醇藥物不僅無助於緩解，反而使症狀惡化，然而經驗豐富的醫生可以觀察到這些異常的反應。

雖然我們不瞭解原因，但矛盾反應在天然化合物中更是普遍，我們知道對一個人有益的天然化合物，可能會對另一個人會產生毒性，而且隨著時間推移發生。然而，在某情況下，身體從一開始就排斥這些營養物質，使用後能量沒有提升，反倒是感覺更糟糕且可能導致崩潰。

到了越後期的AFS，矛盾與異常的反應更是明顯，身體陷入向下級聯反應狀態，但在激素失衡的正回饋迴路調解下，身體的反應非常劇烈，再加上其試圖以極端的方法平衡自己，因此這些矛盾反應包括：

- 極度疲勞但同時又很亢奮
- 血壓不穩定，在靜止時無法回到正常的血壓
- 儘管服用穩定血糖的代謝藥物，還是有反應性低血糖症（餐後低血糖反應）
- 使用減少不規則心跳的心臟藥物，心悸卻反而增加
- 服用鎮靜劑後，突然間感到焦慮
- 使用之前有效的天然化合物反而疲勞感加劇

雖然這些症狀有些可能是由於藥物不耐受、肝臟廓清率問題、自主神經系統功能失調和天然化合物的副作用引起的，但許多矛盾反應的發生並

沒有明顯的醫學邏輯。不過，這些矛盾反應是身體重要的警訊，提醒我們需要留意的地方，如果不能辨識這種反應則可能導致恢復延遲或失敗。

錯誤六：無法辨識多重器官受累

無法辨識與腎上腺疲勞症候群相關的多重器官受累經常導致治療焦點狹隘，久而久之病症自然惡化。之前我們提及，腎上腺是透過下視丘——腦下垂體——腎上腺（HPA）軸調節，而腎上腺本身經由各種激素軸與許多其他器官緊密交織連結在一起。在女性方面，其中一個錯綜複雜的關係為卵巢——腎上腺——甲狀腺（OAT）軸（第八章第3B階段——激素軸失衡）。這三個器官息息相關，相互影響彼此的最佳功能；在男性方面則為腎上腺——甲狀腺（AT）軸。

在OAT軸方面，當一種藥物改變其中一個器官的功能時，結果勢必導致其他兩個器官產生通常無法辨識的變化。例如，如果服用甲狀腺藥物，卵巢激素功能會受到影響，常見的現象是併發月經週期不規則；受到影響的腎上腺功能則是抗壓的能力降低且疲勞感增加。

當多重器官同時捲入且代償失調時，身體的恢復力越來越困難。例如，處理和吸收營養物質的功能受損，腸道吸收營養素的能力降低，進而導致消化道症狀。肝臟功能降低，雖然實驗室測試結果可能在正常範圍內，但如果處理和代謝不正常，營養物質變成具有毒性，產生有毒的代謝產物在體內循環。這些有毒代謝產物如果無法完全清除，可能會導致腦霧、關節痛、皮疹、過敏症、肌肉不適和多種化學物質過敏引起的許多其他症狀。

當腎上腺不是處於最佳狀態時，所有的器官都無可倖免會產生功能障礙。因此，沒有考慮到其他器官的腎上腺恢復方案最終都會因病症惡化而宣告失敗。

錯誤七：缺乏全面的恢復方案

身體是一個封閉的生態系統，具有內置的自我修復能力，如果給予機會，經過適當的營養、生活方式、飲食改變和時間，它通常可以自行修復。即使在最嚴重的情況下，著重在全面修復的策略往往在短時間內可以產生優異的成果，相較之下，重點在於控制症狀，只求立竿見影的速成策略最終都會失敗。若要加快恢復速度，一定要透過全面的方案來解決根本的問題，例如解除壓力、改變不良飲食習慣和不當使用營養補充劑等。

最有效的恢復計畫應包含以下內容（其中我們將於本書後半部做詳細的討論）：

- 根據個人的內部需求和敏感度制定營養補充方案。
- 根據患者的代謝所需制定飲食方案。
- 根據個人的體質和能量儲備量制定生活方式，其中包括運動的方案。

如果在經驗豐富的臨床醫生監控下進行，上述三管齊下的方案可以產生顯著和快速的成效。

現在你已經意識到AFS比你想像的更複雜與嚴重，幸運的是，透過個人恢復方案，大多數的患者都可以恢復健康。

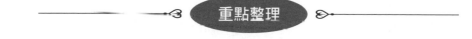

重點整理

最常見的七大錯誤為：

- 聽從經驗不足的醫療人員的建議。
- 過度使用處方藥物和治療法。
- 過度依賴實驗室測試。
- 營養補充品使用不當。
- 無法辨識矛盾反應
- 無法辨識多重器官受累。
- 缺乏全面的恢復方案。

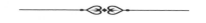

恢復和身體的體質（Body's constitution）
——你可以預期的結果

我們每個人生來就具有獨特的內在身體類型（body type）或生物體質（biological constitution），雖然這些無法用實驗室測試或用電腦斷層掃瞄（CT）或核磁共振攝影（MRI）衡量。鑒於今日著重在標準化治療，醫學文獻或考量恢復的方案很少討論體質問題，然而體質反應出我們的基因結構。例如，三個成年人因咽喉炎接受抗生素處方治療，他們被告知要服用一定的天數，並且預期在使用藥物兩到三天後病情開始好轉，患者X在一週內完全恢復；患者Y在十天到二週內恢復，但患者Z不只需要三星期才覺得病情好轉，而且還比X和Y需要更多的休息時間。雖然復元天數的長短受到許多因素影響，但這三位成人不同的體質可能具有極大的影響力。

個人體質對健康有相當大的影響力，從背痛到手術治療到一般感冒全都脫不了關係。這點是腎上腺疲勞症候群極為重要的概念，因為體質在AFS所有階段和特徵中有一定的作用。識別和理解患者的體質有助於我們制定、量身設計和管理個人恢復計畫，這就是為何我們要特別用一個章節說明AFS與身體的體質。

當我們談到身體類型時，我們通常是指身形，特別是當與運動能力或吸引力有關時。然而，在整體療法中，你的身體類型或生物體質是指內在的構造和處理疾病的能力。

即使是經驗老道訓練有素的醫生也無法在為患者檢查身體後明確斷定

他們的生物體質。生物體質是一個難解的概念，不管我們是否意識到它，它在我們日常生活扮演很重要的角色。對我們而言，我們使用「體質」和「身體類型」這些互換術語，不管任何名稱，我們的體質會影響我們代謝營養物質、消化食物、思考和處理訊息的方式，無論是在工作上、玩樂和睡眠時。

沒有兩個人的病症會完全一樣──這也是研究腎上腺疲勞症候群非常困難的原因，AFS 的經歷之所以多樣化主要是由於身體類型，而其令人費解的原因可追溯至每個人對相同應激源的不同反應，進而影響腎上腺疲勞症候群不符合醫學邏輯的變化。有些人在極大壓力下安然無事；有些人在看似輕微的壓力下卻崩潰；有些 AFS 患者的症狀從第一到第三階段發展得非常緩慢；有些人則是迅速惡化，且從未完全康復，在某種程度上，我們可以將這些差異性歸因於體質上的不同。

關於基因的影響？

我們天生的特定基因組合決定我們身體基本的元素，從明顯的解剖學部分，例如血液、肌肉和器官到更多細微的內部激素和代謝系統。事實上，抗老研究發現，長壽與否有 30% 的決定因素為基因，另外 70% 則是飲食和生活方式。在正常情況下，個體的基因占很重要的影響，例如罹患癌症的可能性。我們都知道，終身老菸槍的人可能永遠不會罹患肺癌，而健康狀況佳的不吸菸者可能會罹患肺癌且快速致死。

每個人的體質都有最脆弱的部分，因為沒有人生來十全十美。此外，有些人身體脆弱的部分較多，有些人則較少，例如，免疫系統相對較弱的人往往容易且更頻繁地生病；代謝系統較弱的人，可能終身都有體重管理的問題。我們無法控制天生的身體類型，但我們可以調養我們脆弱的部分，盡可能修復和強化它們的功能。

最近的基因研究揭示，雖然我們基本的基因組不會隨著時間推移而改變，但基因的表達則會改變。換句話說，隨著你的年齡增長，你的基因不變，但你的表觀基因組（epigenome，開啟和關閉基因的生化機制）會產生很大的變化。今日，表觀基因已從環境影響因素，如飲食、生活方式和壓力等脫穎而出，成為影響基因表達方式的主要因素，換句話說，不是你的基因本身，而是你的基因表達決定你是否罹患某些疾病。

在腎上腺方面，某些因素可能促進體質上的衰弱，包括老化、肥胖、重大兒童疾病、長期壓力和過度使用抗生素，這些只是其中幾個例子而已，相同的情況也適用於情感創傷如至親過世；身體創傷如車禍；關係上的難題如離婚，以及身心疾病等。

> 如果你天生腎上腺較虛弱，那麼當你身處壓力時，這個弱點可能會出現，進而導致AFS。另一方面，如果生活上沒有太大的壓力，那麼這個弱點可能永遠不會顯現出來。

如果你天生腎上腺強健，即使你處於極大壓力下，你或許不會發展成AFS。那些腎上腺衰弱的人，當遇到壓力時，可能就會出現症狀，即使是青少年。在你的一生中，你的基因組與表觀基因組決定了你的身體最脆弱的部分，以及日後可能出現的疾病。

東方與西方不同的觀點

西方醫學對於體質這個概念所知甚少，因此，除了某些確定的遺傳標記如乳腺癌相關的基因外，全都傾向於治療身體。另一方面，東方醫學哲理強調自然力量左右人類的身體，並且負責調節體內所有的系統性、內分泌、代謝和功能變化，這些自然的力量涵蓋五大重要因素：

- 風（Air），是所有功能背後的重要力量
- 火（Fire），能量和熱的來源，負責轉換，如代謝、激素和唾液分泌

DrLam.com

- 地（Earth），強健和合成代謝（建立）的元素，如膠原、韌帶和肌肉
- 水（Water），將化學結構結合在一起，如尿液、汗水和胃酶
- 空（Space），存在所有的因素，如口腔和呼吸道與生殖系統

　　身體若要保持健康和功能正常，這五個要素都必須達到完美的平衡，在印度古老的健康和療癒哲學阿育吠陀醫學（ayurvedic medicine）中，原生體質（prakriti）是個人的生物體質，終其一生都不會改變。原生體質呈現的是個人身體的屬性與符合宇宙定律的生理與心理的反應，在東方哲學思想中，宇宙定律在一個時空連續的意識層面上，掌管萬物的生成、存活和滅亡。在這個定律中，每個人的本質都是獨特的，因此，每個人的原生體質也是獨一無二的。

　　無論是從東方或西方的醫學角度來看，AFS都是身體如何處理壓力的一種表現，身體受損的程度和修復的模式，有很大的程度是取決於生物的體質，腎上腺強健的人很快就可以恢復，相較之下，腎上腺虛弱的人，恢復所需的時間較長，而這也是為何有些人即使面臨極大的壓力，他們的AFS始終不會超越第一和第二階段，然而，腎上腺衰弱的人在崩潰後可能永遠無法完全復元，久而久之可能惡化進入代償失調的情況。

> 不幸的是，常規的實驗室測試無法斷定身體的體質，最好的評估來自精明的臨床醫師透過檢查和解讀完整病史的記敘法。

　　由於AFS後期的發展通常需要好幾年，身體往往會發出許多訊息，然而，大多數人很少留意這些訊號，並且選擇忽視它們或者視為一般正常的情況，但當AFS最後引發崩潰且身體無法恢復時，我們卻不知如何解譯這一切，大多數AFS後期患者如果回顧過去的生活，他們一定會看到長期以來症狀的蛛絲馬跡，只是他們當時並不以為意。

你的體質

AFS的恢復模式和所需的營養種類取決於體質的類型，這也是為何當你認為你有AFS時，就要知道你的腎上腺是強健、正常或者虛弱很重要的原因。

從下面圖表可以看出，體質範圍從非常強健到非常衰弱，一般體質有68%，如鐘形曲線所示，其他人口屬於較小的分佈：14%衰弱、14%強健、2%非常衰弱、2%非常強健（這些範圍不應視為絕對範圍）。

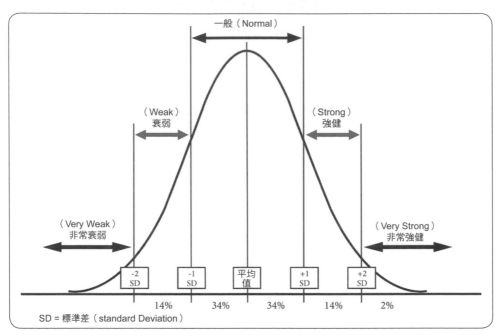

圖16　人口中體質強健、正常和衰弱的百分比分布

光是百分比不能看出所以然，所以我們進一步說明強健和衰弱體質的意思。

非常衰弱（Very Weak）體質在整體健康上意指經常生小病，且需要很長的時間才能康復。他們經常在春季期間有季節性鼻炎或對花粉過敏；夏天難耐高溫；秋天反覆感冒和流感；冬天難耐低溫。他們往往對多種食物過敏，特別是小麥、乳製品和玉米產品，並且對非處方或處方藥物極度敏感。他們的腸胃系統對環境似乎很敏感，比一般人更容易在旅行期間發生腸胃炎。儘管他們大多數時間受到這些症狀影響，但實驗室檢測的結果通常為正常。他們經常因為接連不斷的小病看醫生，在維持健康方面總是困難重重。

在另一方面，那些體質上非常強健（Very Strong）的人似乎永遠不會生病，他們經常被形容強壯如牛，可以抵抗任何病毒，當其他人都在生病時，他們仍然健康無恙，實驗室檢測的結果也是在正常範圍內。

整體體質在強健（Strong）的人比較不會發展成AFS，如果有，進展的過程往往很緩慢，腎上腺崩潰的情況也不會很劇烈，而且可以快速恢復並持續保持。

衰弱（Weak）體質的人發展AFS的可能性較大，即使只是身處於正常的日常生活壓力下。此外，他們的症狀有更大的風險會惡化進入後期階段，他們的腎上腺崩潰傾向於更強烈，同時需要漫長的恢復期，而且恢復後難以維持。

回顧過去的生活，大多數成年人都可以推測自己的體質。大部分的人是在正常範圍內，有一般常見的感冒、壓力和負擔。

除了身體有整體的體質外，每個器官也有本身的體質，這就是為什麼有些人的整體體質衰弱，但卻有強健的腎上腺，反之亦然。因此，確定腎上腺的體質取決於許多因素，其中許多仍是未知，但這些因素當然也包括腎上腺本身的體質，以及其他密切相關的器官系統，如甲狀腺和卵巢系統。

體質與AFS後期階段

體質對腎上腺疲勞症候群的恢復在3C階段更是明顯（參考第九章，第3C階段——不平衡），之前我們提及第3C階段又稱為腎上腺衰竭，在這個階段，我們經常看到併發卵巢、腎上腺及甲狀腺功能障礙（OAT軸失衡，見第八章，第3B階段——激素軸失衡），以及與皮質醇、腎上腺素、去甲腎上腺素、甲狀腺素、胰島素和雌激素等激素功能失調。其中的症狀包括低血糖症、中度到嚴重疲勞、低血壓、焦慮、失眠、腎上腺素激增、心悸、性趣缺缺、POTS（姿勢性直立心搏過速症候群）、PMS（經前症候群）、月經不調和甲狀腺功能減退症。

在此期間，緊急備用系統被啟動以維持恆定性，自主神經系統進入全面戒備狀態，身體充滿大量的腎上腺素。對許多人來說，急劇下降的腎上腺功能是腎上腺陷入困境的警訊。

察覺身體的體質可以讓3C階段的AFS達到最佳的恢復成效，另外很重要的是，由於體質衰弱，AFS衰退的速度也會更快，同時也需要更長的時間恢復。

> 恢復方案中一個常見的錯誤是未將衰弱體質列入考量因素，因此可能導致恢復延遲或症狀惡化。

下圖說明體質如何影響3C階段腎上腺疲勞症候群的恢復階段：

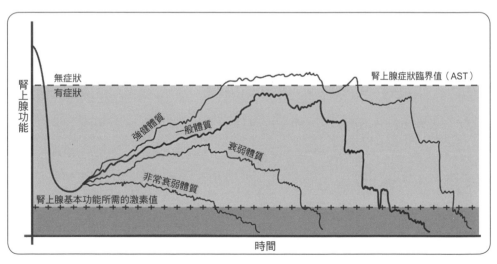

圖17　根據體質腎上腺衰竭的恢復模式

從上面的曲線圖可以看出，恢復的程度和速度有很大的部分取決於一個人的體質，接下來，我們將根據上圖的曲線，詳細探討與體質相關的每一種恢復模式。

非常衰弱體質

只有一小部分的人是屬於非常衰弱的體質，當這些人飽受 AFS 的折磨時，同時也成了最絕望的一群人，而且在崩潰後復元的情況並不明顯。身體或許會經歷一段穩定期，但在經過多次輕微和間歇性的重大崩潰後，身體的整體能量和崩潰之前相比，可能已下降 30% 或更多。

嚴重的症狀包括低血糖症、低血壓和失眠，並且隨著時間推移惡化，嚴重干擾正常的日常活動，這些人常常躺在床上或沙發上度日，許多人甚至臥床不起。他們不僅無法恢復，體力上更是大不如前，最終，某種形式的崩潰發作，進而迫使關鍵的腎上腺激素和功能下降至低於維持基本腎上腺功能所需的水平。症狀進展的時間因人而異，不過通常是幾個月的時間，如果我們不能及時優先調養腎上腺恢復到健康的狀態。一旦崩潰發作後，身體宣告進入緊急的狀態，只維持最基本的功能，其他器官則會受到損害，例如腸胃道和生殖功能。

衰弱體質

衰弱體質的人在進入 3C 階段崩潰後，可能會經驗一段明顯但溫和的恢復期。

我們可能會看到一段穩定持續的好轉期，不過進展通常很緩慢，而且過程中還會有多次輕微的崩潰。最終，患者來到停滯期，也就是症狀不再好轉，經過再多的休息也無法增加身體的能量。當身體狀況好時，可以進行正常的活動，然而，狀況不佳時則需要相當頻繁和長時間的休息。在 3C

階段，我們可以說身體的功能幾乎已達到極限，當受到新的壓力衝擊時，衰弱的腎上腺功能勢必崩潰，就像是一連串下坡的小階梯，每次崩潰後緊接著一段穩定期；在這些穩定期中，能量可能逐漸下滑，又或者在更好的狀況下，可以保持在相同的能量水平。

後續的崩潰往往越來越劇烈和嚴重，恢復所需的時間較長。如果沒有採取行動，身體可能會經歷重大崩潰，並且進入 AFS 3D 階段，之後在一段短暫的停滯和衰退的穩定期後，腎上腺衰敗可能接踵而至。相較於那些體質非常衰弱的人，這種類型的人比較幸運，因為 AFS 的自然進展較為緩慢，患者經歷的症狀斷斷續續，從而可以讓腎上腺功能恢復到較正常的狀態。不幸的是，如果不採取任何有助於腎上腺恢復的行動，最終仍是腎上腺衰敗的高風險群。

一般體質

大多數人發現自己屬於這個類別，腎上腺疲勞症候群的發展緩慢，大約要好幾年或幾十年。除非已進入第3階段，否則那些在這個類別的人可能沒有意識到自己有 AFS。如果真的出現崩潰，隨著時間推移，這些人往往能夠恢復到一般的狀態，不幸的是，這種情況無法持久。

在進入 3C 階段發生重大崩潰後，恢復模式的特徵在於隨著時間進展，能量上有顯著的改善。身體或許樂於多休息，但非必要性，因為個人的體質夠強健到足以應付體力不支的情況。輕微的崩潰雖不時發作，但身體仍然可以駕馭。體力不支的情況往往有規律性，下午小睡一下和提早上床睡覺有助於恢復體力。

雖然完全恢復到腎上腺症狀臨界值（AST）之上的無症狀狀態通常不太可能，但復元的狀況可能接近這個水平。個人的狀態在 AST 之下仍然有症狀，但遠比崩潰的高峰時更好。一些不適的情況在所難免，但經過適當的休息和生活方式調整，症狀都會好轉。

DrLam.com

那些一般體質的人需要經常休息以消除疲勞，問題是這些人大都習慣於馬不停蹄的生活方式，他們往往很難改變。事實上，大多數這類型的人通常長期否認自己的健康狀況，即使身體已顯示出陷入麻煩的徵兆。那些天生體質衰弱的人會放慢生活腳步並且多休息，但是一般體質的人生活忙碌活躍，他們通常只有在一天結束時才會休息。

絕大多數一般體質的人在工作和休息之間難以取得平衡，即使尋求專家的協助，也未必會遵循他們給的建議。然而，如果我們沒有足夠的時間讓身體休養恢復健康，最終只會助長隨後的崩潰，而且每次崩潰後身體會試圖努力復元，一開始可以解危，但久而久之，持續的崩潰會使腎上腺日漸衰弱，影響恢復的曲線，最後充其量只能趨於穩定的狀態。

最終，在停滯平穩期後會經歷多次崩潰，這個過程如下行的階梯，歷時數月甚至數年之久。到最後，身體的儲備量不足，以至於再次崩潰後可能進入腎上腺疲勞症候群3D階段，在經過最後的穩定期後，進入腎上腺衰敗的風險大為增加。

強健和非常強健體質

那些擁有強健腎上腺體質的人通常能夠從3C階段穩定且顯著的恢復，恢復的曲線比一般體質的人更平順，因為他們的身體較能應付復發，最終身體功能回到高於AST的水平，沒有任何後遺症。之後這些幸運的人會經歷一段無症狀期，不過隨著時間推移可能會產生變化。

某些體質非常強健的人不需採取任何措施就可以恢復，而且正常的生活運作不會受到影響。此外，他們可能維持這種無症狀期長達數年，表面上他們的身體似乎完全痊癒，不過體內竭力保持在無症狀的狀態，因為這時內部的水平僅略高於AST。這些人在偶爾輕微的崩潰後相對恢復較快，特徵是不適但還可以忍受的症狀。

經過幾十年，這些人通常能夠繼續全職的工作，當他們感到疲累時，可能會嘗試各種提升能量的天然化合物，由於症狀很少，他們認為沒有看醫生的必要。然而，如果長期應激源沒有消除，幾十年下來積勞成疾，最終出現一個不可避免的生活重大壓力迎頭痛擊，例如至親死亡或事業／財務危機。由於我們對這類的事件準備不足，通常都會感到意外，患者往往否認有AFS，並且強迫自己克服這些症狀。

恢復的情況

我們社會的Ａ型人格風氣鼓勵積極進取的個人作風，一般而言，Ａ型人格的人也會忽略症狀。我們依賴速成的概念，例如抗生素，這只是眾多藥物的其中一種，直到最近，我們忽視使用這些藥物的優缺點，它們的整體效應，以及微生物的耐藥性，最終導致其失去作用的後果，於是製藥公司急於尋找新的抗生素。

> 在尋求快速治療的過程中，我們忘記了療養的概念，意思是給予身體時間從感染和疾病中自癒，如感冒和流感。

由於擔心失去工作，當員工生病時，他們害怕請假在家休息，就算真的請幾天病假，很快地又會回去工作，身體需要完全恢復的想法不受重視，也就是我們以前所謂的療養。有些父母抱病上班，只為了保留自己的病假，以便待在家中陪伴孩子。

長遠來看，這對個人或社會有害無益，但這種情況似乎早已根深蒂固，即使在未來也很難改變。當我們強迫自己克服提醒我們身體需要休息的症狀時，後果則是忽略了腎上腺所承受的壓力。

由於腎上腺疲勞症候群不是眾所皆知的病症，因此情況往往變得更複雜。患者錯失寶貴的時間，這些時間本來應該用來調養身體，以便重建日漸流失的腎上腺儲備量。最終，崩潰變得更頻繁和劇烈，而且難以恢復，到最後症狀會陸續出現。這時除非衰退的趨勢逆轉，不然身體終究會崩潰進入腎上腺疲勞症候群3D階段，並且有發展成腎上腺衰敗的風險。

下圖根據體質類型扼要說明各種模式，如你所見，其中有七種恢復模式：

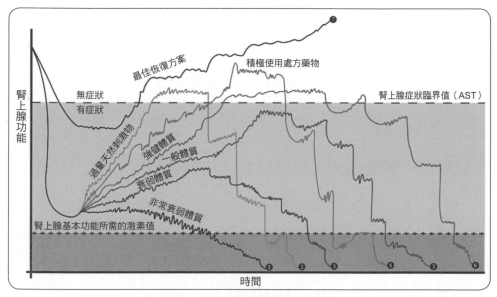

圖18　腎上腺衰竭的恢復模式

模式5最為常見，在這裡我們可以看到一般體質的人在患有腎上腺疲勞症候群後會隨著時間推移慢慢惡化。

模式6，我們看到如果天生體質強健，AFS進展的時間會延長，顯然，你的體質越強健，你的整體衰退速度也會越緩慢。

模式3，我們看到那些衰弱體質的人狀況不佳，他們的恢復過程通常不理想，而且相較於自然的進展，他們會隨著時間推移加速惡化。

模式1，我們明顯看到非常衰弱體質的人情況最不樂觀，他們的恢復特點是接二連三的崩潰，似乎從來沒有恢復過。

模式2，我們看到那些自我調養（self-navigate）的人在過量或不當使用天然刺激物質後所造成的後果，這些做法破壞了大多數人的正常恢復過程。

模式4，我們看到積極使用處方藥物可能使結果惡化，特別是體質虛弱的人。在模式2和4中，患者的後果可能比不採取任何措施（正如我們在模式5看到的情況），任AFS自然發展還要糟糕。換句話說，患者的症狀惡化，如果這種情況發生在體質衰弱或非常衰弱的人，那麼重大的傷害則是可以預期的。

模式7，我們看到正確制定和個人化恢復方案的成效，任何完善的恢復方案都會試圖減少崩潰強度，達到持續強效無症狀的恢復效果，並且降低隨後崩潰的風險。所以無論何種體質，我們要的是盡可能複製模式7的恢復曲線。

恢復障礙：過量使用天然刺激物（模式2）

使用天然化合物如某些草藥和腺體提取物對輕微腎上腺疲勞症候群（第一和第二階段）有很大的助益，然而，對於那些在第三階段腎上腺衰竭的人而言，在沒有專家的指導下隨意使用，可能具有極大的危險性。不幸的是，在這個階段有些人積極進行自我引導，如模式2所示，而結果可能使個人陷入險境。

在腎上腺疲勞症候群3C階段最初的腎上腺崩潰後，一開始有希望可以恢復，當身體的能量提升且給予持續的天然化合物時，恢復的速度快且顯著。這時進入超速傳動的腎上腺促使激素分泌量增加，體力也得以恢復。有時，體力甚至回到AST水平之上，患者沒有任何症狀。雖然整體的能量水平可能不如崩潰之前，但不適的症狀至少還不太多，這時患者會誤以為他的難題已經治癒。

> 久而久之，腎上腺對於這種持續刺激的作法會產生鈍化的反應，這時需要更多的天然化合物才能保持相同的能量水平，到時候，整體能量達到停滯期，即使更多的劑量也無法提升能量。不久，當達到最大的刺激量時，身體便開始代償失調。最終，腎上腺逐漸進入衰敗，通常是在達到停滯期後，受到應激源觸發的第一次重大崩潰。

DrLam.com

在第一次重大崩潰後，那些執行自我引導計畫的人開始使用甚至更多的刺激物，他們以為需要更多才能避免下一次崩潰。再一次，或許會有一段恢復期，但時間很短暫，充其量只是稍微復元，接下來就是更多的崩潰。隨著每一次的崩潰，崩潰的強度也逐漸增加。這時身體恢復的能力減緩，事實上，這助長了體內代償失調和陷入隨後一連串的崩潰。這個過程進展可能很快，與之前提到體質衰弱的人不相上下。

不用說，即使是一般或強健體質的人都不希望是這種恢復模式，隨著時間進展，這是一種失敗的方案。腎上腺需要的是溫和的營養素來滋養它們以恢復健康，而不是持續處於超速傳動而不休養，就像是某些天然化合物可能對那些後期腎上腺疲勞症候群患者的作用一樣。這也難怪如果體質衰弱或非常衰弱的患者，往往會演變成這種不良的恢復模式。

恢復障礙：積極使用處方藥物（模式4）

醫生通常會開甲狀腺和／或類固醇處方藥物來治療疲勞和低代謝率，雖然這些強效藥物有其作用，但隨著時間推移，大量使用這些藥物可能造成重大的風險，在一些情況下，甚至使腎上腺衰竭惡化。當使用這些藥物後，一開始似乎會出現穩定的恢復期，之後隨著藥劑的效果、劑量或傳送系統增加，相對的能量似乎立即提升，如圖18的模式4所示。

隨著疲勞感和實驗室檢測結果看似有所改善，患者和醫生通常受到鼓舞，只要服用這種藥物，患者的症狀似乎越來越少，當患者感覺到好像他們的身體幾乎已完全康復，這時往往已達到藥物的最大效應。這種情況可以維持數年之久，但唯一的問題是，患者一直需要強效的藥物來維持能量狀態，長期下來，醫生可能要不斷增加類固醇藥物的劑量。然而，最終腎上腺無法再承受任何刺激，並且拒絕配合，到最後，當一個應激源出現時，可想而知的就是接下來的重大崩潰。

在這種情況下，醫生完全沒有察覺AFS，因此錯過崩潰的基本特徵，此時許多醫生傾向於增加藥物的劑量，但身體的反應變得非常遲鈍，於是崩潰的強度增加，恢復的能力受損，更多的崩潰陸續發生，醫生可能動用所有可用的主要藥物，有些藥物甚至反而助長患者的症狀惡化。這時患者可能會被放棄，並且或許尋求其他協助，或者常見的是，他們不是選擇自我調養就是任由症狀惡化。無論哪種方式，這些作法往往會使腎上腺疲勞症候群進入嚴重的3D階段。在經過短暫的冒險嘗試最終未能扭轉症狀後，腎上腺衰敗的風險仍然高居不下。

> 那些透過處方藥物但症狀未能改善的人要有所警覺，並且進一步尋求專業的意見。

如我們所料，體質強健的人恢復效果最好，即使治療方法差強人意，而那些體質衰弱的人恢復效果最差。體質非常衰弱的人，如上所述，通常無法忍受處方藥物，他們的代償失調速度最快，而且腎上腺衰敗的風險也是最高。

恢復希望和複雜性

現在，你對腎上腺疲勞症候群應該有大概的認識，我們希望你能看到自然的法則始終不變，身體的運作必然合乎這個邏輯。有了這份認知，並且配合自然的韻律，恢復的任務就變得容易多了，我們不再對抗自己的身體，而是提供它自癒的工具。根據我們的經驗，這是大地之母喜歡的方式，我們只是明智地跟隨她的引導。在接下來的章節中，我們將探討在恢復的過程中如何善用天然化合物。

DrLam.com

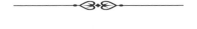

重點整理

- 每個人天生都有獨特的內在體質，這種體質決定了我們面對外來危害，身體抵抗力的強健與否。體質無法透過實驗測試得知，不過如果從醫療病史中仔細檢視即可知曉。

- 個人體質在AFS恢復方面具有重要的影響力，因為體質較強的人恢復速度通常比體質較弱的人快。

- 過度使用天然刺激化合物和大量使用處方藥物可能會阻礙恢復過程，因為如果使用不當，可能會助長腎上腺疲勞症候群惡化。

- 根據你的體質瞭解你的症狀，有助於你評估自己真正的恢復能力。

腎上腺疲勞的營養補充品：簡介

如果使用得當，營養補充品在維護腎上腺和恢復方面具有相當大的效益，尤其是它們可以提供腎上腺分泌激素時所需的必需營養素，有助於穩定HPA軸功能失調，平衡自主神經系統，強化大腦功能，減少發炎症狀等其他更多的功效。

想想看：

- 維生素C和B可以提供腎上腺必要的原料，以生產體內可能不足的各種激素。
- 維生素A和D是廣泛的抗發炎劑。
- Omega 3和Omega 6的平衡有助於體內發炎和抗發炎之間的平衡。
- 維生素D可以降低胰島素抗性，有助於身體耐受因皮質醇功能失調而低血糖的現象。
- 維生素D可以增加體內血清素和多巴胺分泌。
- 維生素B群是許多神經傳導物質在傳送訊號過程時的必需輔助因子。
- 鎂是許多酶促反應中的必需輔助因子。
- 當腎上腺衰弱時，腺體提取物和草本化合物有助於加強維護其功能，同時舒緩過勞的腎上腺。另外，激素治療也有其效果，特別是在急性應激的情況下。

營養恢復工具箱

我們可以從連續效力方面探討這三大類別的恢復工具：

- 維生素、酶、益生菌、礦物質是工具箱中最溫和的工具。
- 腺體提取物和草本化合物的效力也很溫和。
- 激素藥物往往最強效，如果使用不當，通常會產生不良副作用和潛在成癮的問題。

這個廣泛的分類只是大原則，對於特定的結果，我們必須考慮每一種的形式、傳送系統和劑量。在這方面，上述類別只是一個大方向，不是具體的草案，以下範例將詳述我們所指的意思：

- 在維生素B類別中，高劑量維生素B_5（泛酸）（pantothenic acid）比低劑量泛硫乙胺（pantethine）更有效。
- 身體很敏感時，低劑量激素效果可能不如某些形式的腺體化合物。
- 維生素B_{12}舌下口服錠劑遠比膠囊式更有效。
- 天然黃體素的乳霜形式比口服形式的黃體素（名為 Prometrium®）對肝臟更為溫和。

> 適時正確使用維生素、礦物質、腺體提取物和草本化合物等混合營養素效果往往和使用處方類固醇一樣或更為有效。

我們會根據補充品的效力來區分它們，但效力本身不應該是評估和選擇適當補充品的唯一標準。人們可以輕易透過更強效的補充品來提升能量，但這種補充能量的方法通常不自然。換句話說，人們或許一時感到精神百倍，但是這也可能帶來一種焦慮感。因此，一個人可能同時感到充滿幹勁與疲累，這就是我們之前提及的既亢奮又疲累的感覺，一種以錯誤方式激發體內能量的典型徵兆，這是一種誤導的情況。

> 短期的刺激往往會導致更長期的崩潰，當身體最後拒絕接受以這種不討喜的
> 化合物來治療腎上腺。別忘了，身體永遠是這方面的贏家。

　　在此特別聲明，我們設計的這些主觀分類目的在於教育的用途，我們
不希望將它們完全作為草案結構的一部分。不幸的是，沒有人可以提供一
個完美的補充品配方計畫，因為每個人都是獨一無二的。大多數腎上腺疲
勞症候群的人在經過精心設計的混合補充品方案調養下，恢復的成效較
好，但有些人則是使用單一補充品效果較好。我們之前提及，矛盾反應可
能會發生，在一些極端的情況下，補充品可能無法使用。

> 最佳補充品方案是根據每種化合物的特性符合個人的需求， 並且搭配各種形
> 式和傳送系統善用各種類別。適當的混合補充品有助於人體的吸收力配合清
> 除力，這意味著有害代謝產物及時排出體外，以避免毒素在體內累積。

　　選擇適當混合補充品的關鍵在於對每種化合物的獨特性和效益要徹底
瞭解與融會貫通，再加上個人的詳細營養史。每個人的體質、身體的敏感
度、腎上腺衰弱的階段和反應都不同，所以對一個人有益的營養素對另一
個人很可能具有毒性。即使是最優秀的專家，試驗和錯誤也是在所難免。

　　天然化合物具有各種的性質要謹記在心：

- 第一、天然化合物每種劑量的作用和效果截然不同。
- 第二、目前尚未制定公認的最佳劑量，RDA（每日建議量）是維生
  素和礦物質（主要）使用指南，旨在預防已知的維生素缺乏疾病，
  如壞血病（scurvy）和佝僂病（rickets）等。眾多整體和營養醫學的
  普遍看法認為RDA的許多維生素和礦物質建議量不足以維持最佳的
  健康狀態，更別提有關治療的概念。
- 第三、大多數的天然化合物即使比RDA高出數倍的劑量，其副作用
  也是很少或無法辨識，因為身體有內置機制可以有效代謝它們。

- 第四、關於許多高劑量天然化合物可能會產生毒性結果的研究少之又少，主要是因為非專利的天然化合物研究資金短缺，因此，我們難以將這些化合物標準化。

- 第五、同樣的天然化合物（如某些草本植物）具有適應性的屬性。這意味著在同一個人身上，它們可能有不同的作用，取決於那個人的功能障礙狀態。相同的化合物可能有益於輕度 AFS，但在嚴重疲勞的情況下可能會變得太刺激。

- 第六、恢復所需的最佳治療劑量因人而異，適用於一個人的劑量未必適用於另一個人，即使他們腎上腺衰弱的程度相當。

- 第七、取決於傳送系統，我們看到細胞對營養素的生物利用度有明顯的不同。例如，高劑量口服維生素C膠囊或粉末的吸收率遠不及微脂粒形式（詳見下一章和附錄C）。

- 第八、製造商使用不同等級和純度的天然化合物，但在瓶裝上不會標示告知消費者。品質不良的補充品通常不如優質的營養補充品有效。

> 營養補充品被消費者廣泛使用，但一般消費者並不瞭解它們的細節，因此往往濫用這些產品。此外，完全不知情的消費者根本不知道要使用哪些化合物，該使用多少劑量或哪種形式，這也難怪治療失敗屢見不鮮。

　　當天然化合物使用不當時，不僅阻礙了恢復的過程，久而久之病症往往還會惡化。在這些情況下，化合物的弊大於利，這是開始自我引導和非專業指導方案中最常見的錯誤，尤其是在腎上腺疲勞症候群的後期階段。因此，我們只能提供相關營養補充品的一般準則，至於其他有關的精確劑量、傳送系統、形式和最終如何混合使用，請諮詢合格的保健醫生。

為何我們推薦雞尾酒混合營養素療法（Nutritional Cocktail）

這些年來我們發現，整體完善的雞尾酒混合營養素療法在促進AFS恢復的成效遠遠勝過任何其他方法，原因如下：

- 第一、不同的營養素各司其職，分別在細胞不同的部分發揮作用。例如，維生素C為水溶性，保護我們免於受到細胞外的自由基攻擊。另一方面，維生素E為脂溶性，它能夠輕易穿透細胞壁，抵抗細胞內的氧化傷害。

- 第二、不同的營養素可以互補，許多研究指出，攝取適量的多種營養素比服用單一維生素更好。營養補充劑沒有所謂的仙丹妙藥，明智的作法是廣泛攝取，例如穀胱甘肽和維生素C互補相得益彰。

- 第三、不同營養素的標的器官也不同，例如鋸棕櫚的焦點在前列腺，奶薊草的焦點在肝臟，銀杏則有稀釋血液的屬性，維生素E可以改善血液流至大腦的循環。

- 第四、透過結合多種營養素的協同作用，任何單一營養素的使用劑量可以減少。例如，結果顯示，若要達到同樣效果。維生素C、維生素A和E的組合的抗氧化效應遠遠高於單獨使用這些維生素的任何一種。

在接下來的三章將介紹我們所使用的工具，我們將這些工具匯整以密切配合我們的日常生活，這呼應我們透過採取溫和的營養素，作為第一道防線的臨床療法。

第一組：第一道防線

這個群組的主要化合物包括：維生素 C、D、E、B_{12}、B_6、B_5、鎂、消化酶、碘、穀胱甘肽、卵磷脂、NADH、肌醇、泛硫乙胺／泛酸、D-核糖、膠原、深海魚油和輔酶Q_{10}等，這些只是其中的一小部分。我們發現，即使是後期的腎上腺疲勞症候群，這些營養素都有極大的助益。我們並非同時需要這些營養素，事實上，我們只應用其中少數，關鍵在於使用正確的工具，如果我們適時給予正確的工具，並且配合正確的傳送系統，即使是受損的身體也可以療癒。實際上，當患者帶著一長串強效的補充品（有時高達二十種之多）來找我們時，我們為此深感遺憾，他們無法停止服用，因為可能會造成潛在不適的戒斷症狀，但他們卻也無法繼續服用，因為他們已陷入既亢奮又疲累的狀態。因此在著手進行任何營養方案之前，都必須考量到退場的策略。

當營養素混合得當時，這些溫和化合物的組合有助於穩定恢復過程，包括患者在停止補充品期間可以得到舒緩和恢復元氣，以減少戒斷或成癮的問題。

有時，這個群組可能不夠，在這種情況下，我們可以根據需要逐步使用第二組工具。

第二組：只有在需要時才謹慎使用

第二組的化合物腺體提取物和草本化合物被認為比第一組更為有效，再一次重申，這只是一個經驗法則，最終的臨床效益有很大的程度取決於劑量、傳送系統和身體的接受度。這個群組包括腎上腺和甲狀腺體提取物、甘草、紅景天提取物、瑪卡根、ashwagandha（南非醉茄又名為印度人參）和人參。這些具有相當的腎上腺適應性，特別適合輕度腎上腺疲勞症候群。

原則上，隨著腎上腺越來越衰弱，它們的刺激性也會越來越大。然而，並非全都如此，那些腎上腺疲勞症候群後期的患者（第三階段和以後）都必須謹慎使用。許多患者在開始使用這些化合物後會有一種自滿的錯覺，因為他們覺得充滿活力。不幸的是，長期下來，他們發現自己成癮無法停止服用，或者他們可能需要更多的劑量才能維持相同的能量。無可避免，最終用量會達到最大刺激水平，接下來則是後續的災難性崩潰。

第三組：萬不得已的工具

最後一組為激素，其中包括激素源如孕烯醇酮，弱激素DHEA（脫氫異雄固酮），以及強激素如睪固酮和氫化可體松。激素是控制身體的終極化學信使，在危急情況下有助於治療急性AFS，不過很遺憾，我們看到很多人長期使用類固醇且無法停止。

> 如你所想的一樣，我們的理念是盡可能使用溫和的化合物，當所有溫和的化合物都用盡時，我們才會轉向更強效的營養素。原因很簡單：效力越強，副作用越多，且成癮和戒斷問題的難度也會越高。

一旦腎上腺功能正常化後，營養補充品的劑量應該減少或停止。如前所述，當我們在設計完善的草案時，一定要考量退場策略，因為最終我們希望身體可以自行運作，如果可能的話，不依賴任何外力的支援。

哪裡可以購買補充品

如你所見，AFS營養補充品工具箱很可能包含數百種天然化合物，而且每一種都有其作用。選擇適當的營養素、劑量和傳送系統是一門需要幾十年的經驗才能掌握的臨床技術，因為錯誤的營養素可能實際上使問題更糟，我們建議尋求專業協助，特別是如果你正處於腎上腺疲勞症候群的後期階段。然而，那些在早期階段或身體健康想要防患未然的人，可以有更多的彈性和選擇自我調養的方法。

就我們的經驗而言，雞尾酒混合營養素療法效果最好，因為運用得當時，大多數營養素可以發揮協同作用，相互影響截長補短。此外，使用混合療法可以減少所需營養素的用量。記住，更多對AFS不一定更好，請參考附錄G關於我們特別推薦的補充品。

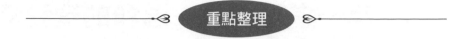

重點整理

- 營養補充品對腎上腺疲勞症候群的恢復往往非常重要且有效。
- 正確的特性、劑量、形式、傳送系統和時間都是考量的關鍵因素。
- 因為每個人都不同，對一個人有效的化合物，可能對另一個人會產生毒性，為了得到最佳成效，量身制定方案是最好的方式。
- 採取雞尾酒混合營養化合物的作法效果通常最好。
- 營養補充品從溫和到最強效可分成三大類：
    - 第一組：溫和營養素──維生素、酶和礦物質
    - 第二組：腺體提取物和草本植物
    - 第三組：萬不得已的工具──激素

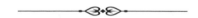

第一道防線——溫和的營養素

我們使用一組我們認為最有效的一線營養素來幫助腎上腺恢復，大多數腎上腺疲勞患者，特別是在腎上腺衰竭階段，許多是由於交感神經系統過於活躍而體內受到過度的刺激。這就是為何我們認為在適當無刺激性的天然補充品滋養下，有助於使衰弱或疲倦的腎上腺恢復，而不會再受到進一步的刺激。

這個群組的主要成員擁有共同的特點，特別是它們本質上對腎上腺非常溫和且滋補，然而，別忘了，無論本質上是薄弱或溫和的化合物，最終的結果可能迥然不同，取決於腎上腺衰弱的階段。對於那些在3D階段的患者而言，他們對所有補充品不耐受是常見的現象，即使是極低的劑量。當個人來尋求我們的協助時，我們教導他們如何傾聽身體內在的聲音，並且正確地解讀身體對營養補充品的反應。

維生素C：溫和的營養素

腎上腺疲勞症候群患者通常有許多關鍵營養素都攝取不足，其中亞臨床維生素C缺乏是最普遍的情況。雖然外表沒有出現臨床維生素C缺乏的壞血症，但當腎上腺衰弱時，這時身體對維生素C的需求量會大幅激增。

維生素C非常溫和，大多數身體強健的人在服用後幾乎不會察覺身體和精神方面有任何差異，事實上，這是健康的標誌。然而，那些AFS的患者可能有不同的體驗，取決於腎上腺衰弱的程度。一般來說，越衰弱的腎上腺需要越多的維生素C，不過，有的人對維生素C很敏感，因此，基於各種原因，維生素C並非適用於所有的人。

腎上腺是體內維生素C濃度含量最高的一個部位，這也是它之所以最需要維生素C的原因，因為它是腎上腺激素，包括皮質醇分泌的關鍵催化劑。它的抗氧化作用特別重要，尤其是針對因AFS觸發的牙周病和其他潛在感染所產生的破壞組織氧化劑。

除了其關鍵的腎上腺維護功能外，維生素C或許是最佳的電子供體，因為它是水溶性，有助於細胞的生物利用度。毒素會消耗細胞內的電子儲存量，如果體內有充足的電子，就可以逆轉因細菌、環境和工業毒素所造成的潛在細胞死亡。另外，維生素C還有助於形成重要的膠原蛋白，負責保持血管和肌肉骨骼系統的彈性和與健康。

在壓力之下，身體對維生素C的需求量成倍數增加，保持體內充足的維生素C值非常重要，因為有助於：

- 分泌抗發炎激素，包括皮質醇
- 預防分解代謝狀態惡化
- 提高免疫功能抵抗感染
- 預防心臟疾病
- 克服機會性感染
- 中和來自環境和牙周病的全身性毒素

如果患者耐受維生素C，那麼增加適量的維生素C是任何腎上腺恢復方案的基石。

由於人類是少數幾種體內無法產生維生素C的動物之一，不過我們很幸運，蔬果中含有大量的維生素C，如木瓜、蕃茄和球芽甘藍，這只是眾多蔬果中的其中三種。然而，單靠食物來源往往不足以療癒腎上腺，我們需要更高的劑量。記住，一顆柳橙的維生素含量只有65毫克，這就是為什麼會有營養補充劑的建議量。

大多數市售的維生素C來源取自玉米，那些對玉米極為敏感或過敏的人可以考慮來自其他食物的維生素C，例如木薯澱粉和巴西莓果。

維生素C容易取得，但由於缺乏知識經常被誤用。對於那些腎上腺衰弱後期的患者而言，選擇適當的維生素C形式和傳送系統的混合療法是臨床上的一大挑戰。這需要廣泛的臨床經驗才能制定個人化的雞尾酒維生素C混合療法，將每種形式和傳送系統的關鍵屬性納入完善的計畫，以設計個人專屬的營養混合療法，確保持續供給身體所需的營養素且不會產生過度的刺激性。

維生素C的屬性

維生素C有多種形式，每種都有自己的屬性和特點。抗壞血酸（Ascorbic Acid）是最常見的形式，屬於水溶性，可以迅速溶於水中，並且快速排出體外。由於其作用相對快速的，一旦被吸收，抗壞血酸傾向於立即採取行動，因此常被指為「太過刺激」，發泡式維生素C特別容易出現這種特性，因此那些胃敏感或AFS後期的人可能會發現對抗壞血酸缺乏耐受力，尤其是在高劑量之下。

天然（來自食物）與合成抗壞血酸（來自錠劑）的化學性質完全相同，它們在臨床上的生物利用度和生物活性似乎沒有顯著的差異。

抗壞血酸的腸胃吸收是經由主動式輸送與被動式擴散過程，當腸胃道的抗壞血酸濃度低時，以主動式輸送為主，而當腸胃道濃度高時，主動式輸送轉為飽和，這時僅留下被動式擴散。這是身體不需要耗用能量就可以吸收維生素C的方式，從高濃度區域被動地擴散至低濃度區域，這種輸送的形式一般效率較低，隨著維生素C的攝取量增加，整體的吸收效率會降低。例如，攝取180毫克的維生素C，吸收率大約為80-90%，但攝取5公克，其吸收率只有20%或更少。幸運的是，微脂粒形式的維生素C可以克服這個問題，稍後和附錄C有更詳盡的討論，其它多餘的維生素C則會透過尿液排出體外。

礦物性抗壞血酸（Mineral Ascorbates）

這些抗壞血酸是化學合成，或套用科學術語為與礦物質螯合成為一個單位，常用的礦物質包括鈣、鈉和鎂，這些單位也被稱為抗壞血酸礦物鹽，或通常稱為礦物抗壞血酸鹽，經過緩衝劑處理，酸性較弱。因此，腸胃道有問題（腹痛或腹瀉）的人，通常會建議使用純礦物抗壞血酸鹽。當服用高劑量礦物抗壞血酸鹽時，重要的是考量伴隨抗壞血酸的礦物質劑量，因為有些礦物質比其他種類更為理想。

抗壞血酸鈉（Sodium ascorbate）：1,000毫克的抗壞血酸鈉包含889毫克抗壞血酸和111毫克的鈉，採取低鈉飲食的人（例如高血壓）通常被告知要儘量保持總膳食鈉攝取量每日少於2,500毫克。然而，大多數AFS後期的患者會有低血壓的症狀，因為體內鈉儲存量不足。使用抗壞血酸鈉可以顯著增加鈉的攝取量，有助於血壓正常化，因此它是腎上腺疲勞症狀群患者的首選形式。

抗壞血酸鈣（Calcium ascorbate）：1,000毫克的抗壞血酸鈣通常提供890～910毫克的抗壞血酸和90～110毫克的鈣，這種形式的鈣似乎比較好吸收，過量的鈣攝取量有時可能加重心律不整。因此，我們建議不要攝取過量，Ester-C®（常見的維生素C）主要為抗壞血酸鈣，但也含有少量的維生素C代謝產物：脫氫抗壞血酸（dehydroascorbic acid）（氧化抗壞血酸）、蘇糖酸鈣（Calcium threonate），以及微量的xylonate和lyxonate。

抗壞血酸鉀（Potassium ascorbate）：這種形式不建議大量用於腎上腺疲勞症候群患者，因為大多數AFS患者的鉀含量已經相對高於鈉，雖然實驗室測試結果通常為正常。

抗壞血酸鎂（Magnesium ascorbate）：鎂的每日膳食建議量男性為400～420毫克，女性為310～320毫克。鎂有助於緩解肌肉緊張，並且是天然強效的舒緩劑，可以讓人一夜好眠。

雞尾酒礦物抗壞血酸鹽混合療法

對於 AFS 患者，最好是採用礦物抗壞血酸鹽混合療法（例如附錄 G 討論的 Quantamax®），其中包括抗壞血酸鈉、鈣和鎂以及生物類黃酮和少量的抗壞血酸，它們可以發揮很好的協同作用。另外別忘了重要的輔助因子，例如脯胺酸（L-lysine）、賴胺酸（L-proline）、蘋果酸（malic acid）和柑橘生物類黃酮等。脯胺酸、賴胺酸和礦物抗壞血酸鹽可以支援膠原合成，蘋果酸有助於增加能量，再加上鎂有助於穩定受到刺激的腸胃和放鬆緊張的肌肉。柑橘類黃酮有助於維生素 C 對細胞的生物可利用度增加。另外，AFS 患者則要避免使用抗壞血酸鉀。

抗壞血酸棕櫚酸酯（Ascorbyl palmitate）

抗壞血酸棕櫚酸酯是脂溶性維生素 C，作用為食品、維生素、藥物和化妝品內的抗氧化劑和防腐劑，它是兩親性分子，一端是水溶性，一端是脂溶性。這種雙重的溶解性使其可以滲入細胞膜，當與紅血球細胞膜結合後，抗壞血酸棕櫚酸酯可以提供抗氧化傷害的防禦力，並且保護維生素 E（脂溶性抗氧化劑）免於受到自由基的破壞。

由於屬於脂溶性，它可以被吸收到抗壞血酸無法進入的細胞膜內，因此，可以在體內保持更長的時間，那些對抗壞血酸敏感的人會覺得這種形式特別好用，因為它的溫和性。

以抗壞血酸棕櫚酸酯作為協同作用的輔助因子（詳情請見附錄 G），混合礦物抗壞血酸鹽和柑橘生物類黃酮的效果最好。抗壞血酸棕櫚酸酯也可以和其他抗氧化劑，如維生素 E 發揮協同的作用。

傳送系統

奈米科技和脂質體包封技術的發展，大幅增強口服液體的傳送系統，透過小腸而非胃的吸收力更好。脂質體傳送系統大大提高生物利用度，到目前為止是維生素C最好的口服傳送系統，如果個體可以耐受。大量的維生素C可以經由液體口服傳送，如果運用得當，這個系統具有非常高的吸收率。此外，應避免任何含有酒精作為防腐劑的配方（詳情請參考附錄C關於這項技術和應避免的成分）。

這個系統非常適合腎上腺疲勞症候群，因為高劑量可以很容易透過口服方式攝取，由於繞過胃經由小腸吸收，對胃的刺激性可以降到最小。腹瀉的情況也大大減少，因為大部分被吸收，不會殘留在腸道內進而觸發大腸水分滯留。雞尾酒混合營養素療法（如附錄G詳述的LipoNano® C）的效果比單一療法更好。另外，強化協同效應的輔助因子包括 α-硫辛酸（alpha lipoic acid）和葡萄籽提取物／虎杖（polygonum cuspidatum）。

雖然脂質體傳送的維生素C生物利用度遠優於其他形式的維生素C，但是其他各種形式的抗壞血酸仍然具有其作用，不應就此被忽略。吸收更快其結果也會更直接，由於每個人的身體對維生素C的反應不同，因此沒有適用全體的草案，故徹底瞭解這些形式很重要。各種形式的抗壞血酸鹽，包括一般和脂質體的維生素C，都應該納入營養素混合療法一起使用，以達到持久穩定的效果。為了AFS恢復，患者可能要好長一段時間採取正確的組合，完善的維生素C混合配方價格往往比純抗壞血酸貴，但卻是物超所值，特別是對那些腎上腺疲勞症候群後期的患者。

維生素C的安全性

多年來，許多研究的結論指出，維生素C是我們可以攝取的營養素中，最安全和最不具毒性的其中一種。長期口服高劑量20,000毫克以上和靜脈注射劑量高達300,000毫克以上的維生素C是安全且沒有副作用的。同樣，研究顯示，當末期癌症患者每日給予50,000毫克靜脈注射長達八周以上，並沒有證據顯示任何毒性或副作用。此外，愛滋病患者根據腸道耐受力定期給予

25,000到125,000毫克的維生素C後無任何副作用。不可否認的，維生素C是一種安全的補充劑，即使健康的成人也能長期攝取高劑量。

我們看過有些人在使用維生素C時出現胃灼熱的症狀（主要是那些胃內襯敏感的人），腹瀉也是一個普遍的現象，當維生素C攝取量已超過身體的耐受力（BTL）時就會發生。這是暫時性的效應，一旦減少維生素C劑量，症狀就會消失，這不算是副作用，而是一種口服攝取量達到最大飽和的跡象。

那些腎上腺疲勞症候群的患者，尤其是後期階段，在服用維生素C時，焦慮和疲勞感可能會增加，這種通常是由於與肝臟有關的廓清問題，而不是維生素本身。維生素C在從體內排出之前會分解成代謝物，如果這個分解過程是功能障礙或次優的（suboptimally）（腎上腺衰弱患者常見的情況），肝臟廓清的速度就會減緩。因此，當代謝產物累積且長時間在體內循環時，這些過多的循環代謝物可能引發各式各樣再度中毒（re-toxification）的反應，其中症狀包括全身乏力、關節疼痛、焦慮、疲勞、心悸等等，這些都不是維生素C的副作用，隨著肝功能改善後，這些症狀往往會自行好轉。

維生素C和鐵

維生素C有助於鐵的吸收加倍，但必須同時服用，好讓鐵與維生素C一起存在於腸道中。如果不需要增強鐵的吸收力，那麼維生素C和鐵的服用時間可以間隔兩個小時。

注意：有血鐵質沉積症（hemochromatosis）（體內累積大量鐵質的障礙）的人，應該只能攝取適量的維生素C。

維生素C和腎結石（kidney stones）

因為研究顯示，維生素C會促使體內草酸鹽（oxalates）增加，所以通常將之與腎結石生成聯想在一起。然而，沒有證據指出維生素C是腎結石增加的唯一禍首，腎結石的形成還存在著其他的因素。

當維生素C進入體內後會分解成脫氫抗壞血酸（dehydroascorbic acid; DHAA），並且進一步代謝和轉化為二酮古洛糖酸（diketogulonic acid），最後被分解並代謝成來蘇糖酸（lyxonic acid）、木糖酸（xylose acid）、蘇糖酸（threonic acid）或草酸（oxalic acid）（草酸鹽）。草酸鹽（Oxalate）是人體分解維生素C後的最終代謝產物，因為身體已無法將之分解成更小的化合物，由於草酸鈣（Calcium oxalate）是腎結石主要的成分，所以會產生混淆的情況。此外，有些人認為攝取維生素C會助長腎結石形成，因為人體在分解維生素C時會產生草酸鹽，不過，研究指出，這些理論尚未有充分的實證。

許多因素導致腎臟內的草酸鈣累積結石，當有特定的醫學疾病時，攝取高劑量維生素C只是眾多藥物中的其中一種；腎結石與重金屬螯合劑DMPS和EDTA的存在有關；服用維生素C可能會增加尿液中的草酸值，這也是為何很多人認為長期使用維生素C會增加體內的草酸鈣值。然而，其他研究顯示，即使維生素C劑量持續，草酸鹽生成值仍保持在一定水平。此外，人體會排泄大量未經代謝的口服維生素C，另外，身體可利用的維生素C不一定會分解成草酸鹽，因為有多達89%的維生素C會被分解成DHAA後排出體外。

草酸鹽的膳食來源包括：菠菜、大黃、歐芹、柑橘類水果，以及特別是茶。同樣，瑞士甜菜、可可、巧克力、胡椒、小麥胚芽、花生、豆泥、萊姆皮和各種大豆食品也含有大量草酸鹽。此外，高蛋白質食物，如沙丁魚和鯡魚卵也會增加體內的草酸鈣生成。

那些服用過量鈣補充劑的人，特別是老年人可能需要更加小心，因為來自補充劑的過量鈣可能會與體內其他化合物起作用，例如，鈣與已經存在的高濃度草酸鹽結合。不過，研究顯示，維生素C與碳酸鈣和其他草酸鹽來源同時服用，可能會促進結石形成。因此，有腎結石的人應該採用抗壞血酸鈉作為維生素C補充劑，並且減少抗壞血酸鈣以及日常鈣補充品的使用量。

對於腎臟病患者，為了安全預防起見，有必要監控其維生素C療法和其他草酸鹽來源，完全避免維生素C並不是一個理想的建議，因為人體仍然需要這種維生素，不管是否有AFS。在正常的個體中，沒有確鑿的證據指出維生素C是唯一造成過多的草酸鈣晶體形成，從而導致腎結石和腎衰竭的原因。有些人在維生素C治療後腎臟功能下降，原因很可能與脫水和本來就已經存在的腎臟疾病有關，事實上，腎臟功能下降有兩個主要原因，禍首不是維生素C。在怪罪維生素C導致腎臟功能下降之前，我們要先研究患者的個人病史。在使用任何藥物或營養物時，適當的補水是必要的，這有助於預防體內晶體成形，以及預防沉積物（來自液體形成的固體物質）濃縮，包括腎結石。

維生素C和G6PD缺乏症

同樣，對於G6PD缺乏症（葡萄糖-6-磷酸脫氫酶缺乏症，是一種影響紅血球細胞的遺傳性疾病，俗稱蠶豆症）的人，使用維生素C也要謹慎。G6PD細胞內的鐵會與維生素C產生有害的交互作用，而且細胞會因維生素C而破裂。在罕見的情況下，維生素C可能促發G6PD患者溶血（涉及紅血球細胞）危機，由於這很難預料，因此G6PD患者應該在監督下使用維生素C。

維生素C和甲狀腺藥物

一些甲狀腺功能減退症患者雖然服用甲狀腺藥物，但無法達到他們的目標血清TSH值，然而研究發現，維生素C與左旋甲狀腺素（人工合成的甲狀腺激素）一起使用，會大幅降低TSH值27%以上。研究還指出，服用左旋甲狀腺素加1公克混和於水的維生素C長達六個星期，有助於多數患者達到他們的TSH目標值，而那些有左旋甲狀腺素吸收困難的患者，應該考慮同時服用維生素C和左旋甲狀腺素藥物。此外，那些使用維生素C來恢復腎上腺疲勞症候群的患者，可能還會發現隨著他們的持續恢復，他們對甲狀腺藥物的需求量會逐漸減少。

維生素C的耐受性和減少使用量

當你攝取更多的維生素C時，你的身體會適應，並且習慣更高的劑量。這種耐受性是正常的，不過，如果你逐漸降低維生素C的攝取量，每星期300-500毫克通常也是很安全的。但是，突然降低維生素C攝取量可能會觸發壞血病的症狀，例如牙齦出血和容易瘀傷。如果你在減少維生素C的攝取量時出現這些症狀，你就要放慢減少的速度。如果你的疲勞感再次出現且惡化，這可能是你的身體需要更多維生素C的跡象。如果你有以上這些症狀，一定要諮詢你的醫療專業保健人員。隨著時間推移，身體會適應更低的劑量，不過適應低劑量通常會比適應高劑量的時間緩慢。

> 關於劑量：目前RDA的維生素C女性為75毫克，男性為90毫克。我們認為AFS患者需要更多的劑量。
>
> - 市售的口服微脂粒維生素C，如LipoNano® C 是最好的傳送系統，不過劑量的需求因人而異，大多數人的劑量在每日200至3,000毫克，因為這是一種高效能形式，一定要先從非常低的劑量開始以確保耐受性。
> - 礦物抗壞血酸鹽（最好是鈉、鈣和鎂適當混合的抗壞血酸鹽），每日劑量範圍為200到2,000毫克。
> - 含有生物類黃酮的脂溶性維生素C，每日劑量範圍為200到1,000毫克。
> - 避免氣泡和咀嚼形式的維生素C。

那些在攝取維生素C後更加疲勞或焦慮感增加的人，應該停止服用，並且尋求專業意見，這些矛盾反應在AFS後期患者身上更是普遍。

正如之前提及，我們看到身體接受各種維生素C形式的方式有顯著的個體差異性，因此很重要的是，中度和重度腎上腺疲勞症候群的患者應諮詢醫療專業人員，而不是採取自我調養的作法。只有那些輕微腎上腺疲勞的人才適合自我調養，越是後期的AFS，配合身體的衰弱狀態調整適當的劑量更是重要，否則AFS很可能有惡化的風險。

維生素C是很好的天然工具，大多數治療失敗的原因不外乎不當使用或缺乏關於在混合療法中，如何透過各種形式和傳送系統來傳送這種重要營養素的知識。

穀胱甘肽（Glutathione; GSH）

過度氧化應激與提早老化、慢性退化性疾病、癌症和各種疾病有關，如阿茲海默症，當你呼吸時，隨著細胞產生能量，你的身體不斷地氧化，因此產生自由基，這是一種極度活躍的分子。這些自由基會在細胞內與其他分子相互作用，造成所謂的破壞蛋白質和其他細胞成分的氧化應激。

氧化應激還會導致許多亞臨床功能障礙，例如慢性疲勞、纖維肌痛和腎上腺疲勞症候群。人體有天然的抗氧化劑可以消除不良的氧化應激，穀胱甘肽則是其中的一種。

當一個人的氧化應激增加時，體內的穀胱甘肽值會下降，這是細胞衰亡的前兆。不健康的細胞無法生產足夠的穀胱甘肽以保護身體免於外來毒素或自由基的傷害。這些細胞在我們不知情的情況下仍然奮戰，當然，如果不採取任何補救措施，日後可能會造成災難性的後果。

穀胱甘肽可以排除有害的化學物質，例如鉛、汞、外源性化學物（一種化學物質，通常不是來自有機體）、有毒代謝物和細胞中累積的農藥。保持細胞內充足的穀胱甘肽是預防細胞死亡最重要且最有效的方法。另外，穀胱甘肽也被認為是一種體內強效的解毒劑。

穀胱甘肽可以支援和保護免疫系統，中和毒素和病原體引起的氧化傷害。除了這些保護功能，穀胱甘肽還可以支援胺基酸的傳送。此外，它也

DrLam.com

可以維護DNA、蛋白質和前列腺素（一系列激素），這些功能仰賴穀胱甘肽對抗退化性疾病、癌症、感染，以及在腎上腺症候群的情況下，預防身體代償失調加速。

電子流（Electron Flow）

穀胱甘肽可以促進電子流動順暢，保持電子在人體細胞內穩定供應，這是其發揮效力的來源，簡單地說，電子流受阻或搶奪細胞電子對健康不利。反之亦然，當電子流充沛且順暢時，細胞不僅健康且較長壽；當電子流量欠佳時，相對能量較低、容易生病、細胞完整性較低，以及細胞容易死亡。

穀胱甘肽可以提供電子給體內的抗氧化劑使用，這些抗氧化劑包括維生素C、維生素E、α-硫辛酸和超氧化物歧化酶（superoxide dismutase; SOD）。此外，穀胱甘肽可以中和致病的氧化劑，並且清除重金屬物質，保護人體免受自由基和致病性的攻擊，從而維護細胞結構的完整性。

資源回收大師

穀胱甘肽是細胞內最強效的抗氧化劑，可以與細胞外關鍵抗氧化劑維生素C發揮協同作用，穀胱甘肽也可以供給營養素電子，如肉鹼、維生素E和α-硫辛酸。在維生素C執行其抗氧化功能後，可以回收再利用，並且帶有穀胱甘肽。這使得穀胱甘肽成為體內循環鏈的一部分，使其能夠再次利用天然化合物，而不會減少身體所產生的效益。穀胱甘肽被稱為資源回收大師，因為它一方面保持維生素C在提供電子的狀態，一方面發揮作用供應維生素C電子，這種你來我往的互助，維生素C可以緩解穀胱甘肽不足和細胞死亡的影響，換句話說，維生素C和穀胱甘肽相互照應，強化彼此的功能。

幾乎所有的疾病與毒素都是透過竊取細胞的電子，進而導致死亡和生病，這就是為什麼我們知道耗盡電子是慢性疾病的原因之一。病症如腎上腺疲勞症候群是處在低能量狀態，也就是身體提供的能量減少。身體的電子是生命的燃料，負責產生維持生命所需的能量。若要達到最佳的身體健康，並且扭轉這種低能量狀態，順暢的電子流是必要的，因此，主要的抗氧化劑，包括穀胱甘肽、維生素C和維生素E的協同作用可以補充細胞耗竭的電子。透過相互供應和回收細胞內的電子，身體的細胞可以漸漸修復。

> 關於劑量：穀胱甘肽是游離胺基酸肽（衍生自胺基酸組合的物質），一般的穀胱甘肽形式在進入血液之前會在胃裡分解，為了得到最佳效果，可以考慮口服脂質體的形式，如 LipoNano® 穀胱甘肽（詳見附錄 G）。

> 口服脂質體技術大大提高了穀胱甘肽的生物利用度，這種脂質體包封的穀胱甘肽繞過胃，在小腸吸收後直接傳送到循環系統。你可以考慮這種脂質體形式，每日攝取 100-800 毫克，如 LipoNano® 穀胱甘肽。

泛硫乙胺／泛酸（Pantethine／Pantothenic Acid）

很少有天然化合物比泛硫乙胺和其相關泛酸更為強效，幾十年來，我們知道泛酸是可以用來提升腎上腺功能的必需營養素之一。事實上，它是一種具有嚴重不良副作用強體松（prednisone）藥物很好的替代品，雖然這種藥物可以有效治療自體免疫性疾病，包括關節炎、過敏和結腸炎。

一旦進入體內，泛酸會形成一種稱為泛硫乙胺的物質，並且進一步轉換成一種名為輔酶A的酶，這是一種極為重要的化合物，輔酶A在蛋白質、脂肪和碳水化合物的代謝中不可或缺。它也是體內生產腎上腺類固醇、膽固醇、膽汁和血紅蛋白的起點。

雖然泛酸最後會轉換為輔酶A，但使用泛硫乙胺是達到與泛酸同樣效果，但具有強效力且更快速的方式。泛硫乙胺可以促使腎上腺生成更多的抗壓激激素皮質醇，從而減少體內發炎反應。為了達到最大效果，必須結合雞尾酒混合營養素療法，其中包括維生素C、生物類黃酮（存在於植物和植物色素，具有抗氧化劑的作用）、其他抗氧化劑如松樹皮提取物、抗壞血酸棕櫚酸酯（一種脂溶性維生素C），以及輔助因子，如賴胺酸、脯胺酸、麩醯胺酸（glutamine）、甘胺酸（glycine）、肉鹼（carnitine）（賴胺酸衍生物）。

泛硫乙胺有助於降低血液中的三酸甘油脂值，促進健康的膽固醇值。每日900毫克劑量已被證實可以降低32%以上的三酸甘油脂值，19%的總膽固醇值，以及21%低密度蛋白質膽固醇（LDL，被認為是不好的類型）。同時，高密度蛋白質膽固醇（HDL，好的膽固醇）上升23%。此外，泛硫乙胺還能保護心臟和動脈，並且與維生素E產生協同作用，預防膽固醇升高。

泛硫乙胺還有助於提高體內產生omega-3脂肪酸（EPA、DHA和其他必需脂肪酸）。omega-3脂肪酸具有強效的抗炎作用，以及降低細胞膜脂肪凝塊生成，其中最棒的是泛硫乙胺不會產生副作用。

此外，泛硫乙胺是一種優質的營養物質，可以用來處理兩種主要的腸胃道問題：結腸炎（colitis）和克隆氏症（Crohn's disease），每日900-1200毫克的泛硫乙胺搭配900-1200毫克的泛酸，可以大幅改善這兩種病症。通常在開始採取這種組合後四到八個星期症狀會有所改善，不過許多人回報在短時間內就感受到其中的效益。此外，泛硫乙胺還有助於腸道內有益的細菌生長，更進一步，它還可以打擊體內過度生長的酵母和其他累積的有毒物質，例如甲醛。因此，泛硫乙胺是溫和天然的解毒劑。

泛酸雖然不如泛硫乙胺強效，但它有其本身的功效。例如，在高劑量（每天高達10公克）有助於治療痤瘡。有些人指出，泛酸有助於降低發炎和改善足灼熱症候群（burning foot syndrome）的症狀，同時它也可以搭配非類固醇抗發炎藥物一起使用以治療關節炎。

總體來看，泛硫乙胺是治療腎上腺疲勞症候群非常安全和有價值的天然膳食補充品，同時還可以促進膽固醇和三酸甘油脂值正常化。

> 關於劑量：可以考慮使用每日 300-1200 毫克泛硫乙胺和泛酸混合物，例如 Pandrenal®（在附錄 G 中討論），混合療法可以提供最佳的臨床療效，除非個體極為敏感，不然這兩種都是必需元素，且可以發揮很好的協同作用。在專業醫療監督下，AFS 患者可能需要更高的劑量。

磷脂醯膽鹼（Phosphatidylcholine）（卵磷脂 Lecithin）

磷脂醯膽鹼（PC）是一種絕佳的細胞保護劑，特別是對我們的神經系統，大豆和雞蛋是最佳的來源。PC 同時也是膽鹼的主要來源，反過來對於之前在第八章第 3B 階段 —— 激素軸失衡提及的 ANS 的重要神經傳導物質 —— 乙醯膽鹼的生成至關重要。另一方面，膽鹼對於身體本身製造卵磷脂也很重要，當你在健康食品商店購買卵磷脂時，你購買的是含有 PC 的天然濃縮物，再加上其他類似的混合化合物，稱為磷脂。

PC 是健康神經的關鍵營養素，可以保護細胞內免於受到外來的傷害，而且有助於各種神經障礙，包括刺痛、記憶力減退、阿茲海默症和中風。記住，那些後期 AFS 患者總是有某種形式的 ANS、自主神經系統功能失調，當體內有適量的 PC 時，這有助於緩解這種功能障礙，此外，它還能對抗心臟病和強化肝功能處理脂肪，研究指出，它可以減緩相關脂肪肝的發展。PC 也是雌激素平衡的重要組成成分，有助於肝臟將雌二醇（雌激素的一種，具有極大致癌的潛在性）轉換為雌三醇（更安全、效力較低但不易致癌的一種激素）。我們之前提及雌激素主導是後期 AFS 主要的一個症狀，而 PC 有助於緩解這種情況。

> 關於劑量：卵磷脂顆粒容易取得，可用於日常膳食準備，它們都是很好的食譜配料和沙拉裝飾。PC 補充品藥丸的形式對大多數人而言最方便。不過記住，這些形式的補充品通常只含有總重量 50% 的 PC。每日高達 35 公克是安全且身體可接受的使用量，此外還必須追加額外的維生素 C，因為維生素 C 可以保護我們免於受到因膽鹼代謝衍生出來的亞硝胺（一組潛在的有害化學物質）的傷害。

DrLam.com

NADH

NAD（nicotinamide adenine dinucleotide）在我們體內的能量生產途徑中具有重要的作用，NAD的還原形式（多一個氫）稱為NADH或輔酶1，我們所有的細胞都以這種特定的方式獲得能量。通常身體會從煙鹼醯胺（niacinamide）（維生素B_3，一種煙酸的形式）自行生產NADH，但老化和慢性疾病的這種轉換過程非常的緩慢。

NADH是典型的能量供給化合物，但不是每個人都能耐受。在大腦中，NADH有助於神經元生產多巴胺，一種兒茶酚胺神經傳導物質。 之前提及，多巴胺是去甲腎上腺素和腎上腺素的化學前體，過多的多巴胺可能因此增加兒茶酚胺流動，這可能使那些已經有反應性交感腎上腺反應的患者症狀更加惡化，就如同階段3C腎上腺衰竭。那些體質衰弱或敏感的人或許會覺得這種營養素過於刺激，可能使焦慮和失眠惡化。在極端的情況下，腎上腺崩潰可能會突然發作，幸運的是，這往往是因為劑量不當，通常是劑量太高的結果。關於劑量：2.5-20毫克是可以耐受的範圍。

維生素E

維生素E是一種極佳的抗氧化劑，在激素合成期間，經由腎上腺內部生成的自由基需要被中和，而維生素E可以在體內和整個身體執行這項任務，同時它也有助於回收維生素C。腎上腺需要大量的維生素E以維持最理想的類固醇分泌量。由於維生素E為脂溶性，因此不宜過量。此外，維生素E是透過肝臟代謝，所以那些我們經常在腎上腺衰竭看到有低廓清率問題的患者應謹慎使用。

維生素E有多種形式，d-α-生育酚形式是天然和首選的形式，而雞尾酒混合生育酚最適合AFS。因為維生素E不是腎上腺激素合成的直接成分，它的作用緩慢，需要持續攝取三個月才能受惠其中。

> 關於劑量：每日400-800IU的混合生育酚。因為維生素E具有抗凝血特性，那些正在服用稀釋血液藥物的患者需要在監督下才能使用。

肌醇（Inosital）

雖然這種化合物並沒有直接支援腎上腺功能，但它是綜合維生素B群家族中優秀的一員。它可以緩解緊張的情緒，促進充足睡眠。具體來說，因憂鬱症住院治療的患者，體內肌醇值往往低於平均值。補充肌醇可以提振精神，對那些患有焦慮與強迫症（OCDs）的患者也有助益，不過可能需要高劑量。

新鮮農產品、全穀類食物和紅肉是肌醇的優質來源，這些食物來源每日可以供給高達1公克的肌醇。然而，大多數可能是屬於纖維形式，因此較難吸收，所以我們建議採用補充品。

> 關於劑量：針對臨時焦慮、失眠狀況，每天就寢時攝取500-2000毫克。臨床憂鬱症和OCDs需要更高的劑量，根據研究指出，每天高達18公克。由於肌醇與葡萄糖有關，因此那些血糖失衡和碳水化合物不耐受的人，可能會產生不耐受的情況，必須小心使用。

D-核糖（D-ribose）

核糖是由人體的葡萄糖生成的糖分子，是ATP（三磷酸腺苷）重要的成分，科學家認為ATP可算是一種能量貨幣，因為它是一種高能量分子，儲存我們所需的能量。我們也可以將之視為一個可充電式的電池，核糖是ATP的必需成分，可以迅速恢復能量，特別是需要能量的心臟疾病和其他肌肉問題。直到一九四○年代，D-核糖一直被認為是DNA和RNA的一個結構成分，生理重要性不大。然而，後來在一九五○年代的研究得出結論，D-核糖實際上在一種稱為五碳糖磷酸途徑的代謝反應中具有重要的作

用 。這個途徑是許多功能的關鍵，包括合成能量和產生遺傳物質（決定細胞結構和再生能力的成分），它還提供某些組織可利用的物質以生產脂肪酸和激素。

我們有大量的人類和動物研究顯示，D-核糖在改善能量和心臟功能，以及其他肌肉方面有正面的結果。 此外，使用D-核糖不會對常用於治療心臟病藥物的作用產生負面的影響。

當D-核糖與其他兩種營養素L-肉鹼和CoQ10一起使用，並且整合到AFS治療方案中時，能量輸出上幾乎會有所改善，同時這也是一種有效的營養混合療法，可以維護心臟健康和其他相關的心血管疾病。

D-核糖不是眾所周知的營養素，但在正確的使用下，它是一種增強能量輸出的優質營養素。因此，這種營養物質對於治療如慢性疲勞、腎上腺疲勞症候群和心臟衰弱等病症非常重要。

任何希望循序漸進增強能量的人可以考慮使用D-核糖，與其他營養素不同的是，我們不會留意組織中的D-核糖不足，也就是即使較低的數量都是正常的。肝臟、腎上腺和脂肪組織會產生大多數的D-核糖，其餘器官則是少量。身體最仰賴有氧能量代謝的組織會受到ATP耗盡的影響，意味著它們依賴氧氣，例如心臟和肌肉，也就是深受能量缺乏的影響。D-核糖補充品是相應的解決之道，因為它可以供給能量，這是心臟病患者使用D-核糖成功的原因之一。

我們會使用D-核糖協助患者在腎上腺崩潰期間，提升腎上腺的能量儲備；協助AFS患者在運動前後恢復能量儲備，以及協助我們認為能夠從補充能量中受益的人。

基本上，D-核糖是一種體內自然生成的糖，通常經由各種器官產生。服用D-核糖補充劑可以提供更多D-核糖以預防疲勞和功能衰弱。然而，重點是別忘了，關於D-核糖補充品的研究有限，例如研究中並不包括安慰劑組或長期的追蹤。

D-核糖補充品容易被人體吸收 —— 吸收率約97%，有些人需要高劑量，例如那些能量低迷的人，正如我們看到後期腎上腺疲勞症候群、纖維肌痛和慢性疲勞，以及氧氣難以運送至他們組織內的患者。那些血糖失衡或碳水化合物不耐受的人在使用這種化合物後，可能會發生腎上腺崩潰。因此，為了獲得最佳效果，我們只在適當的臨床條件下才使用D-核糖，我們不推薦將D-核糖用於自我調養的方案。

如果你的醫療保健人員建議你使用D-核糖，在服用時一定要吃一些食物，即使只是一小把堅果，記住不要空腹服用。因為它是糖的一種形式，那些血糖容易失衡或對胰島素或糖敏感的人可能會出現反應性低血糖，如果身體不習慣這種營養素。在高劑量下，它的副作用可能有輕微的頭暈和輕微的腹瀉。

> **注意**：雖然沒有已知的D-核糖治療禁忌存在，但我們建議孕婦、正在哺乳的母親和幼兒不要服用。此外， 我們也建議在服用D-核糖補充劑之前，要先諮詢醫生的建議。
>
> **關於劑量**：每日1-10公克可以預防心血管疾病，維護腎上腺，對於運動員和從事劇烈活動的人可以保養身體。
>
> D-核糖有各種形式，粉末形式是最常見和生物可利用的形式。我們建議在補充療法中搭配L-肉鹼、輔酶Q10和α-硫辛酸等輔助因子，因為它們也可以提高能量生產，並且與D-核糖發揮協同作用。

膠原蛋白

膠原蛋白是人體中最豐富的蛋白質，在維護血管的結締組織健康方面非常重要，而且負責維持骨骼上肌肉的運作。它可以減少腎上腺疲勞症候群後期患者肌肉萎縮症狀常見的典型分解代謝狀態，顯然，為了最佳的健康狀況，我們需要適當的膠原蛋白合成。

膠原蛋白生成分為幾個階段，其中三大關鍵元素分別是維生素C、賴胺酸和脯胺酸。膠原蛋白的類型多達二十幾種，不過人體內最豐富的為第

DrLam.com

一型膠原蛋白，它存在於皮膚、疤痕組織、動脈壁、肌腱、骨骼和牙齒的結構部分。第三型膠原蛋白是人體組織第二豐富的膠原蛋白，特別是在彈性組織的部分，它是肉芽組織（纖維結締組織）的膠原，由纖維母細胞快速產生，並且在合成強韌第一型膠原之前參與膠原合成。

在三十五歲左右，體內的第一和第三型膠原蛋白會下降，也就是皮膚失去彈性和產生皺紋。

在後期腎上腺疲勞症候群中，身體會分解膠原蛋白和肌肉作為燃料，這是一個削弱骨骼系統的過程。這就是為何我們會看到纖維肌痛、不明原因的慢性肌肉疼痛、關節痛、肌力喪失和肌肉無力等症狀。為了讓身體自行痊癒，該膠原必須用主要的膠原構造塊來取代：甘胺酸、脯胺酸、賴胺酸和維生素C。其中，身體只可以製造脯胺酸（來自胺基酸麩胺醯胺）。

幸運的是，市面上有現成的口服膠原蛋白補充劑，第一和第三型膠原蛋白特別適合腎上腺疲勞症候群，這個策略在運動前後特別有效。這兩種類型的膠原蛋白也有水解粉末狀，可以促進身體的最大吸收率，重要的是要使用100%的純膠原蛋白。

關於劑量：根據所需3-15公克混合的第一和第三型。
注意：攝取過量可能導致便祕和胃不適，尤其是腎上腺衰竭後期患者。

益生菌

健康的腸道非常重要，因為在後期AFS腸道功能勢必受損。常見的腸胃道症狀包括便祕、食物同化作用不良（poor food assimilation）、腹脹和腸激躁。最佳的腸胃道健康取決於數十億有益和致病的微生物之間相互平衡的作用，身體同時需要這兩者才能維持正常的腸道功能。

腸道中大約有400多種這些「好菌」進駐，它們的總數是身體細胞數目的百倍左右，值得注意的是，這些微生物和平共處在周密平衡的內部生態系統中。只要它們蓬勃生長就可以預防因細菌和真菌進駐導致的疾病。透過這種方式，有益細菌有助於你保持身體健康。如果脆弱的腸道環境受到破壞，致病細菌、寄生蟲和真菌，如梭菌、沙門氏菌、葡萄球菌、人芽囊原蟲和白色念珠菌通常會進駐繁殖，進而攻擊那些有益的細菌。

大量的研究顯示，好的細菌，也稱為益生菌，有助於保護我們的身體免於因各種細菌和解毒的化學物質致病。有益細菌還會產生寶貴的維生素，其中包括生物素、葉酸、煙酸、泛酸、核黃素、硫胺素、維生素 B_6、維生素 B_{12} 和維生素 K。這些細菌還有助於將膳食蛋白質分解成胺基酸，然後將其重新配置成對身體有用的新蛋白質，同時還能確保毒素從腸道中排泄（透過糞便），而不是被血液所吸收。

嗜酸乳桿菌是益生菌的一種，可以刺激胸腺和脾臟（關鍵的免疫系統腺體）內的活性，促進身體製造天然抗體，某些嗜酸乳桿菌菌株甚至可以抑制腫瘤形成，並且促進干擾素（一種預防癌症的激素）的分泌。當益生菌存在時，它們會分泌致病菌無法生長的介體；不過，當益生菌不存在時，這些致病微生菌會取而代之，而且它們的毒素會驅除益生菌。這就是為何利用益生菌來補充天然菌群以保持腸道健康是預防疾病的關鍵。此外，含有嗜酸乳桿菌和比菲德氏菌的益生菌有助於排毒的方案。

無數的研究有助於我們瞭解益生菌的運作方式，並且證實許多關於益生菌方面的治療法，其中包括：

- 增加酶的生產量，例如分解蛋白質的蛋白酶和分解脂肪的脂肪酶。
- 改善糞便在腸道的通行時間和質地。
- 增加免疫抗體的合成和增強 γ-干擾素的產生。
- 減少因乳糖酶缺乏而導致的乳糖不耐症，以降低在攝取牛奶後所造成的腹脹、排氣和胃不適的症狀。
- 作為一種具有抗癌和抗腫瘤的抗毒劑。

- 透過改善腸胃道菌群平衡，進而舒緩皮膚炎和其他皮膚病。

許多研究益生菌的一線科學家認為，導致疾病的原因不是病原體，而是病原體所分泌的毒素。益生菌有助於減少體內有毒化學物質的數量，即病原菌和真菌本身所產生的毒素。在局部方面，這可以將結腸癌的風險最小化，保護整個身體，並且大幅改善整體的健康。

我們可以補充有益菌，透過定期補充益生菌補充劑，如嗜酸乳桿菌。這種微生物可以恢復和保持內部生態系統平衡，同時取代有害細菌和真菌。此外，它們還能加強有利於益生菌但不利於有害菌繁殖的酸性腸道環境（順帶一提，嗜酸乳桿菌從字面上的意思即為「喜歡酸性」）。

嗜酸乳桿菌補充劑在保健食品商店和藥店很普遍，儘管在種類眾多的「乳酸菌」產品中選擇是一項艱巨的任務，然而，如果你檢查標籤，你會發現各種有用的菌種，其中包括嗜酸乳桿菌、雙歧比菲德氏菌、保加利亞乳桿菌和鏈球乳酸菌。有些產品可能含有低聚果糖，這是滋養有益菌促使它們更快進駐繁殖的糖，以上這些成分都可以使用，而且它們的任何組合效果也很好。

嗜酸乳桿菌補充劑含有活生物體，因此新鮮度非常重要。要購買保存期限之前的產品，到期日應清楚標示在瓶上。一旦補充劑打開，就應放入冰箱冷藏。

關於劑量：用餐前1-4顆錠劑，效果因產品不同差異性很大，最好參考產品標籤上的說明，對於那些不想使用這些補充劑的人，某些優酪乳也含有有益的細菌嗜酸乳桿菌，這有助於恢復腸道菌群平衡，抑制潛在的有害細菌生長。

消化酶

人體內有豐富的酶（1,300多種類型），酶是一種分子催化劑，它們被視為是促進所有身體功能的建築工人。例如，生的水果和蔬菜含有充足的酶，但烹飪和加工食品可能破壞它們。當酶被破壞時，這會影響身體消化食物、傳送營養物質和達到其運作功能最佳化的能力，因此可能產生毒素，並且在體內累積。

消化酶尤其重要，因為食物同化作用不良是AFS的主要症狀之一，由於植物酶有助於透過腸道直接消化我們的食物，因此補充酶有助於預防大餐後腹脹和疲憊的感覺。我們每日平均吃下二磅或一生平均吃下二十噸的食物，所以讓食物順暢通過消化道非常重要，可以避免糞便累積釋放出毒素。此外，消化酶若搭配富含可溶性纖維的飲食有助於消化。

消化酶也有助於其他維生素和礦物質，例如脂溶性維生素A、D、E和K需要脂肪才能吸收，而脂肪必須透過脂肪酶分解，如果體內沒有足夠的脂肪酶，脂肪將不被分解，在這種情況下，維生素則無法釋出。因此，你可能花一大筆錢吃維生素丸，但在沒有適當的酶來釋放這些維生素進入人體，身體最後會將維生素排出體外，而不是善用它們。

如果我們的器官開始退化和無法正常運作，這個過程的應激很可能出現在臉上。然而，在攝取消化酶後，其中一個消化道改善的早期徵兆就是膚色改善，因此，消化酶在維護胃同化功能失調患者的腎上腺功能具有重要的作用。

> **關於劑量：**在耐受的範圍內，飯前1-4顆酶錠劑，酶的效果因產品不同差異性很大，最好參閱產品上的標籤說明。

磷脂醯絲胺酸（Phosphatidylserine）

磷脂醯絲胺酸是生產神經細胞的主要成分，並且有時用於增強記憶，從研究做激烈運動的男性研究中顯示，它還可以降低皮質醇值。激烈運動會使皮質醇增加，但在受試者中發現，磷脂醯絲胺酸可以降低運動後的皮質醇。此外，睪固酮值通常在激烈運動後會下降，但他們反而沒有下降，

DrLam.com

而且感覺在運動後整體上充滿能量。

　　這些實驗很重要，因為它們顯示當身體處於壓力時，磷脂醯絲胺酸可以降低皮質醇值。這些研究利用運動來產生應激，不過相同的原則也適用於其他類型的精神或心理的壓力，這使得磷脂醯絲胺酸成為一個調節皮質醇值的寶貴工具。

　　不過記住，不是所有的運動都會造成皮質醇分泌量增加，例如，短期適度的運動並不會增加血漿中的皮質醇濃度；而少於一個小時的持續較強度的運動，血漿中的皮質醇濃度只會有輕微的變化。實際上，這意味著，我們無需擔心皮質醇激增而避免運動。網球、騎自行車或繞街區步行都不會增加皮質醇的分泌量。事實上，適度的運動可以減少壓力有助於皮質醇值穩定。體能活動也可以促進心血管健康和頭腦敏銳，並且隨著年齡增長有助於我們保持生活品質。

> 關於劑量：200-1000毫克。夜間皮質醇值高和失眠的患者可能會覺得特別有效。對於後期腎上腺疲勞症候群的患者要留意不明原因的矛盾反應。

維生素B_{12}

　　維生素B_{12}有助於維護紅血球細胞和神經細胞，以及預防各種病症。維生素B_{12}也可以提升能量，同時也是製造 DNA 的必需維生素。它可以降低同半胱胺酸，這是一種已知會促進動脈粥狀硬化的胺基酸。此外，維生素B_{12}不足會產生類似阿茲海默症的症狀。

　　B_{12}存在於動物類食品中，例如肉類、家禽和乳製品，其中患有 AFS 的人要適量攝取這些食物。超過五十歲的人胃酸可能減少，因此很可能難以將與蛋白質結合的B_{12}分開。此外，不攝取乳製品或雞蛋的素食者特別容易缺乏B_{12}，應該使用B_{12}補充劑。

關於劑量：100-1000 微克。市面上有許多形式，舌下錠的形式最快速。那些敏感或虛弱的人要格外小心，因為可能過度刺激。如果你決定停止服用維生素B$_{12}$補充劑，你要以漸進的方式，不可突然說停就停。

鎂

鎂（Mg）是自然界中無處不在的元素，植物和動物都需要鎂，這種礦物質在植物的光合作用和許多動物的代謝反應中具有非常關鍵的作用。鎂是人體中超過300種酶反應的輔助因子，鈉、鉀和鈣的恆定，以及細胞的形成、傳輸、儲存和利用ATP（之前提及的體內能量貨幣）都少不了鎂。你要生存就不能沒有鎂，細胞的鎂含量越低，能量流失得越快，就是這麼的簡單。因此，我們不可低估它對腎上腺功能最佳化的重要性。

鎂在類固醇合成中會與維生素C和泛酸產生協同作用，由於鎂很重要，但只有大約25%的美國人符合鎂的每日300-400毫克的每日建議攝取量（RDA）。大多數美國女性每日只攝取175-225毫克，男性則是220-260毫克。當前的統計數字顯示，接受調查的人口中，只有25%的人的鎂攝取量等於或大於RDA。此外，有將近40%的人的攝取量遠低於RDA的70%，因此，實際上，大多數北美人口的鎂攝取量都不盡理想。

為了從飲食中獲得足夠的鎂，人們需要每天攝取大約2,000大卡的熱量，堅果、全穀物和豆類富含鎂。此外，血液鎂的含量和細胞鎂的含量，兩者之間的關聯性不大，在禁食時，全身鎂的含量可能會降低20%，但血液鎂的含量不會產生變化。雖然體內鎂含量太低可能是重大疾病的徵兆，但一般實驗室檢測的血液鎂含量可能顯示「正常」，但卻也同時存在著細胞內鎂缺乏的現象。

缺乏鎂的常見症狀包括：

- 肌肉骨骼症狀：骨質疏鬆症、慢性疲勞和虛弱、肌肉痙攣、抽搐、顫抖和不安。

DrLam.com

- 心血管症狀：動脈粥狀硬化、心律不整、猝死和腦血管痙攣。
- 女性問題：PMS（經前症候群）和子癇症（eclampsia）。
- 精神症狀：易怒、憂鬱和躁鬱症。
- 神經系統症狀：偏頭痛，對噪音和疼痛非常敏感。
- 內分泌症狀：胰島素抗性。

鎂的RDA為2毫克／每磅體重，美國人的飲食通常提供1.2至1.5毫克／每磅體重，許多鎂專家認為，攝取量介於2.7-4.5毫克／每磅體重是最佳的RDA。一些最先進的鎂研究建議，健康的人每日要攝取高達1000毫克，並且用腹瀉的臨床症狀作為目標標記。一旦達到這個標記，鎂的攝取量可以降低。例如，亞洲人現在鎂的攝取量已在3-4.5毫克／每磅體重之間。

> 注意：上述是對健康人的一般建議，不適用於那些有腎上腺疲勞症候群的人，對於AFS和便祕的人來說，他們或許會喜歡一般的腹瀉。然而，對於已經有腹瀉或接近腹瀉（因IBS和其他病症）的人，可能會發現症狀惡化。由於鎂是一種天然的肌肉鬆弛劑，它有助於在正常的情況下使身體放鬆。在AFS中，鎂的矛盾反應很常見，例如易怒、便祕、焦慮和疲勞感增加，因此，在AFS恢復方案中，我們必須謹慎使用這種營養素。
> 關於劑量：每日400-1000毫克。

綜合維生素B群

少量完整的綜合維生素B群不可或缺以促進彼此的功能，不過，腎上腺的整個類固醇合成途徑也需要維生素B群，幸運的是，只要少量即可。在均衡的飲食中要滿足這項要求並不困難，富含維生素B群的食物包括全麥、啤酒酵母和味噌。

> 關於劑量：那些營養缺乏的人可以考慮每日攝取綜合維生素B群，至少含有50-100毫克的B_6、100-300微克的B_{12}，以及60-120毫克的B_3。

DrLam.com

微量礦物質

微量礦物質包括錳、硒、鉻、碘、銅和鋅，這些我們只需要微量，大多數人在均衡的飲食中即可攝取到足夠的微量礦物質。這些微量礦物質的優質天然來源包括海菜、藻類和豆芽。我們通常不建議腎上腺疲勞症候群患者使用一般的微量礦物質配方，因為身體的敏感性，許多這些礦物可能會產生矛盾作用，造成不僅無法發揮鎮靜的作用，反而引發不明原因的焦慮，尤其是鋅、碘和硒。同時，因其具有促氧化作用，我們通常不建議長期攝取微量礦物質。

在特定情況下，可以考慮單一礦物質，通常這也是使用這些微量礦物質最好的方式。例如，可以考慮用碘來維護甲狀腺，以及用鉻來穩定血糖。

> 關於劑量：不建議自行使用，除非在專業人員的指導下。

槲皮素（Quercetin）

我們可以將槲皮素視為類黃酮化合物之王和絕佳的天然抗組織胺藥物，它還可以干擾與AFS相關的許多自體免疫性疾病（如類風濕性關節炎和結腸炎），在體內所產生的促疼痛和促發炎物質，這點對後期腎上腺疲勞症候群極為重要，因為許多人有對食物過敏、食物不耐受和對多種化學物質敏感的問題，使用槲皮素可以大幅降低因過敏而引起的發炎症狀。槲皮素的抗組織胺作用是屬於非鎮靜性，也就是說，即使你攝取大量也不會昏昏欲睡，這與非處方抗組織胺藥物等極為常見的嗜睡形成了鮮明的對比。研究指出，槲皮素具有抵抗中和皮質醇的酶的能力，如前所述，這是身體產生的一種天然抗發炎化學物質。

我們可以透過喝未發酵的綠茶和紅酒來攝取更多的槲皮素，但這些食物不適合AFS患者。蘋果、洋蔥、蕃茄、青椒和青花椰菜是槲皮素極好的來源。由於需要大量的槲皮素才能發揮最大的成效，最好的建議是採取補充劑。否則，大多數人都是因攝取量不足而錯過其有益的效果，若要達到最佳效果，請搭配消化酶鳳梨蛋白酶一起使用。

關於劑量：每日600-6000毫克（搭配鳳梨酵素），分開劑量使用，並且在空腹時食用。

鳳梨蛋白酶：鳳梨酵素（Bromelain）

鳳梨蛋白酶（存在於鳳梨莖的酶）的主要活性是降低發炎反應，促進癒合，特別是在肌肉和關節方面。因此，它被廣泛應用在運動醫學和創傷管理。鳳梨蛋白酶的抗炎屬性在處理哮喘、關節炎、結腸炎和其他的過敏反應也具有卓越的效應，要選擇高效能和高品質的補充劑。此外，鳳梨蛋白酶與槲皮素一起使用可以發揮最大的效果。

關於劑量：600-4000毫克，鳳梨蛋白酶的效力單位以GDU表示；數值越高，效力越強。建議的GDU單位應該至少在2500-3500，我們建議在空腹時一起服用鳳梨蛋白酶和槲皮素。

其他溫和的營養補充劑

我們之前提及，在後期AFS決定使用營養補充劑可能會造成問題，因為潛在的矛盾反應。然而，與你的醫生合作，除了以上詳細討論的營養素外，你還可以參考以下額外的補充劑，不過，我們只在身體準備好且實際需要時才使用這些營養素。為了達到治療效果，我們需要確保適當的時間和劑量。

雖然我們建議使用劑量，但你可以自行判斷，而且你的醫生或許會根據你的需要來調整它們。

- 維生素 D，1000 到 5000 IU 有助於激素的合成。
- 賴胺酸（一種氨基酸），1 ~ 2 公克有助於支援膠原蛋白合成。
- 脯氨酸（一種氨基酸），500 毫克 ~ 1 公克有助於支援膠原蛋白合成。
- 麩醯胺酸（Glutamine）（一種氨基酸），1 ~ 5 公克有助於穩定血糖和腸胃道。
- 煙酸鉻（Chromium polynicotinate），400 ~ 1200 微克有助於穩定血糖。
- 超氧化物歧化酶（SOD），100 ~ 1000 毫克有助於肝臟解毒。
- 輔酶 Q10，300 ~ 1000 毫克有助於支援心臟健康，特別是心跳不規則或正在使用他汀類藥物。
- 高濃度魚油，1000 ~ 5000 毫克的 DHA ／ EPA 有助於支援抗發炎作用。
- 綠球藻（Chlorella），1 ~ 2 茶匙作為一種天然的螯合劑，有助於消除體內的有毒金屬。
- 甜菜鹼鹽酸（Betaine hydrochloride）（HCL），如果胃酸不足，有助於恢復正常胃的酸鹼值。
- 鋅，25 ~ 50 毫克有助於支援身體代謝。
- 蘋果酸，50 ~ 200 毫克有助於提高能量流。
- D-葡萄糖酸鈣（Calcium D-Glucarate），200-1000 毫克有助於肝臟排毒。
- 活性炭作為一種溫和的解毒劑，以及防治腹瀉
- 乳清酸鋰（Lithium orotate）（膳食補充劑），5 ~ 15 毫克有助於穩定情緒波動。
- GABA（γ–丁胺基酪酸），200 ~ 1500 毫克有助於減輕焦慮和促進睡眠品質。

- 牛磺酸（Taurine），200 ～ 2000毫克，其天然利尿作用有助於消除體內水分滯留。
- 可溶性纖維，有助於穩定血糖和促進胃腸蠕動。
- 初乳，100 ～ 500毫克有助於加強免疫系統。
- 碘，3 ～ 50毫克有助於支援甲狀腺功能，須在指導下小心使用。
- 硫辛酸（Lipoic Acid），每日300 ～ 600毫克透過口服或靜脈注射，有助於支援肝臟功能。

不耐受與毒性

　　雖然上述討論的營養素被認為是最溫和的類型，不過這只是一般的經驗法則。記住，AFS越是後期，個人對任何營養素也就越敏感。此外，這個群組中的大多數化合物從我們出生的那一天起早就存在於我們的體內。它們不是外來的物質，如草藥或處方藥，因此，身體已經擁有內在的吸收、同化、運輸和代謝它們的途徑，如果攝取過量，也只會產生輕微的效應和副作用。不耐受的症狀通常在停止補充後就會消失。

　　例如，攝取過量的鎂會導致腹瀉，不過在停止攝取後症狀就會消失。脂溶性維生素的風險更大，但即使是這類的維生素，我們知道其安全上限是每日膳食建議量的數倍以上。例如，目前維生素D的成人每日建議量為600IU，然而醫生經常建議一天的攝取量為1000IU，有些人甚至一天高達5000IU，特別是那些居住在陽光不充足的地區。同樣的，維生素C的RDA為60-95毫克，但許多人每日攝取超過1000毫克，作為維護健康，預防疾病的一部分。國家非營利性的維生素C基金會目前建議，健康的個人每日可攝取3000毫克，而且在生病時可再攝取更多。

　　到了AFS越後期，從這個群組中選擇正確的化合物更是一項艱難的挑戰。那些身體非常衰弱的人一定很敏感，而且體質脆弱，有些人可能無法耐受任何補充品，有些人則是一開始症狀好轉，但不久會逐漸對這些化合

DrLam.com

物產生不耐受，並且出現越來越疲勞和焦慮的現象。

例如，鎂和維生素C，有些AFS患者在高劑量下甚至會發展成便祕而非腹瀉，因為已經達到腸道耐受力。我們認為這是一種矛盾反應，不過，當劑量減少後症狀就會消失。

雖然這類的反應被報告為「維生素毒性」，但更準確地描述應該是一種不耐受的形式。這兩者有顯著的差異，身體在這種情況下的不適症狀，可能是反映身體無法清除內部的代謝產物，而不太可能是由於維生素或礦物質本身的內在毒性。這種反應可以透過調整營養素的劑量來克服，我們經常看到當腎上腺恢復健康後，這種不耐受的症狀會自行消失。

不幸的是，許多人在這種不耐受的情況下就放棄了優質的營養素，並且將這些有價值的營養素標記為具有毒性，這反而讓自己在恢復的過程中，永遠失去這個寶貴的工具。這個群組與第二和第三組（在下一章中討論）的化合物非常不同，這兩個群組的本質存有負面的屬性，是真正具有毒性，在高劑量使用時，再加上AFS後期患者體內廓清率不佳的雙重影響下，可能會出現中毒的徵兆。

我們希望你能瞭解營養劑量與個體的特定狀態相互之間配合的重要性，這在整個恢復過程中極為重要，如果你希望達到的是穩定和持續的恢復，而不是起伏不定的過程。跟著別人盲目地服用補充品，對營養物質的真正屬性不瞭解，缺乏對個人獨特體質的認知，都可能使AFS惡化，並且觸發腎上腺崩潰。

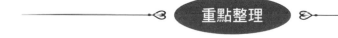

重點整理

• 溫和的營養素包括維生素 C、D、E、A、B$_5$、泛硫乙胺、維生素B$_{12}$、綠球藻、D-核糖、鳳梨蛋白酶、槲皮素、益生菌、膠原蛋白、酶、鎂、HCl、磷脂醯絲胺酸、輔酶 Q$_{10}$、碘、深海魚油等等。

• 選擇正確的劑量、傳送系統和形式，並且混合使用非常重要，尤其是維生素C。

- 雖然維生素 C非常安全，但對那些腎臟疾病、G6PD缺乏症、腎結石和鐵過量的人應謹慎使用。

- 鎂是一種重要的礦物質，有助於放鬆肌肉和鎮靜中樞神經系統。

- 穀胱甘肽是細胞內的抗氧化劑和電子捐助者，它是資源回收大師。

- 泛硫乙胺／泛酸是強大的維生素B群，除了它們的脂質支持效應外，還具有強大支援腎上腺的屬性。

- D-核糖是一種營養物質，可以在ATP的循環中直接提高能量。

- 對於那些處於分解狀態的人，膠原蛋白是蛋白質所需的重要構造塊。

- 益生菌和酶是處理常見的胃同化減緩所導致的體內微生態失衡（腸道菌群失衡）的重要工具。

- 槲皮素和鳳梨蛋白酶是重要的天然抗組織胺化合物，有益於那些對化學或食品過敏的人。

- 對於第一組營養素不耐受的反應，不應該與中毒反應混淆。

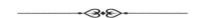

第二道防線——
腺體提取物和草本植物

腺體提取物和草本植物在腎上腺疲勞症候群的治療方案中可以發揮作用，當上一章提及的第一道防線未能帶來完全恢復，或者在特殊情況下，可以考慮使用這些物質。當我們談論腺體提取物（glandulars）時，我們指的是源自動物的原腺體或非腺體組織。腺體提取物產品通常衍生自幾種器官，其中包括：甲狀腺、腎上腺、胸腺、睪丸和卵巢。較少使用的是垂體、腎、肝、胰腺、脾、肺、心臟、腦、子宮和前列腺。

　　草本植物的重要性在於它們的風味、氣味或其他品質。在世界各地，它們普遍用於烹飪、作為藥品，並常用於靈性的儀式中。某些草本植物有利於腎上腺疲勞症候群恢復，然而其他草藥可能相對有害、延遲或干擾癒合。

　　腺體提取物產品和草本植物廣泛用於腎上腺疲勞症候群，但是由於缺乏標準化和研究，關於它們的資訊往往不正確，因而經常被濫用。當使用這些物質時需要適當的指導，以避免潛在的危險和副作用。

　　腺體提取物享有盛名，其中一個原因是它們的適應性屬性，也就是它們在能量低迷時可以提振或增強能量，並且在過度時降低能量。這些化合物非常適合那些輕度腎上腺疲勞症候群的患者，當體內有足夠的內部儲備量。不過，當腎上腺功能受損，並且已經進展到3C階段時，許多這些化合物的適應性屬性變得不太明顯，相反的，由於不明原因，它們傾向於更類似興奮劑的作用。這可能對於那些未察覺的人造成傷害，並且進一步刺激已經很衰弱的腎上腺系統。越是後期的腎上腺疲勞症候群，負面的刺激效應也會越大。因此，對一個人看似無害的物質，可能會對另一個人產生毒性。

基本的腺體提取物

過去和現在的治療師經常使用組織提取物來對抗各種疾病，這種做法可追溯到三千多年前。例如，骨髓提取物已被用於治療貧血。胰腺腺體提取物是在發現胰島素之前的標準治療法。許多替代療法的醫生至今仍然使用乾燥的甲狀腺來治療甲狀腺功能減退症，許多人使用腺體提取物作為天然激素的來源。此外，腺體治療是目前激素治療的基本元素和成分，包括甲狀腺和雌激素替代療法，以及類固醇如強體松（prednisone）。

市面上的腺體提取物療法始於一九二〇年代，由瑞士醫師保羅·尼漢斯（Paul Niehans）在瑞士蒙特勒的診所發現。隨後尼漢斯繼續開發活細胞治療法，而且數以千計的重症病患湧向他的診所尋求一線生機。此外，他的回春療法遠近馳名，慕名前來他的診所的人包括富人、皇族、總統和名人。活細胞療法至今在歐洲仍然是一個非常盛行的療法。

到了一九三〇年代，一些公司開始生產液體和片劑形式的腎上腺細胞提取物，且無數的醫生將它們應用於患者。到了一九四〇年代初期，腎上腺提取物被醫生廣泛用於處方箋，作為維護腎上腺治療的一部分。到了最近的一九六八年，它們仍是由主要的幾家製藥公司生產。腎上腺提取物用於補充，並且最終促使腎上腺功能正常化。腎上腺皮質提取物可以在它們完成修復腎上腺功能的任務後停止，這是它們優於皮質醇激素替代藥療法的優勢。

理論上，腺體提取物可能來自任何動物，但最常見的是來自牛，而其他則來自豬和綿羊。不同的腺體和腺體提取物具有各種性質和用途。例如：

- 胸腺和脾臟提取物可能會影響免疫系統。
- 甲狀腺提取物有助於甲狀腺低下。
- 腎上腺提取物有助於支援衰弱的腎上腺。

- 睪丸提取物可能會影響雄激素值。

- 卵巢提取物可能會影響雌激素值。

標準化測試的難度阻礙了腺體的研究，並且成為目前腺體提取物使用受挫的主要原因。現代科學研究採用雙盲實驗配置，把各種變數分隔成一個變數。顯然，在這種結構有限的雙盲研究下，很難檢測任何腺體，因為這些物質除了腺體內的組織外，其中還含有酶、維生素、脂肪酸、胺基酸、礦物質、神經傳導物質和多種營養物質。我們無法將任何單一物質或激素分離，因為每個腺體萃取物都含有各種不同的物質。

由於腺體提取物產品含有許多物質，包括激素，然而，一個主要的問題是我們缺乏關於這些提取物含有多少激素或其他物質，以及隨著批次和動物的不同，變化性也不同的知識。此外，我們很難知道哪些物質具有治療作用，以及特定腺體如何與體內多種其他物質產生交互作用。由於單一腺體涉及多種物質，因此很難測量它們長期可能具有的作用，特別是當作營養補充劑使用時。不過，根據八十年的軼事證據，毫無疑問地，如果使用得當，腺體仍然具有療癒的屬性。然而，自從促腎上腺皮質激素問世以來，腺體提取物的使用已逐漸式微。

一般來說，最好的腺體產品來自在紐西蘭所使用的有機方法製造出來的動物冷凍乾燥提取物，因為當地沒有出現過牛海綿狀腦病（狂牛症）。信譽良好的腺體產品需要進行製程和成品檢驗，其中包括微生物污染測試，以確保可接受的總細菌計數，以及不含致病細菌。

我們認為每種腺體都有其不同的特性。

乾燥式甲狀腺腺體

乾燥式甲狀腺是脫水和粉末狀的甲狀腺，在處理過程中去除脂肪和結締組織。乾燥式甲狀腺通常來自豬，但也可能來自牛和羊。乾燥的天然甲狀腺通常用於治療甲狀腺功能減退症。藥物製劑是標準化，並且含有甲狀腺素和三碘甲狀腺原胺酸（triiodothyronine）。自19世紀末以來，天然乾燥的甲狀腺藥物已經廣為使用，但是在20世紀中期失寵，因為人工合成的左旋甲狀腺素（Synthroid®）問世。然而，今日天然乾燥的甲狀腺再次受到患者和醫師的喜愛，部分是因為許多患者指出使用這些藥物感覺比較好，其中 Armour® 甲狀腺（豬）和 Thyrolar®（牛）是該類中常見的 FDA 批准的藥物。

> **注意：處方乾燥的甲狀腺藥物不同於非處方（OTC）甲狀腺腺體補充劑。無數的 OTC 甲狀腺提取物在市面上是屬於膳食補充劑，其中許多可能不含任何重要激素，但也有很多含有激素。 因此，選擇正確產品必經的無數試驗和錯誤自然不在話下。**

許多腎上腺疲勞症候群患者在服用甲狀腺處方藥物時，不需要再使用非處方甲狀腺腺體，因為同時使用甲狀腺腺體和甲狀腺處方替代藥物可能會導致甲狀腺功能亢進。如果甲狀腺確實需要支援，可以考慮其他更溫和的天然營養素（例如海帶、碘和胺基酸、酪胺酸）。一旦腎上腺功能改善後，與腎上腺疲勞症候群相關或繼發的低甲狀腺功能通常會自行改善。

腎上腺腺體

腎上腺腺體產品非常廣泛，適用於腎上腺疲勞症候群。許多患者在使用後報告疲勞感消失，取而代之的是能量增加，並且從焦慮轉變為平靜。然而，這些報告通常來自那些輕微的 AFS 患者，不是那些後期腎上腺衰竭的人，對這些人而言，腎上腺腺體往往具有刺激的作用。隨著能量提升，這或許是一個理想的結果，但如果長期服用可能會出現明顯的副作用。習慣性使用腎上腺腺體來維持能量是恢復失敗常見的原因之一，因為這些化合物可能讓人上癮，當個體停止服用時會產生戒斷的副作用。

以下是關於這個過程的進展：

- 第一、如同其他成癮性物質一樣，身體會產生耐受性，然後需要更多的腺體才能產生相同的效果。

- 第二、在高劑量下，腺體可能會引發腎上腺危象（adrenal crisis），因為身體處理刺激物的能力已達到最大耐受力。既亢奮又疲累的感覺可能導致失眠和高應激性（hyperirritability）（※高過敏性），以及極度的疲勞。

- 第三、當停止服用腺體後，戒斷和反彈的症狀可能出現，疲勞感劇增即是跡象。

- 第四、腎上腺腺體可能引發一系列矛盾和不良反應，包括恐慌發作、心悸、心率加快和血壓不穩定。

有鑑於這些潛在的副作用，大多數消費者應該謹慎小心使用腎上腺腺體，並且以短期為主，針對輕微腎上腺疲勞症候群。AFS越後期，對腎上腺腺體的使用更應該留意，並且遵循臨床經驗豐富醫生的建議。

由於缺乏標準化，市面上有許多產品可供消費者使用，但品質的差異性各不相同。

其他腺體產品

- 胸腺腺體含有影響免疫系統的物質，但很難知道其對免疫系統的短期和長期效應的性質。身體包含無數的免疫物質，當採取胸腺腺體時，我們很難預測所有的潛在交互作用，此外，個體之間的反應也有很大的差異。

- 睪丸和卵巢腺體提取物可能分別含有睪固酮和雌激素，一些消費者試圖使用這些腺體來提振性慾。我們通常不推薦它們，因為有更好的方式可以支持和密切追蹤激素的功能。

- 垂體和下視丘腺體提取物通常具有刺激性，應該謹慎使用。它們通常被用於漫無目的的腎上腺治療法，然而這種作法極不可取。

DrLam.com

關於草本植物

世界上所有的文明都有某種形式的草本植物可用於提振能量，我們現在知道許多這類的補品可以透過它們主要的作用機制來支持腎上腺功能。以下是腎上腺疲勞症候群恢復常用的草本植物：

甘草根（Glycyrrhiza glabra）

甘草是極度珍貴的中藥，生長在歐洲和亞洲，用於許多中國專利的草藥配方，是支援腎上腺最著名的草藥，甘草是一種抗應激草本植物，可以增強能量、耐力和活力，並且是一種溫和的補品。甘草透過抑制 11β-羥基類固醇脫氫酶（11beta-hydroxysteriod dehydrogenase）阻斷皮質醇轉化為皮質酮來強化皮質醇水平。它已被用於減少低血糖症的症狀，這是腎上腺功能減退的常見副作用。

甘草會使醛固酮分泌量增加，這是在後期 AFS 中經常缺乏的激素。這種草藥可能會使正常血壓的人血壓升高，雖然甘草糖無法提供與甘草根同樣的效果，但對於較敏感的人，也可能會造成血壓升高的現象。此外，甘草也可以舒緩緊繃的胃和刺激心臟血液循環，直到一九三○年代，醫師會使用甘草來治療艾迪森氏症。

脫甘草（DGL）是去除甘草甜素，也就是其苦甜味參半的植物成分。然而，為了達到恢復腎上腺效應，應該使用真正的甘草而不是 DGL。

> **注意：** 孕婦不應服用甘草。在高劑量（3—5公克／天）之下，它會降低婦女的睪固酮激素；攝取過量血壓則會升高。

甘草的副作用包括頭痛、血壓升高（高血壓）、嗜睡、胃部不適、腹瀉、面部浮腫、水腫、疲勞感增加、焦慮、易怒和酒醉感。另外，它可能增強藥物華法林（warfarin，抗凝血劑）和地高辛（digoxin，常用於治療心臟病的藥物）的效果。和腺體一樣，這些副作用在後期腎上腺疲勞症候群患者中更為明顯，腎上腺越衰弱，我們就越能預期其刺激性的副作用。大多數的副作用似乎與適應性屬性喪失有關，進而導致刺激性屬性成為優勢。

Ashwagandha 南非醉茄的根和葉（俗稱印度人參，Withania Somnifera）

南非醉茄是一種印度古老的草藥，在治療用途上歷史悠久，被譽為全方位的滋補聖品，可以改善各種體弱處，而其更因對腎上腺功能的直接效益享有盛名。南非醉茄可以增強體能和活力，被視為是一種回春藥和溫和的催情劑。

阿育吠陀醫師使用南非醉茄來治療風濕性疼痛、關節炎和其他相關病症。南非醉茄也被認為是一種適應原（具有抗應激的作用）。

它被認為是一種適應性、維護心臟和心血管的草藥，研究指出，在為期30天的治療下，體內超氧化物歧化酶（SOD）明顯增加，這是一種重要的抗氧化劑。在正常的治療劑量下，患者不會出現副作用。這意味著這種藥草使用不可超過數月，如果使用高劑量，要間歇性休息或「放假」。到目前為止，尚未發現明顯的藥物交互作用。有些人抱怨在使用南非醉茄後會有輕微嗜睡的情況，但大多數體質強健的人就沒有這方面的困擾。

那些後期AFS的人可能會發現這種草本化合物可以提升能量，就像甘草一樣，這種刺激的屬性往往會越來越誇張，並且在後期腎上腺功能衰弱的患者中變得非常明顯。這可能導致焦慮和帶來亢奮，因此，如果使用這種草藥時，一定要密切監控。然而，目前原因不明，有少部分對其他營養素療法無法適應的後期AFS患者，反而可以接受南非醉茄。

韓國人參根（俗稱人參，Panax ginseng）

一般來說，人參可以提高能量流，相較於女性，它更適合男性，而且有些女性會產生不良的副作用，例如臉部多毛和痤瘡。在男性方面，服用太多人參可能導致攻擊性、易怒或性慾高漲的症狀。也就是說，高麗人參是一種治療腎上腺疲勞症候群的自然療法，男性可以從小劑量開始服用，然後再逐漸增量（女性最好避免使用）。其副作用包括失眠、頭痛、胃不適、乳房脹痛、腹瀉、眩暈和焦慮，如果搭配其他草本植物一起使用，對於腎上腺衰弱的個體，它的刺激屬性將會更加明顯。

西伯利亞人參根（俗稱刺五加，Eleutherococcus senticosus）

不同於高麗人參，西伯利亞人參對男性和女性都有益處。西伯利亞人參主要的好處是增加抗壓性，促進代謝正常化和調節神經傳導物質。西伯利亞人參可以消除疲勞，並且以增強和維持能量、體力和耐力聞名。此外，西伯利亞人參也是一種抗憂鬱藥，有助於改善睡眠、減少嗜睡和易怒，並且帶來幸福感。然而，如果有 AFS，西伯利亞人參則只能短期使用，並且僅限於輕微的症狀，以避免刺激性的副作用最終拖垮身體，隨著時間推移，反而使整體狀況惡化。

老薑（俗稱薑，Zingiber officinale）

薑是腎上腺適應原，有助於調節皮質醇值，促使血壓和心率正常，燃燒脂肪和增強能量與代謝率。薑也有助於刺激可以分解蛋白質和脂肪酸的消化酶分泌。

薑可能含有馬兜鈴酸，會引起嚴重的腎／泌尿系統疾病（例如腎纖維化或泌尿系統癌症）。症狀包括尿液量異常改變或尿液帶有血絲。薑液體製劑通常含有糖和／或酒精，因此糖尿病、酒精依賴或肝臟疾病的患者必須謹慎使用。

懷孕期間不建議使用薑。由於目前不確定薑是否會從母乳中分泌出來，我們建議正在哺乳的婦女在服用薑產品之前先諮詢你的醫生（在日常烹飪和烘烤中或在市售薑茶中偶爾使用少量的薑是無害的）。

銀杏葉（Ginkgo biloba）

銀杏樹是最世上最長壽的樹種之一，銀杏來自這種樹木。幾千年來中國人使用銀杏來治療各種疾病，包括肺充血、哮喘、支持循環系統和性慾，以及作為一種抗老物質。它被公認對大腦功能有正面的影響，其中包括提高警覺性、減少腦霧、增強記憶和降低心力交瘁之感。

腎上腺承受極大的氧化應激，特別是在應激反應期間分泌大量的皮質醇，而這使得正在分泌所需激素的腎上腺細胞內的自由基激增。銀杏葉具有強大的抗氧化屬性，可以螯合自由基生成，從而保護腎上腺、大腦和肝臟免受自由基的傷害。

銀杏也含有幾種生物類黃酮，可以提高血液流向大腦、耳朵、眼睛、心臟和四肢。其副作用包括胃腸道不適、頭痛、出血風險增加、腹瀉、噁心、嘔吐、不安、焦慮和疲勞感增加。

瑪卡（俗稱祕魯人參，Lepidium meyenii）

瑪卡是一種生長在南美洲安第斯山脈海拔高達15,000英呎的藥草，是可以在惡劣氣候下栽培的少數植物之一。兩千多年以來，秘魯當地人把它作為食物和藥物、促進耐力以及提高能量、活力、雄風和生育率。它最著名的是具有壯陽的屬性，同時還有具有葡萄糖和皮質醇的適應性性質。研究證實，它也可以降低升高的血糖值和應激性潰瘍。

瑪卡的活性成分包括游離糖、甾醇、胺基酸、生物鹼、單寧和強心苷（cardiotonic glycosidesuridine）。主要的生理作用途徑是透過刺激中樞神經系統。它似乎不涉及激素的途徑，例如，研究顯示，它不會影響血液內的激素睪固酮值。除了其壯陽和能量增強的效應外，該草藥還可以部分逆轉因使用SSRI型抗憂鬱藥，如Prozac®、Paxil®、和Zoloft®時常見的性功能障礙。

作為一種刺激性草藥，高劑量可能導致焦慮和失眠，尤其是後期腎上腺疲勞症候群的患者特別容易受到影響。可能的副作用包括失眠、焦慮、厄運臨頭之感和神經緊張。在極端的情況下，可能產生不規則心率。對於輕微的AFS，這種草藥最好用於小劑量，作為雞尾酒營養素混合療法的一部分，而不是單獨使用。

紅景天

紅景天生長於歐洲較寒冷的氣候中，幾世紀以來，它已被用於治療大多數的疾病。在歷史上，紅景天茶深受俄羅斯人喜愛，是一種提神飲品。這種草藥有助於緩解症狀和支援許多病症，其中包括焦慮、憂鬱、胃病、纖維肌痛和其他神經系統疾病的癒合過程。這種植物含有幾十種物質，而且很難確定所有的活性成分，雖然我們可以指出rosavin、salidroside、rosin和rosarin。

這種草藥被歸類為適應原，它可作為一種肌肉鬆弛劑和調節血流量，當需要更多的皮質醇時，它有助於支援腎上腺皮質醇分泌。它最好是用在AFS早期階段，壓力大且體內皮質醇水平高的個體。有些人，特別是在AFS第二階段，腎上腺分泌過多的皮質醇，但不幸的是，釋放的過程不是很穩定，而是間歇零星式的釋放。此外，紅景天也有助於減緩腎上腺分泌，這可以產生一整天的平靜感，而不是一時的身心健康感，接下來就是起伏不定的情緒波動。這種草藥還有助於纖維肌痛患者夜間的睡眠品質，並且在隔天運作正常。

紅景天也被證實可以提高健康人的精神意識、體力和耐力、改善壓力、增強記憶和舒緩焦慮。在焦慮的情況下，它最好與其他草藥如卡瓦（Kava）、激情花（passion flower）、5-HTP、色胺酸和南非醉茄搭配使用。

在AFS的情況下，特別是後期階段，重要的是要記住高劑量的紅景天提取物可能引起過度刺激和失眠，從而加重焦慮並導致既亢奮又疲累的狀態。另一方面，具有輕度AFS的患者可能會覺得這是一種早期階段很好的調養聖品。

注意：草本植物和腺體提取物在市面上被廣泛使用，並且大力吹捧為具有適應性屬性的滋補產品，他們的刺激性質使它們在輕微AFS患者（他們可能不曾懷疑自己有AFS）中大受歡迎，因為能量提升和疲勞感減少。在臨床上，這些刺激性的影響對那些腎上腺衰弱的人可能更加明顯，刺激物太多等同給予汽車過多的汽油來驅動發動機，從而對腎上腺施加額外的壓力，使其更努力運作以產生更多的能量，最終反而進一步耗盡腎上腺，並且隨著時間推移，短期的健康感逐漸消失。

在輕微AFS的情況下，短期使用草藥配方和腺體產品是可以接受的，但當腎上腺虛弱時，應考慮聽從專業的指導。此外，對於我們在本書其他地方討論的矛盾或異常反應要保持警覺，其中包括：

- 過度疲勞
- 恐慌發作
- 血壓不穩定
- 失眠
- 焦慮／易怒

留意這些不當使用的警訊。混合配方既方便又有效，例如Adreno-Blast™（見附錄G）。腺體提取物和草藥在腎上腺恢復的過程具有其作用，明智地使用可避免過度刺激、成癮和戒斷的問題。

DrLam.com

注意：如果你已經在使用高劑量的草藥和腺體，突然停止可能會出現戒斷症狀，並且引發腎上腺崩潰，因此不推薦斷然停止使用。

關於劑量：草藥和腺體有多種形式，從原料粉末到標準化提取物都有，效力和純度也取決於採收期間的批次，無法給予標準劑量建議。在開始採取這些補品時，請務必閱讀產品標籤並諮詢你的醫生。

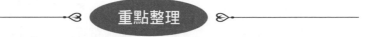

重點整理

- 腺體提取物和草藥廣泛使用在腎上腺疲勞症候群，作為一種治癒劑。

- 許多這些補品具有適應性屬性，有助於 AFS 早期階段。

- 對那些 AFS 後期階段的患者而言，這些補品的主要屬性可能具有刺激性。

- 來自豬的腎上腺和甲狀腺腺體是最常見的非標準化腺體形式。

- 廣受歡迎的藥草包括甘草、南非醉茄、薑、瑪卡、紅景天、銀杏和人參。

- 標準化的甲狀腺腺體提取物是處方藥物，因為其高效力。

- 由於缺乏標準化，無法給予非標準化的草藥和腺體提取物的推薦劑量；每一種產品都各有其不同的用途。

- 在使用腺體或草藥時，不管是否為標準化或非標準化都應謹慎使用，而且只在需要時才用；長期使用時需要專業人員的監督。

- 在大多數情況下，如果正確使用第一組化合物則不再需要使用這一組。

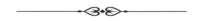

萬不得已的工具——激素

腎上腺激素對於生活，以及打造和恢復健康極為重要，太多或太少都會威脅我們的身心健康，使我們無法保持最佳的健康狀態。在幾十年前，腎上腺激素替代療法早期，研究人員幾乎沒有關於適當劑量或毒性併發症的資料。他們因為患者的症狀改善而被誤導，進而給予患者比正常量更多的腎上腺激素，特別是皮質醇。這聽起來很誇張，不過許多患者因此死於毒性效應。

長期和過度使用皮質醇也會產生負面的副作用，所以皮質醇被禁止在競爭性運動中作為提高性能的輔助物質。由於這些不良經驗，研究人員避之唯恐不及，並儘可能避免開處方腎上腺激素如皮質醇。

在第八章，第3B階段——激素軸失衡，我們討論了一些醫生使用甲狀腺替代療法，來克服因腎上腺疲勞症候群引發的低能量狀態。這是因為一些醫生認為AFS患者有原發性甲狀腺功能減退症，所以開甲狀腺替代藥物。然而，許多個體仍然為此所苦，再次重申，在合成激素尚未問世之前的早期腎上腺激素替代療法中，患者所接受的劑量往往是一般劑量的數倍，因此經常造成嚴重的毒性副作用。

顯然，AFS的激素替代療法需要非常小心，必須從多方面進行觀察。在適當的情況下，使用正確的劑量，激素替代療法可以發揮很大的效益。

醫學科學才剛開始意識到，即使是輕度到中度的激素缺乏，在常規的血液測試中仍未被發現，還是有可能導致一個人覺得不適和運作功能變差，這是我們常在腎上腺疲勞症候群中看到的情況。

DrLam.com

簡要回顧一下，腎上腺激素在HPA軸以及自主神經系統的控制下，有超過五十幾種激素涉及。任何一個功能失調都會產生令人不快的症狀。例如，低醛固酮值會導致血壓不規則和疲勞；高雌激素會引發經前症候群和焦慮；皮質醇分泌失衡會導致血糖功能失調、低血糖症和能量低迷；腎上腺素分泌過多會引發心悸，例如心房顫動和恐慌發作，特別是那些處於腎上腺疲勞症候群後期的人更是容易受到影響。

由於常規實驗室測試結果通常不可靠，我們認為密切注意AFS的徵兆和症狀，可能是評估是否需要激素替代療法的最有效方法。此外，關於AFS激素替代療法的決定權，最好聽取有經驗的專業人員建議。 因為我們仍然缺乏對這些許多激素及其機制的完全理解，即使是最有經驗的醫師，試驗和錯誤還是免不了。

過早使用腎上腺激素替代療法是一個常見的錯誤，這可能是恢復延遲或衰竭的主要原因。事實上，不當使用皮質類固醇，如氫化可體松可能會使情況更糟，由於其中產生的毒性和矛盾效應、成癮與戒斷的併發症。最糟糕的是，它還可能觸發腎上腺崩潰。

第二章，壓力、激素基礎以及「被遺忘」的腎上腺也提及了一些主要激素的功能，以及它們在治療中潛在的作用。現在我們從治療的角度重新審視這些激素，以瞭解我們如何使用它們作為恢復方案的一部分。

孕烯醇酮（Pregnenolone）

一些AFS患者指出孕烯醇酮替代療法改善他們的能量、視力、記憶、頭腦清晰度、健康，以及還有性慾。 此外，一些婦女指出在使用孕烯醇酮後，熱潮紅或經前症候群的症狀減少，這可能是由於黃體素相對的升高，從而降低了雌激素主導的狀態。別忘了，孕烯醇酮在體內會被轉化為黃體素，而且這兩種激素有一些重疊的相似性。

然而，臨床表現還未完全明朗，因為其他婦女指出孕烯醇酮會使現有的疲勞惡化，甚至可能引發腎上腺崩潰，這種矛盾反應很常見，特別是隨著腎上腺衰弱的發展。

此外，許多人可能使用看似正常的劑量，但如果身體將這些劑量挪用給皮質醇作為分泌之用，會出現一種稱為孕烯醇酮竊取（pregnenolone steal）的現象，那麼他們將無法從中受益。另一方面，久而久之長時間的攝取，患者很可能因此使用過量。

孕烯醇酮是脫氧異雄固酮（DHEA）的化學之母，其又可以轉化為雄烯二酮、睪固酮和雌激素。補充孕烯醇酮可能會增加體內的其他激素，特別是睪固酮。

也就是說，以下的準則非常重要：

- 男性或女性一般開始的劑量為15毫克，之後再慢慢增加至50毫克。
- 使用源自藥理學的純孕烯醇酮產品，而不是源自山藥的「前體」。
- 對大多數人而言，口服孕烯醇酮藥丸的效果很好。
- 舌下錠是一個不錯的選擇，它跳過吞嚥口服藥後初始的肝臟代謝。由於快速傳送至血流，因此對於敏感或腎上腺疲勞症候群後期階段的患者可能太刺激或不耐受。
- 低劑量可以促進放鬆，然而高劑量可能導致易怒，目前確切原因不明。
- 可能產生痤瘡和脫髮的現象，原因或許是由於孕烯醇酮可能轉化為雄性激素。
- 頭痛可能是劑量太高。
- 即使劑量很低也可能出現不規則的心律和心悸。這些副作用在老年人或心律障礙的人中可能會非常嚴重。

有鑑於這些副作用，你就可以知道為什麼醫療保健專業人員要引導你並監督結果，不要光靠血液或唾液試驗來確定應該服用多少孕烯醇酮。

DrLam.com

注意：孕烯醇酮療法可能禁用於一些曾有癲癇發作史的人，因為它可能會干擾用於治療癲癇和憂鬱症藥物的作用。

孕烯醇酮和DHEA（下面討論）可以一起用於腎上腺疲勞症候群，因為有些孕烯醇酮會轉化為DHEA，如果兩者結合在一起使用則可降低DHEA的攝取量。

關於劑量：每日10-50毫克，分開多次服用。

脫氫異雄固酮（DHEA）

DHEA的作用傾向於模擬孕烯醇酮，但是在預期的結果和副作用方面會被放大。不同的劑量似乎會產生不同的效應，所以我們要明智謹慎地使用DHEA。

DHEA會轉化為雌激素和睪固酮。高劑量（100至200毫克或更高）會導致身體質量（body mass）重新分佈，這是由於DHEA轉化成更多的雄性類固醇激素。顯著的副作用與孕烯醇酮類似，只是更嚴重，脫髮和痤瘡更是常見的現象。

對於男性來說，如果想要合成代謝的結果，直接使用睪固酮前體如雄烯二酮（及其代謝產物雄烯二醇）可能更為有效。然而，這僅適用於健康的個體，並不適用於患有腎上腺疲勞症候群的人。

即使是低劑量，DHEA也可能會產生問題，因為它對後期腎上腺衰弱的人刺激性很大，尤其是那些3C階段和以後（腎上腺衰敗）的患者，光是極少劑量也可能產生強烈的反應。常見的其他副作用還包括：嚴重焦慮、感覺神經緊張和經前症候群症狀增加，這些情況似乎在女性中更為普遍。

其他需要考慮的重要因素包括：

- DHEA像是一種輕型的心情提升劑，它可能會與抗憂鬱藥產生抵觸。理論上，當人服用DHEA時，抗憂鬱藥的劑量可以降低。
- DHEA具有降低膽固醇和血液稀釋的作用。因此，那些服用降膽固醇藥物和血液稀釋藥物，如Coumadin®的人可能需要降低用藥劑量。

DrLam.com

- DHEA不受體內負回饋迴路的調節。換句話說，服用DHEA補充劑不會抑制身體的DHEA分泌量或導致腎上腺休眠，從而造成廢棄性萎縮。因此，理論上，患者不需要每隔一段時間停止DHEA，儘管對於持續幾個月的治療而言，每隔一段時間休息幾週或許是一個很好的作法。
- 市面上的DHEA產品是由墨西哥野山藥提取的薯蕷皂苷素（diosgenin）製成，生物化學家將薯蕷皂苷素轉換為DHEA，但這只限於實驗室而不是在人體內發生。因此，服用薯蕷屬植物提取物在體內不會轉化為DHEA。

根據AFS的階段和個體體質，血液或唾液的DHEA值會隨著AFS的進展產生很大的變化。由於臨床相關性不一致，血液中的DHEA值往往幫助不大。

> 關於劑量：10-50毫克分多次服用，使用DHEA治療腎上腺疲勞症候群必須在專業的指導下使用。要確定正確的劑量並不容易，也許會非常棘手，其中有許多可能的副作用與孕烯醇酮的副作用相似。

皮質醇（Cortisol）

經由腎上腺皮質分泌的皮質醇，是目前身體內最重要的抗應激激素，它在協助身體處理壓力方面具有關鍵性的作用，包括使血糖值正常化，並且確保身體有足夠的能量來處理壓力的需求。皮質醇也是身體強大抗發炎反應的成員之一，它本身就是一種強效的抗炎劑。（關於皮質醇的詳細討論，請參考第二章，壓力、激素基礎和「被遺忘」的腎上腺）。

幾十年來，正統的醫生一直在使用皮質醇，也稱為氫化可體松來對抗艾迪森氏症，該藥物的廣泛商品名為Cortef®。一些臨床醫生也主張使用皮質醇治療腎上腺疲勞症候群，然而，近幾年來營養治療法的進展已大幅減少了這種藥物的需求量，除了最嚴重的AFS病例之外。我們相信過度使用皮質醇作為腎上腺疲勞症候群的恢復工具是一個嚴重的問題。另一方面，皮質醇對一些腎上腺極度虛弱的人可能是一大救星。

謹慎用藥

不耐受的症狀在腎上腺疲勞症候群越後期的病例中更是常見，換句話說，大多數後期腎上腺疲勞症候群的患者對皮質類固醇都不耐受，例如氫化可體松。他們的病症通常變得更糟，即使在低劑量之下，其中確切的病理生理學機制仍然不明，而那些嚴重代償失調的人特別容易受到影響，或許還會觸發腎上腺崩潰。有一些患者需要幾個星期來適應該藥物，而且可能不是立即見效。更糟的是，我們或許還需要處理成癮和戒斷的症狀。任何經歷過這個過程的人可能會告訴你，這條路上什麼奇怪的情況都有，就是少了身心舒緩平順的感覺。

幸運的是，在大多數AFS病例中，皮質醇為非必要性，而且最好將它視為是一種萬不得已的作法。 AFS恢復的關鍵目標之一就是讓身體自然療癒，對於那些長期使用皮質醇的人，我們支持循序漸進緩慢戒斷，以脫離對皮質醇的依賴。

當使用皮質醇時，大多數的患者發現以下的劑量可以發揮效果：

- 早上5～10毫克
- 中午0～7½毫克
- 下午0～2½毫克

這只是一個範例，實際劑量必須根據個人身體的需要調整，有些人只需要早上劑量即可，有些人在一天中其他時間還需要一次或兩次的劑量。皮質醇不應作為長期的恢復工具，如果可能，那些使用皮質醇的人應該在幾個月後逐漸降低劑量，直到最終完全停止。為了避免戒斷的副作用和腎上腺崩潰，我們建議在降低皮質醇劑量之前，先用天然化合物重建腎上腺儲備量。

　　皮質醇有許多潛在的副作用，以下是處理副作用的措施，例如：

- 劑量太高可能會發生顫抖，所以降低劑量是解決方案。
- 如果患者感到胃部不適，那麼他們應該將這種類固醇與食物一起吃。此外，他們還可以降低劑量。
- 如果在一天之中太晚服用，可能會干擾睡眠。
- 每天劑量超過20～30毫克，可能會開始出現更多皮質醇毒性的副作用。我們不建議更高的劑量，除非這些好處明顯大過於風險。

　　對一些人來說，即使適當的皮質醇替代藥物仍然不足或效果不彰。記住，皮質醇會打破大腦內去甲腎上腺素和CRH（促腎上腺皮質激素釋放激素）之間的正回饋迴路。如果使用極少量的皮質醇替代藥物，這種效應則不會出現。另一方面，過量的皮質醇可能鈍化腎上腺皮質活性，導致孕烯醇酮、DHEA、黃體素、睪固酮、雌激素和醛固酮的分泌量減少。如果這些分泌量大大減少，那麼來自這些激素的鎮定緩解訊號可能受損。去甲腎上腺素和其他抗發炎反應也可能變得遲鈍，造成皮質醇療法的相反預期效果，這或許可以解釋為何接受皮質醇療法普遍上反應都不太好。事實上，有些人指出在用藥後感覺更糟糕，例如腦霧、焦慮和疲勞感增加。同時，自主神經系統（ANS）可能分泌更多的去甲腎上腺素和腎上腺素作為最後一搏的代償反應，而這反而讓患者處於一種既亢奮又疲累的狀態。

　　當AFS伴有低血壓和電解質失衡時，皮質醇單一療法（僅使用皮質醇）將無法發揮作用。

當皮質醇與醛固酮（Aldosterone）都很低時

　　皮質醇和醛固酮都可能變低，這通常發生在已經處於階段3C，並且正邁向階段3D的過程中，如果還未到3D。回顧一下，醛固酮調節是腎素-醛固酮激素軸系統（RAS）的一部分。在後期AFS中，低醛固酮值可能是腎素功能失調、繼發性ANS失衡或是一個獨立事件的結果。不用說，這種情況非常可怕，極度疲勞、低血壓、無法久站、姿勢性低血壓和姿勢性心搏過速是主要的臨床徵兆。在這種情況下，我們會考慮使用腎上腺激素氟氫可體松（市面上的品名為Florinef®，可透過處方購買），因其關鍵的鹽調節性質，可能因此救人一命。

Florinef，又名為9α-氟皮質醇（9α-fluorocortisol），是一種合成類固醇，具有適度的糖皮質激素效力和較強效的礦物皮質激素。它被用於治療大腦耗鹽症候群（極度脫水和血液中低鹽值），也就是需要提升醛固酮值。它通常用於艾迪森氏症，一種典型耗鹽（21-羥化酶不足，影響腎上腺的遺傳性疾病）形式的先天性腎上腺增生（先天性疾病，其中腎上腺缺乏必需酶）和直立性不耐受（姿勢性直立心搏過速症候群）。這種藥物的副作用非常廣泛，其中包括水腫、高血壓、頭痛、焦慮、低鉀血症（血液中含鉀量過低）、疲勞惡化（尤其是在開始服用時）、出汗增加、多毛症、消化性潰瘍、失眠、消化不良（廣泛的消化問題）、憂鬱和更多其他的症狀。儘管有許多負面效應，但對那些已經走投無路的患者而言，這的確實是一種萬不得已的藥物。

不幸的是，許多人不耐受Florinef，因此一開始必須非常緩慢漸進式地增加劑量，特別是對於那些非常敏感和體質衰弱的人。有些人會心急、太快加重這種藥物的劑量，尤其是對於那些沒有耐心和絕望的人，雖然我們確實看到一些好的結果，但我們必須提醒，有些人反而變得更糟，因為這種藥物可能引發進一步腎上腺崩潰，所以密切的醫療監督是必要的。

如果血壓低是因病而起，我們可以考慮添加抗高血壓藥，如鹽酸米多君（midodrine hydrochloride，市面上品牌為Proamatine®或Midodrine®），它的副作用包括高血壓、搔癢、麻木，以及皮膚或頭皮刺刺的感覺，這些副作用往往只是暫時性。這兩種藥物通常與鹽片或額外的海鹽一起服用，甘草也可能有幫助，但對於 AFS 我們要特別謹慎，因為可能有潛在的刺激性質。

劑量注意事項：Florinef 為 0.1 毫克的錠劑，用於礦物皮質激素替代療法的一般日劑量為 0.05──0.2 毫克。一開始在早上服用半顆藥丸持續一個或兩個星期，如果沒有出現副作用則加量至每天早上一顆錠劑。透過血液測試檢查血漿中腎素、鈉和鉀值，以確定是否達到正確的劑量。鹽酸米多君為 5 毫克錠劑，一開始的劑量為早上一粒，下午一粒，然後視身體需要增加劑量至每日最多三次，一次劑量為二粒。

睪固酮激素替代療法（TRT）

男性和女性體內都會分泌睪固酮，然而女性的分泌量較少，並且是經由腎上腺生成。無論男女，睪固酮值下降與性衝動和性慾降低有關，這是許多 AFS 患者常見的症狀。

在健康的人群中，睪固酮替代療法（TRT）可以使整個身體恢復活力，增加肌肉質量，並且逆轉老化常見的脂肪累積和肌肉萎縮的現象。不幸的是，對 AFS 患者而言，TRT 可不是那麼簡單，它並不一定保證有效，而且積極使用睪固酮可能會使 AFS 惡化。

睪固酮有助於減少去甲腎上腺素和增加大腦中的多巴胺訊號，同時，它還有助於減少促發炎的訊號。這些是潛在有益的屬性。然而，睪固酮也會抑制 ACTH 和直接抑制腎上腺皮質的活性，而其淨效應取決於所有信訊交互作用的總和，因此難以準確地預測。

低劑量睪固酮對婦女有益。另一方面，如果使用 TRT，男性則需要正常的劑量，因為低劑量睪固酮對男性起不了作用，實際上反而還會抑制體內的睪固酮分泌，導致疲勞感增加。這是為什麼某些健康男性，即使因性腺功能減退症（第二性徵缺陷）而性慾減低，但還是不耐受 TRT 的原因之一，而後期 AFS 的患者更是容易產生這種類型的非預期後果。這就是為什麼我們建議 AFS 兩性的患者，在考慮 TRT 之前，要先將身體其他的系統調養好，其中TRT的事前檢查應包括完整的病史和身體檢查，以及一系列的血液檢查，其中包含男性激素值概況。另外，我們建議做癌症篩檢測試，如前列腺特異性抗原（PSA）等。這些測試是必要的，以排除不宜使用TRT的可能性。

睪固酮替代療法可能有不良的副作用，其中包括頻繁或持續的勃起、噁心、嘔吐、黃疸和踝關節腫脹。此外，男性的乳房可能變大，因為睪固酮會透過名為芳香酶的酶轉化為雌激素，而更嚴重的併發症包括水分滯留、肝毒性、心血管疾病、睡眠呼吸暫停和前列腺腫大。

睪固酮的替代藥物包括睪固酮前體、雄烯二酮和雄烯二醇，這些分別有口服膠囊或舌下噴霧劑等形式。

> 劑量注意事項：雖然睪固酮替代療法是提高能量最有效的方法之一，但這種激素不應該用於睪固酮值正常的人。此外，睪固酮替代療法在腎上腺疲勞症候群中的治療很少是必要的，因為還有許多更溫和的營養素可以使用，以避免身體受到這種強大雄激素的影響。

雌激素和黃體素（Estrogen and Progesterone）

減少雌激素過量是從腎上腺疲勞症候群後期恢復的重要臨床目標，直接採用天然黃體素是我們可以平衡雌激素和黃體素的一種方式，而且透過增加更多可利用的黃體素也可以間接支持腎上腺，因為這是皮質醇分泌的前體，這兩者密不可分。此外，天然黃體素本身具有放鬆、平靜和助眠的效果，這將進一步有助於恢復備受壓力的腎上腺功能。

正統醫生有時會開處方合成黃體素（Progestin）來抗衡雌激素主導，這種形式黃體素與天然黃體素不同，雖然其在化學上類似天然黃體素，但因為它們的分子不同，產生的生理作用也大不相同。我們的身體不能將這種合成黃體素轉化為皮質醇來幫助腎上腺，或將其轉化為其他激素化合物。然而，化學性質與身體原本激素結構一致的天然黃體素具有這種能力。對於那些後期AFS患者而言，合成黃體素可能具有高毒性且難以分解，進而導致體內不良代謝產物累積。因此，使雌激素主導恢復平衡最簡單的方法是使用天然的黃體素。

黃體素的傳送系統有許多種，不過對於大多數婦女而言，低劑量局部的形式是最便宜且效果最好的方式。錯誤的劑量或時機可能會使AFS惡化，並且有可能觸發腎上腺崩潰，而那些處於低廓清率狀態、有腎上腺衰竭的特徵的人，必須特別小心正確地使用黃體素，在這些情況下，即使是正常的生理劑量對身體來說也可能太多而難以處理。

人們往往忍不住過早處理雌激素主導的問題，特別是如果臨床症狀嚴重。然而，我們認為不管何種程度，最好的方法是先調養腎上腺，並且延緩使用天然黃體素，直到身體準備好。如果女性的腎上腺很虛弱則會增加不耐受黃體素的反應，因為它會增加肝臟的負擔以代謝黃體素。隨著身體變得更強健，它對天然黃體素的耐受力也會提高。

關於黃體素的最佳傳送形式存在一些爭議，大多數醫生往往傾向於口服形式（Prometrium），這是一種處方藥，與乳霜形式相比，口服形式需要更高的劑量。在這種情況下，由於口服形式會在腸道中被吸收，並且在傳送到身體其他部位之前先通過肝臟，因而增加肝臟額外的負擔，因為它是這種激素的清除中心。由於大多數AFS患者都處於壓力之下，並且一開始都是在低廓清率的狀態，因此過量的口服黃體素可能會觸發腎上腺崩潰，因為肝臟不堪負荷。然而，這種通常是屬於亞臨床症狀，一般的肝臟檢測結果都顯示為正常。

黃體素的血液值往往是短暫的，因此婦女可能需要將每日劑量分成兩個劑量在不同時間服用，讓身體在整個24小時內達到更平均或穩定的血液水平。簡而言之，我們不建議那些患有腎上腺疲勞症候群的人使用黃體素口服形式。

局部用黃體素乳霜形式有各種濃度，是最常見的傳送形式。對於AFS患者，最佳的選擇是低劑量非處方（OTC）形式，你只需要每天應用20毫克的局部黃體素乳霜。黃體素是親脂性（溶解在脂肪物質中），並且喜歡停留在脂肪的環境中，這有利於我們調節其釋放的速率，方法如下所示：

- 塗抹於腹部等脂肪層厚的部位，以減緩釋放的速度。
- 塗抹在如手腕的部位，只有薄薄的脂肪層，以加快釋放的速度。

乳霜形式或許有些麻煩，但對於大多數AFS患者而言，它是最好的替代品，同時它也最便宜。最好輪流塗抹在身體不同的部位，好讓身體完全吸收。市面上有非處方品牌，不過它們的品質差異性很大。

局部黃體素乳霜大多會在數小時、數天或數週內從脂肪組織累積層中緩慢釋放，如果正確使用，你可以透過這種乳霜形式達到比其他任何方法更穩定的黃體素值。患有AFS的婦女應該特別小心複合式高效能的黃體素乳霜，因為它可能會引發腎上腺崩潰，即使是一般效能的乳霜，有時對於那些後期腎上腺疲勞症候群的人而言也可能會過量。

天然黃體素的副作用

就像大多數激素一樣，太多的黃體素也會造成問題。在AFS的情況下，除了不耐受和敏感性，太多的黃體素實際上會適得其反。持續高劑量的黃體素長達數月，最終會造成黃體素受體關閉，使其效果降低，此外，高劑量還可能產生毒性副作用，其中包括：

- **麻醉效應，如輕微的嗜睡：**過多的黃體素會下調雌激素受體，然而血清素的產生需要大腦對雌激素的反應，當發生這種情況時，只需要減少劑量，直到睡意消失。
- **矛盾的雌激素主導症狀：**一些婦女指出在開始使用黃體素後的一或二周，會出現這些症狀。在最初使用黃體素後，對於那些已經缺乏黃體素多年的婦女可能會遇到一些水分滯留、頭痛和乳房腫脹的情況。這些是雌激素主導的症狀，但矛盾的是，它們在黃體素使用的初期階段顯現出來，因為雌激素受體被黃體素再次敏化醒來，這種情況不久會消失，並不是中毒的徵兆。

- **水腫**：可能是由於過量的黃體素轉化為脫氧皮質醇（deoxycortisol）引起的，這是一種在腎上腺中產生的礦物皮質激素，會導致水分滯留。
- **假絲酵母**：具體而言是白色念珠菌，這是一種生活在身體內潮濕區域，也就是腸道和泌尿生殖道中的天然酵母。當它與其他菌種和身體內的免疫系統細胞失去平衡時，麻煩可就大了。這種失衡的原因有許多，口服避孕藥和抗生素通常被指為罪魁禍首，過量的黃體素會抑制抗念珠菌白血球細胞，因而導致腹脹和排氣。
- **性趣缺缺**：過多的黃體素會阻斷睪固酮轉化為二氫睪固酮（DHT），主要是發生在男性身上。

黃體素乳霜的使用

最佳低劑量黃體素乳霜應含有1.7%的黃體素，並且每次塗抹時產生出20毫克的黃體素。最簡單的應用方法是定量幫浦式，每次按壓是每日精確的生理用量（20 毫克）。皮膚較薄和微血管流動繁密的部位相對黃體素吸收力較好，例如面部、頸部、胸部上方和手臂內側的皮膚。

若要達到最大吸收率，盡可能擴大面積塗抹，並且盡可能延長吸收的時間。如果你每天使用一次，睡前塗抹可能最為方便。實際上，每天塗抹兩次效果最好，不過對一些人來說可能會很麻煩。此外，不管是每日一次或兩次塗抹，都應輪流抹在身體不同的部位，以避免任何一個特定區域達到飽和的狀態。

以下是一個每日塗抹兩次的使用範例：

- 第一天早上：塗抹在後頸的右側。
- 第一天睡前：塗抹在後頸的左側。
- 第二天早上：塗抹在右手腕手掌上。

- 第二天睡前：塗抹在右手腕手背上。
- 第三天早上：塗抹在右上臂內側。
- 第三天睡前：塗抹在左上臂內側。

從第四天起再重複這個循環。換句話說，第四天與第一天相同，第五天與第二天相同，依此類推。

實際上，理想的劑量標準範圍不應該僅靠實驗室測試來決定，當確定理想的劑量時，症狀緩解是最好的量表。換句話說，正確的劑量是有效的劑量，這點對於腎上腺疲勞症候群患者而言特別重要。

切記在腎上腺功能儲備量建立後才開始使用黃體素。當有任何疑慮時，從小劑量開始，而且只有在專業的指導下使用，並且在感覺有效後才慢慢增加劑量。

以下是一般建議，根據正常生理劑量所制定的局部黃體素乳霜塗抹時間表：

- **針對更年期前，仍有排卵的婦女：**

  沒有補充激素的人：從經期開始那一天當作第一天算起，之後的每次第12天到第26天每天塗抹20毫克的天然黃體素。對於那些生理週期更長的人，不妨從第10天到第28天開始塗抹，在排卵後開始使用乳霜，通常是在經期開始後第10到12天。如果經期在第26天之前開始，應停止塗抹黃體素乳霜，並開始計數直至第12天後重新開始塗抹。

- **更年期婦女（仍有經期，有更年期症狀和／或經前症候群，但不是排卵）：**

  從經期開始那一天當作第一天算起，之後的每次第7天到第27天每天塗抹20毫克的天然黃體素。如果你的經期提早，經期來後就停止使用黃體素乳霜。

- **絕經期婦女（不再有月經週期）：**

  對於沒有接受雌激素替代療法的患者：選擇一天，例如一個月的第一天作為開始，每天從第1天至第25天使用20毫克的天然黃體素，之後當月剩下來的時間讓身體休息。

如果婦女多年沒有使用黃體素，那麼體內脂肪的黃體素值可能會很低。在這種情況下，開始的前兩個月應加量使用，然後再恢復到正常的生理劑量。那些已經在使用雌激素進行激素替代療法的人也應該使用天然黃體素，劑量根據個體的變化而有所不同。

AFS如何應用雌激素：一個複雜的難題

一些醫生主張使用雌激素（合成或生物同質性）來治療AFS。然而，他們可能被誤導成以為需要雌激素替代療法和睪固酮，因為他們看到激素替代藥物處方在開始使用後能量增加的情形。雌激素有助於產生能量、動力、驅動力、競爭力和性慾；它對於神經元生長和增強記憶也很重要，由於它能提高睪固酮的敏感度，因此醫生一起開處方雌激素和睪固酮是常有的情況。

雌激素具有單胺氧化酶抑製劑（MAO）類型的屬性，意味著它具有潛在的抗憂鬱作用。此外，它還會增強女性大腦中受體對血清素的接收力，其結果是神經傳導物質、血清素、去甲腎上腺素增加，以及增加少量的多巴胺。當血清素值足夠時，大腦會抑制去甲腎上腺素分泌（一種興奮性的神經神導物質），結果則是雌激素有助於控制去甲腎上腺素。

然而，由於受體缺乏雌激素，當受體無法接收血清素時，個體可能會變得急躁、疲勞和焦慮。不過，過量的雌激素可能促發炎症，從而使游離甲狀腺激素減少，這反過來會產生去甲腎上腺素增加的代償反應，同時透過HPA軸激活腎上腺皮質訊號。

> 過多的雌激素會破壞穩定的效應。

因此，長期的雌激素替代療法可能導致HPA軸功能失調。就疲勞而言，我們經常看到那些關於雌激素替代療法（有或沒有睪固酮）的情況在

DrLam.com

第一次效果很好，但隨著時間推移成效卻越來越差，尤其是後期AFS患者更有這種風險。因此，雌激素替代療法是一個複雜的過程，其中存在著許多可能導致不良結果的風險。

幸運的是，我們發現AFS患者很少需要雌激素替代療法。大多數人剛好相反，處於雌激素過多或雌激素主導的狀態，這使得我們主要的目標是減少雌激素而不是增加雌激素。不過，我們的確發現，在有明顯雌激素缺乏徵兆的人中可能需要使用少量的雌激素，儘管他們有雌激素主導的症狀。一般來說，這些都是體重不足的婦女，且其疲勞感在月經週期的第4～14天會加劇。這些婦女應該留意雌激素缺乏的情況，目前我們不知道為何會出現這種現象，但它可能與雌激素轉運或受體位點的功能障礙有關。

大多數時候，在AFS中促使雌激素正常化，意味著透過使用天然黃體素來降低雌激素主導的狀態，由於雌激素是透過肝臟代謝，相對的大多數後期AFS的患者也同時有衰弱的肝臟功能和廓清緩慢的問題。因此，在肝臟和腎上腺功能正常化之前積極使用雌激素可能會使病症惡化，並且引發腎上腺崩潰。當女性的腎上腺功能穩定下來後，如果需要，這時雌激素替代療法可以大幅減輕症狀，就像睪固酮替代療法一樣，先調養好其他的系統是成功的關鍵。

> 注意：由於雌激素缺乏或主導可能會產生類似的症狀，因此雌激素替代療法無論是天然還是合成，都必需謹慎使用。有關正確使用雌激素的詳細討論，我們建議你閱讀Dr.Lam網站上一系列腎上腺恢復個別單元中的迷你書《雌激素主導》。

───⊱⊰─── 重點整理 ───⊱⊰───

DrLam.com

- 通常用於腎上腺疲勞症候群的激素包括孕烯醇酮、DHEA、皮質醇、黃體素和睪固酮。

- 過早使用類固醇激素是一種常見的恢復錯誤，可能會使腎上腺疲勞症候群惡化。

- 相較於皮質醇，孕烯醇酮和DHEA都是屬於比較溫和的激素，但高劑量或敏感的人可能會產生副作用。

- 氫化可體松是最常見的類固醇激素，它應該被視為是一種萬不得已的方法，並且限制使用的期限，以及制定停止使用的策略。高劑量或長期使用時，除了眾所周知的副作用外，我們還看到潛在的成癮和戒斷問題。

- 在一般情況下，通常不需要使用雌激素和睪固酮，在AFS恢復過程中，使用量也是有限。

- 雌激素和黃體素是平衡女性激素的重要工具，但為了避免造成肝臟的負擔和腎上腺疲勞症候群惡化的可能性，應該延遲使用，直到腎上腺功能恢復良好。

生活方式工具箱

Chapter 23

腎上腺疲勞症候群的膳食療癒法

不良或與個人需求不相容的飲食，是導致腎上腺疲勞症候群的關鍵和主要原因。在生物化學和代謝方面無法符合受損腎上腺需求的飲食，根本難以達到完全復元的狀態。

> 注意：本章中提到的飲食指南是為腎上腺疲勞症候群第3階段所設計的，這個時間點採用促進療癒的膳食法特別重要。然而，這些指南中的許多原則對早期AFS，以及想要打造健康的身體和預防AFS的人也很有幫助。

葡萄糖／糖

葡萄糖是食物中的一種單糖，它是一種必需營養素，為身體細胞的正常功能提供能量。在飯後，食物在胃中消化並分解成葡萄糖和其他營養物質。之後，葡萄糖被腸道細胞吸收，透過血液循環輸送至全身細胞。然而，光是葡萄糖不能進入細胞，它需要胰島素的幫助才能穿透細胞壁。因此，胰島素是體內葡萄糖轉運和代謝的調節劑。

飢餓激素

胰島素也稱為飢餓激素，隨著飯後血糖值升高，相應的胰島素值也會升高。為了生產能量，葡萄糖會從血液轉運到細胞內。當細胞產生能量後，血糖值會緩慢降低，且胰腺也會停止釋放胰島素。隨著能量繼續產生，血糖值會繼續下降，當血糖值下降到一定水平以下時，我們會感到飢餓，這時通常是在飯後幾個小時。這種血糖下降會觸發腎上腺製造更多的皮質醇，而皮質醇會透過轉化蛋白質和脂肪來增加血糖值。透過這種方式，血糖上升以便在兩餐之間提供源源不絕的能量。因此，皮質醇與胰島素攜手合作，每天二十四小時提供穩定的血糖，並且將血糖保持在嚴格控制的範圍內。

碳水化合物、蛋白質和脂肪

對腎上腺疲勞症候群患者而言，均衡的營養素尤其重要：蛋白質、脂肪和碳水化合物。患有AFS的人在飢餓時立即需要糖（葡萄糖），然而，若要保持能量直到下一次用餐時間，他們也需要優質的蛋白質和脂肪。因此，點心的選擇應該類似於正常三餐的組成成分。

飲食計畫

對於那些有AFS的人來說，用餐的時間一定要規律，飢餓是一個複雜的問題，世上每個人對何時該進食或不該進食的訊號有不同的感覺。例如，從早上六點到八點時，我們的皮質醇值達到高峰，有些人可能沒有食慾，可能會跳過早餐因為不餓。然而，我們的身體需要燃料（葡萄糖）來運作，身體對能量的需求在早晨這個時期不變，因此，即使是小零食也比什麼都沒有的好，而且可以提供所需的能量，即使你沒有想吃的衝動。

如果你的血糖降低，身體會指示腎上腺分泌皮質醇，因為它會激活糖質新生（gluconeogenesis，從非碳水化合物分子，也就是胺基酸或脂肪酸合成葡萄糖）以增加血糖水平，好讓身體發揮功能。這就是為什麼在早晨醒來後不久，不晚於早上十點前吃健康早餐的重要性，充足的早餐可以避免身體在一天的後續時間拼命地趕進度。

在理想情況下，你將在12:15和12:45之間吃午飯。有時我們在下午2:30和3:00之間需要營養的點心，以維持下午3:00和4:00之間皮質醇下降的狀態。然後，在理想情況下，晚餐在6:00和7:00之間，換句話說，每隔3-4小時你應該吃一些健康的東西，包括一些脂肪和蛋白質。

所有膳食的份量不需要多，最好計畫採取低升糖指數食品（完整列表請參見附錄B）。重要的是避免攝取升糖指數高的食物，如精製麵粉和高糖烘焙食品、水果和其他甜點。這些含糖、高碳水化合物的點心會使血糖升高，觸發胰島素分泌相對增加。之後隨著時間推移，胰島素分泌功能會產生功能障礙，進而導致白天和深夜的低血糖狀態，其症狀包括焦慮、顫抖、頭暈、噩夢和盜汗。當這種情況發生時，身體必須激活腎上腺以分泌更多的皮質醇，以便將血糖提高回正常水平。如果這種情況持續經年累月，最終會使已經疲勞的腎上腺負擔過重而不堪負荷。

腎上腺疲勞症候群的主要飲食

AFS的主要飲食是為那些在第三階段的人設計的，但是正如你所看到的，其中某些原則有益於大多數的人，包括那些對血糖敏感、過敏或想採取抗老化飲食的人。

為了達到AFS最佳恢復成效，你的飲食計畫要含有大量的生食和低升糖指數（GI）的食物。請考慮以下準則：

- 每天早晨起來先喝一杯開水，其中添加半茶匙至一茶匙的海鹽。

- 血壓正常的人可以將海鹽隨個人喜好撒在食物上以增添風味。（高鉀食物，如香蕉、無花果乾、葡萄乾和棗子可能會使腎上腺惡化，因此在第三階段的人應該避免食用）。

- 少量多餐——每日進食五至六次，而不是每隔3-4小時的常規三次正餐。

- 避免各種果汁。
- 避免只吃水果，特別是升糖指數高的瓜類，因為糖攝取後不久即會釋出。最好在飯前或在吃含有蛋白質食物前吃水果。
- 適量攝取的食物：有機的水果，如木瓜、芒果、蘋果、葡萄、漿果和櫻桃。
- 從肉類、魚類、禽鳥類和雞蛋中選擇優質的蛋白質，這些食物在兩餐之間可以提供穩定的能量來源。
- 在每一頓正餐和點心中結合大量的蛋白質和脂肪，以保持你的能量供應。
- 如果你有入睡困難，在休息前吃一些蛋白質和脂肪，如堅果、火雞肉、雞肉或雞蛋。
- 如果你在半夜醒來，在回去睡覺前，吃一些高蛋白質和脂肪的健康小點心，如奶酪或堅果。
- 避免刺激身體的食物，如含咖啡因的咖啡、含咖啡因的飲料、綠茶和一般的茶。
- 避免可能增加體內發炎指數的食物，如小麥和乳製品。
- 如果你有OAT軸失衡，避免可能會引起激素失衡的食物，例如未發酵的大豆，豆腐，以及生的十字花科蔬菜。
- 避免對肝臟造成應激的食物，如酒精。
- 避免對身體造成更多應激的食物，如油炸食品、精製食品和高度加工的食品。
- 如果你能找到，儘量使用生（未經巴氏殺菌）乳品，這種乳品非常營養，生乳製品是上述原則中建議避免乳製品的一個例外。此外，山羊奶比牛奶更適合人類攝取。否則，盡可能避免乳製品。蛋白酪蛋白和牛奶中的脂肪在巴氏殺菌的高溫過程會產生化學變化，造成更多的應激和促炎物質。
- 每天喝兩杯雞湯（下一章討論）有助於預防身體本身進一步分解膠

原蛋白和肌肉。雞湯提供溫和的營養素，容易分解代謝吸收，從而預防膠原和肌肉進一步分解。

- 幫助身體清除毒素，每天喝8-10杯水很重要。在飲用水中加入檸檬片或檸檬汁，以慢慢改善肝臟功能。
- 避免早上攝取水果，以預防體內鉀和糖過量。

如果你有消化的問題

那些有消化問題的人應該在每餐前服用消化酶和益生菌。此外，還必須在每餐選擇合適的食物組合，以預防腹脹和排氣。正確的食物組合有助於改善消化，意味著飲食中營養素的應用和同化作用。 以下是一些準則：

- 避免在一餐中同時吃水果和蔬菜。
- 避免在一餐中同時吃澱粉和蛋白質。
- 蔬菜和肉類或蔬菜和澱粉，可以在同一餐中攝取。
- 許多AFS患者體內的鹽酸（HCl）值較低，這是分解蛋白質必需的物質。低HCl值的症狀包括在吃含有蛋白質的餐後出現排氣、腹脹和胃不適的情形。在這種情況下，服用消化酶、益生菌（嗜酸性細菌和其他腸道菌群）以及HCl替代物有助於改善症狀。
- 如果你在食用某些食物後感覺更糟糕，你要意識到這是身體在提醒你，讓你知道你在錯誤軌道上。

如果你有胃酸逆流

- 在用餐時不要喝液體，最好在兩餐之間才喝液體。
- 少量多餐——這個指南對那些胃酸逆流的人特別重要。
- 在飯前服用消化酶和鹽酸。
- 飯後不要立即躺平。
- 吃益生菌。

如果你有食物過敏

記錄食物日誌是識別你會過敏的食物一個有效和重要的方式，一旦你確定哪些食物後就可以避免它們。隨著你的腎上腺變得更強健後，你可能會發現你對食物的敏感性降低。最好每七天只吃一次這些食物。例如，如果你今天吃了過敏食物，那麼在接下來的4～5天就不要再吃同樣的食物。食物需要4～5天的時間才能從你的系統中清除；有些食物則需要長達7天才能完全清除。

給素食者的建議

AFS的素食者比其他人的挑戰更大，因為蛋白質的性質。動物性蛋白質含有完整的蛋白質，意味著它們提供人體所需的必需胺基酸。明確地說，這二十種胺基酸是形成身體蛋白質的結構成分，其中包括肌肉、肌腱、器官、腺體、指甲和頭髮。我們細胞的生長、修復和維護必須仰賴蛋白質，必需胺基酸之所以得其名，是因為它們一定得從飲食中完整的蛋白質形式才能獲得，而身體從提供一些但不是全部胺基酸的其他來源所生產出來的為非必需胺基酸。

身體可以產生二十種胺基酸的其中十種，另外的我們必須透過攝取飲食供給，如果我們缺少身體不能自行產生的胺基酸，那麼身體的蛋白質，如肌肉會開始衰退。身體會儲存脂肪和澱粉，但它不會存儲過多的胺基酸，這就是為什麼身體每天都需要蛋白質。

素食者不易獲得完整的蛋白質（包含所有的必需脂肪酸），第一步先讓我們來瞭解一下食物的組合。動物性蛋白質，即肉類、乳製品、雞蛋、禽鳥類和魚類是完全蛋白質，因為它們含有足夠的所有必需氨基酸。極少有植物來源，其中之一為大豆，包含所有的必需氨基酸，這就是為什麼素食者需要特別小心攝取蛋白質，尤其是完整的蛋白質形式組合。蛋奶素食者是那些飲食中攝取乳製品和蛋類的素食者，這些食品可以提供完整的蛋白質;純素者則只吃植物類食品。

何謂互補性蛋白質？

我們從食物，如豆類、豆莢類、堅果、種子和大豆產品中得到一種或多種必需氨基酸的植物蛋白。例如，米類含有賴胺酸，而豆類這種胺基酸含量較低，然而，當兩者一起攝取時，這兩種食物的結合就具有足夠必需胺基酸的完整蛋白質。換句話說，這些蛋白質彼此互補，因此素食者必須計畫他們的膳食，以確保某種食物缺乏的胺基酸可以在一天的其他時間經由另一種食物提供。

我們不建議單靠乳製品和雞蛋來獲得完整的蛋白質，素食者和其他人應該在 4～5 天輪流吃全穀物。 換句話說，避免每天吃相同的穀物，而是透過輪流來替換穀物。

你會發現互補蛋白質存在於各個民族的特色美食和西方「不起眼」的家常菜中，其中也包括南半球，此外，傳統的中東地區和亞洲美食也含有互補蛋白質。然而，全球很少有文化是完全百分百只依賴植物性食品來滿足蛋白質的需求，以下是一些含有互補蛋白質的菜餚：

- 豆類與玉米捲餅
- 豆腐＊配飯
- 小麥／黑麥麵包＊佐杏仁堅果醬
- 鷹嘴豆泥配皮搭餅
- 鷹嘴豆泥和其他豆類加飯的組合

＊AFS 患者不推薦小麥和許多大豆食物。但是你可以在飲食中添加味噌或天貝（tempeh）（關於更多小麥的訊息，請見第二十五章，食品和化學物質過敏）。

大豆和OAT軸失衡

如果你是一位患有腎上腺疲勞症候群的女性，那可能你已經有一些OAT軸失衡的情況。大豆在你的身體裡就像雌激素一樣，會使雌激素主導的問題加劇，此外，大豆還會影響甲狀腺中的甲狀腺腫素（goitrogens）（抑制甲狀腺功能的物質）。

有充分的證據指出，存在於大豆製品中的異黃酮，包括金雀異黃酮，對身體具有毒性。例如，異黃酮會抑制製造T3和T4的甲狀腺過氧化物酶。換句話說，這些大豆產品的元素會干擾甲狀腺重要激素的生產。

未發酵的大豆製品，如豆腐和嬰兒大豆配方奶，含有：

* 過敏原
* 酶抑制劑
* 激素調節劑
* 礦物阻滯劑
* 干擾甲狀腺功能的碘阻滯劑

自從一九五〇年代後期，研究人員已經確定大豆是一種植物性雌激素，意味著是一種植物元素，但其雌激素作用有人體內天然循環雌激素效力的1/500。在細胞的雌激素受體位點上，大豆可作為一種具有競爭性的雌激素抑制劑，以減少雌激素在體內的作用。然而，大豆攝取過量可能會衝擊身體的許多細胞，使它們的負荷量超載。

多少才算是過量？這取決於年齡。對於成年人而言，光是每天30毫克的大豆異黃酮就會對甲狀腺功能產生負面的影響。30毫克很容易就可以達到，只需要攝取5～8盎司的豆漿或1.5盎司的味噌。有趣的是，雖然味噌具有植物性雌激素效應，但它不具有酶抑制的作用，因為它是發酵的，其他的發酵大豆製品還包括醬油、豆豉和天貝。

AFS 的飲食原則

作為一個大原則，你的日常飲食應該包括：

- 30 ～ 40％的地上蔬菜（即綠葉蔬菜、冬季和夏季南瓜、蕃茄、青豆、芹菜、沙拉等），其中包括綠花椰菜、白花椰菜和捲心菜，但我們建議減少這些蔬菜量，每週不超過兩次，因為它們具有雌激素的屬性。如果可以，大約50%的日常蔬菜最好採生食。

> 注意：胡蘿蔔和蘿蔔等蔬菜是根莖類蔬菜，生長在地下。根莖蔬菜可以生吃，但不要攝取太多。 可以少量吃煮熟的地瓜、蘿蔔、胡蘿蔔和甜菜，即每天半杯。

- 10 ～ 20% 穀物
- 10 ～ 20% 豆和豆莢類
- 20 ～ 30 % 動物性食品，即無激素和抗生素的有機肉類和禽鳥類，如火雞和雞肉等；深海無汞魚類（即野生捕獲的鮭魚和蝦，以及加拿大和美國水域捕獲的一些鮪魚）也可以。購買海鮮必須謹慎，因為汞和其他物質持續污染海洋和淡水的問題，對生物體產生不利的影響。
- 20 ～ 30 % 的優質脂肪，即堅果和種籽類、特級初榨橄欖油、椰子油、葡萄籽油、米糠油、酪梨油、亞麻仁油、核桃油，購買時要選擇高品質的冷壓油。
- 10 ～ 15 % 的全水果（除了香蕉、瓜類家族和水果乾果），與蛋白質一起搭配食用。

注意：你會注意到，最小百分比加起來為100％。然而，範圍是近似值，並且每天會有所不同。例如，也許有一天會包含略多於水果的脂肪。我們意識到，確切的計畫因人而異，沒有適用所有人的方法。我們會為那些尋求我們幫助的人設計個人飲食計畫，根據身體的同化能力，並且配合身體的熱量和營養需求。那些在後期AFS的患者，特別是在階段3C和3D中的人，通常對於上述的一般建議會有消化不良和不耐受的問題。

傾向於生食

大約有50～60％的飲食應包含生食，這意味著每天包括6～8份的各種蔬菜很重要。推薦AFS患者多食用富含鈉的蔬菜，其中包括海帶、黑橄欖、紅辣椒、菠菜、南瓜、芹菜和瑞士甜菜。

攝取這些蔬菜最簡單的方法，包括在膳食中加入至少三種不同顏色的蔬菜，例如，混合綠色和紅色葉萵苣、菠菜，紅色或黃色甜椒，以及芹菜的沙拉。使用綠花椰菜、胡蘿蔔、白花椰菜、南瓜、紅色和綠色捲心菜以及／或甜椒做其他沙拉或蔬菜拌炒；清蒸或炒過的羽衣甘藍、瑞士甜菜和其他綠葉蔬菜為膳食添加營養素。此外，你可以透過添加各種切碎的香草，如羅勒、薄荷、歐芹、香菜和洋蔥為沙拉增添額外的風味。

色彩繽紛的蔬菜，包括上面列出的許多蔬菜，可以提供有益於身體的抗氧化劑（幫助清除毒素和保護細胞）和植物營養素（植物來源的營養物質）。這些蔬菜既可以煮熟也可以生吃，因為一些植物營養素在加熱後對健康有益。然而，例如菠菜沙拉對健康有益，和生食一樣好，但不是每個人都可以耐受，因為越是後期AFS，對生食的耐受性也會越低。

種籽和堅果類

這些是飲食的重要成分，並且是一些胺基酸和脂肪酸的來源，腎上腺需要它們來製造膽固醇，而且是所有腎上腺類固醇激素的前體。購買時要選擇新鮮沒有油耗味（變質）的生堅果和種籽。

注意：酸敗的油會產生和／或加重AFS的症狀，因此要完全避免。酸敗的油、腐壞的堅果和種籽聞起來會有「油耗味」。我們建議將堅果和種籽儲存在冰箱或冷凍櫃。

除了花生以外，你的飲食中可以自由選擇生堅果，優質的選擇包括杏仁、腰果、巴西堅果、山核桃、核桃、榛果、澳大利亞堅果、栗子、南瓜籽、松子等。棕色堅果在吃之前至少先浸泡12小時；棕色種子在吃之前至少先浸泡2-4小時。透過浸泡以除去棕色表層上的一種酶抑制劑以改善吸收力。避免花生是因為一些人的潛在過敏反應；此外，花生可能被黃麴黴毒素污染。

每日的脂肪和油脂

下列的提示有助於你的飲食計畫：

* 使用橄欖油、酪梨油、亞麻仁油或核桃油——冷壓初榨——作為沙拉醬，但不用於高溫烹飪。當加熱時，有益油脂的化學結構會改變，並且在較高溫度下會轉化為反式脂肪，反而造成體內的氧化應激。

* 當使用這些油烹飪時，例如炒菜，可以先用足夠的水攪拌蔬菜並蒸煮蔬菜。然後在蔬菜煮熟後，添加上述的油類和調味料拌炒，並關閉火爐。如果你想要火炒或用油炒，請使用葡萄籽或米糠油，因為它們具有較高的沸點。

* 奶油可以增添一些食物的風味——不要害怕使用。

* 在蛋白質思慕昔內添加椰子油和橄欖油可以改善GI值（升糖指數值）。

糖

我們建議避免高糖食物，以預防血糖失衡，因為這可能導致本書之前提及的低血糖反應；避免高糖食物也可以讓你一整天有均衡的能量水平。糖是一種公開和隱藏的食物，避免果汁、蘇打水和酒精飲料；避免冰淇淋和糕點、糖果和蛋糕，以及明顯的含糖食物，這些甜食也稱為空卡路里，因為它們的熱量高，但營養價值低。糖的隱藏來源包括許多市面上的沙拉醬和醬料，其中最受歡迎的為義大利麵食和蕃茄醬。

減少糖的攝取量有助於改善免疫系統，這反過來有助於腎上腺恢復，減少或消除因糖造成的空卡路里，這將有助於減肥成功。

關於早餐

這是真的！早餐的確是一天中最重要的一餐，它提供必要的營養物質，以便身體在整夜禁食後快速展開一天的開始。 一天中的第一餐應該包括一些蛋白質和脂肪，以及一些碳水化合物。以下是一些建議：

- 我們同意古老的諺語，**一天一顆蘋果，醫生遠離我**，所以在蘋果切片上抹一些杏仁或腰果醬（但不是花生醬），或者吃一顆蘋果搭配少量堅果。將切片水果或莓果加入一碗無小麥或無麩質的格蘭諾拉（granola）麥片或全穀物燕麥片中，然後加入全脂優酪乳。

- 發揮你的創意，用蛋白質粉（米粉或乳清，但不是大豆）、生無激素有機雞蛋、酪梨、椰子油、漿果和其他水果做出美味的蛋白質奶昔。

- 許多人認為使用生雞蛋很危險，因為雞蛋很可能受到一種嚴重食源性細菌沙門氏菌的感染。然而，生雞蛋是安全的，因為沙門氏菌是在蛋殼上而不在蛋內。如果你在保存它們之前先仔細清洗蛋殼，生雞蛋是可以安心食用。生雞蛋含有最好的蛋白質來源和未氧化的膽固醇，對於 AFS 患者而言，它絕對是來自大自然最好的禮物之一。

- 你還可以吃水煮雞蛋和添加蒸或烤的紅蕃薯。
- 在寒冷的一天中，煮熟的燕麥粥加入磨碎的堅果、漿果（berries）或其他新鮮水果和椰子片是一頓美好的早餐。

一天2000卡路里的食物計畫範例

- **10%全穀物** ＝ 200卡路里 ＝ 1片伊澤克（Ezekiel）發芽麵包、1/2杯糙米和1/4杯燕麥粥。

- **10%蔬菜** ＝ 200卡路里 ＝ 3杯沙拉、2杯綠葉蔬菜和2杯混合蔬菜。

- **10%根莖類或澱粉類蔬菜** ＝ 200卡路里 ＝ 1杯冬南瓜、1個甘藷、1個胡蘿蔔和少量土豆，如自製馬鈴薯餅、烤馬鈴薯或紫色馬鈴薯。不要吃市面上和餐廳的油炸薯條或馬鈴薯餅，這些食物中的脂肪是不健康的。

- **10%豆類或豆莢類** ＝ 200卡路里 ＝ 半杯至一杯的豆類和豆莢類，如黑豆或扁豆。

- **15%堅果、種籽類** ＝ 300卡路里 ＝ 1盎司堅果和種籽類加1湯匙堅果醬。

- **15%脂肪** ＝ 300卡路里 ＝ 1湯匙橄欖油、0.5湯匙椰子油和0.5湯匙奶油。

- **20%動物蛋白** ＝ 400卡路里 ＝ 5盎司肉類、雞肉、魚類或雞蛋。

- **10%整個水果** ＝ 200卡路里 ＝ 2.5個中型整顆水果，如蘋果。

腎上腺飲食的可行與不可行

以下圖表歸納和說明膳食指南的原則和原因。

表 3　腎上腺疲勞症候群的飲食

Michael Lam 博士和 Dorine Lam 營養師合著

目標

1) 早上十點前吃早餐

2) 少量多餐：早餐早上 6 ～ 8 點；午餐中午 12 ～ 1 點；晚餐下午 6 ～ 7 點；點心上午 10 點、下午 3 點和就寢前

3) 食用 10 ～ 20% 全穀物、30 ～ 40% 蔬菜（50% 應為生吃）、10 ～ 20% 豆類和豆莢類、20 ～ 30% 動物性食品、10 ～ 15% 水果、20 ～ 30% 優質脂肪、堅果和種籽類。

避免

香蕉、無花果乾、葡萄乾、棗子、橘子、葡萄柚	高鉀——促使腎上腺疲勞症候群惡化
早晨吃水果和喝果汁	血糖快速上升和下降
精製麵粉產品：麵食、白米飯、麵包、糕點、烘焙食品	血糖快速下降、竊取養分；小麥在體內可能會引起發炎
蜂蜜、糖、糖漿、軟性飲料	血糖在一個小時之內快速下降
咖啡、茶、紅茶、熱巧克力、酒精、可樂、巧克力	咖啡因會刺激身體；酒精會導致肝臟充血
避免讓你上癮或過敏或敏感的食物	對你的身體帶來額外的壓力
避免倉促忙亂的進食	造成身體更多的壓力
避免油炸和烤焦的食物；氫化油脂	反式脂肪會增加體內發炎

大部分的益處

早晨十點前進食	補充減少的糖原
少量多餐保持血糖和胰島素平衡	可以渡過低能量的時段
睡前點心（浸泡生堅果）	有助於睡眠品質
正餐和點心都要結合脂肪、蛋白質和全穀類食物	在長時間內提供穩定的能量來源

DrLam.com

每天在穀物、蔬菜和肉類中混合1～2湯匙的必需油脂	必需油脂有助於減少發炎，並且維持飽足感
優質蛋白質（肉、魚、雞、蛋、乳製品和豆類）	提供優質蛋白質和脂肪
搭配食物一起服用消化酶和HCL	有助於確實分解胃中的蛋白質和高纖維食物
吃6～8份各式各樣鮮豔的蔬菜	蔬菜是低熱量，你不會因此體重增加，它們可以提供維生素、礦物質、植物化學物質和抗氧化劑，是保持最佳健康的關鍵
芽菜類	濃縮高品質的營養成份
海菜類	富含微量礦物質、優質植物蛋白，容易消化
單元不飽和脂肪	用於低溫烹調，在倒油前先放一些水，以防止油過熱
新鮮和生的堅果與種籽（在水中浸泡）──置於冰箱冷藏	優質的必需脂肪酸來源
可接受的──適量攝取	
非精製全穀物（排除小麥）	提供持續的能量和營養素 **注意**：作為早餐食物很方便，不過有些人可能需要避免早餐吃穀物。
有節制地攝取水果	保持血糖和胰島素平衡
多元不飽和脂肪（玉米油、紅花油、葵花油、花生油）	永遠不要使用這些油烹調，可以在食物煮熟後添加，以提供必需脂肪酸

應用升糖指數來計畫飲食

升糖指數（GI）提供各種食物所產生的血糖應激範圍，而控制血糖是腎上腺疲勞症候群、糖尿病、低血糖症和抗衰老飲食成功的一個關鍵支柱。攝取高糖的直接反映就是高血糖，因此，識別低糖食物的能力非常重要。

吃低 GI 的食物可以促進葡萄糖均勻地流入血液，如果你剛好吃到高 GI 食物，如米果，我們建議你再添加一些低糖指數的食物，如堅果或全脂優酪乳，這樣才可以平衡高 GI 和低 GI 食物之間的平衡。

在附錄 B 中，你會看到一些常見食物的升糖指數表。這些數字以葡萄糖作為基線，用 100 作為數值；所有其他數值都是相對於葡萄糖。

若要降低血糖應激，應著重於指數在 70 或以下的食物；那些有低血糖症類型症狀的患者，應著重於指數在 60 或以下的食物。如前所述，較高 GI 值食物一定要使用較低 GI 值食物來平衡。你會留意到肉類、禽鳥類、魚類、雞蛋、種籽和堅果是屬於含蛋白質和脂肪的低 GI 食物。

食鹽與海鹽

我們建議使用海鹽，因為它含有額外的微量元素。加碘的食鹽含有許多添加劑，會增加身體的負擔。用水稀釋並撒上海鹽和海帶粉的蔬菜汁對 AFS 患者而言是一種很好的流質綜合飲品；海帶每份含有約 90 毫克的鉀和超過 200 毫克的鈉，很容易被身體所吸收。

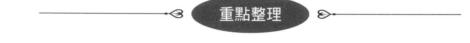

重點整理

- 不良的飲食是導致腎上腺疲勞症候群的主要原因，也是觸發腎上腺崩潰的因素。
- 在第三階段 AFS 的人必須遵守嚴格的膳食指南，然而，那些輕微或那些希望預防腎上腺疲勞症候群的人也可以透過遵循相同的飲食計畫達到養身的效果。
- 所有的餐點分量應適中，最好使用低升糖指數的食物。
- 那些容易低血糖症的人宜採取少量多餐的進食。
- 應避免使用單糖，適量的碳水化合物應作為膳食計畫的一部分，以提供均衡快速的能量。

- 避免含有大量咖啡因和鉀的食物。

- 由於對甲狀腺和卵巢的影響，大豆的攝取應該適量就好。

- 足夠的蛋白質和優質脂肪是必要的。每日飲食應包括30 ～ 40％的地上蔬菜、10 ～ 20％的全穀物、10 ～ 15％的完整水果、10 ～ 20％的豆類和豆莢類、20 ～ 30％的優質脂肪、堅果和種籽類、20 ～ 30％的動物性食品。

　　再次重申，最小的數值加起來為100％，但範圍會因每日的飲食而有所不同。

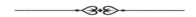

有益健康的湯品和果汁

聽媽媽的話準沒錯，當你感冒時，湯品是一個很好的營養來源。例如，幾世紀以來，雞湯已是生病期間最佳的營養聖品，而且有很充分的理由。在流感和其他疾病期間，身體會自動放慢消化過程，以節省能量來對抗有害的細菌，而那些後期腎上腺疲勞症候群的人則面臨類似的問題——且情況更糟糕，他們的消化道不良不像只是在流感那幾天，而是持續多年甚至幾十年。如果你有食物過敏和敏感性，情況就會更複雜。湯品可以提供溫和與滋補的方式來恢復腎上腺健康，特別是對其他恢復模式不耐受的患者。那些 3C 階段和以後的患者可能會發現湯品是他們的救命湯，使他們免於住院接受全靜脈營養治療（Total parenteral nutrition; TPN）。

我們還提供蔬菜汁的指南，這些對許多患者有諸多益處。然而，易於製作的湯品和果汁的好處不限於 AFS 患者，而是可以作為任何預防和抗衰老飲食計畫的一部分。換句話說，這些湯品和果汁對整個家庭都有好處。

雞湯食譜

自製雞湯提供後期 AFS 恢復中急需的大量重要基礎和必要營養素，我們認為它是我們完整計畫中一個重要的組成部分，其中包括飲食和改變生活方式，以及精心選擇的微量營養素，如維生素。雞骨頭及其骨髓可以提供關鍵的營養素，很容易被胃腸道吸收，因此當以液體形式（如肉湯）傳送時，細胞生物的可利用度較高，我們建議每天早上做新鮮雞湯，這樣在

DrLam.com

一天接下來的時間都可以享用。

以下是三種很容易做的雞湯食譜：

注意：不要將這些成分替換為市面上現有的產品，因為許多含有味精，並且太稀釋且沒有任何顯著的臨床效應。

每杯（8盎司）自製的雞湯提供：

- 20 大卡
- 1 公克碳水化合物
- 3 公克蛋白質
- 0.5公克脂肪；0 公克飽和脂肪；0 公克膽固醇

雞湯的營養價值遠遠超出我們的預期，它的重點在於骨髓，骨髓是所有哺乳動物的精華，含有人體所有必需的營養物質，如蛋白質、維生素、B群和礦物質（鈣、鎂、鋅）。骨髓也含有卵磷脂（廣泛存在於動物和植物性食物中的一種脂肪物質，是體內其它化學物質結構的元素）和甲硫胺酸（必需胺基酸）。自古以來，它早已被當成是一種完整的食物食材。研究指出，它有助於維持健康的膽固醇值，減少發炎，並增強與腎上腺相關的免疫系統。

如之前所說，大多數腎上腺疲勞症候群的個體都有渴望鹽和體液流失的問題，因此飲用雞湯有助於補充體內的水分，而在雞湯內加鹽是補充體內鈉的一個好方法。我們對鹽的添加量沒有限制，只要沒有水腫或高血壓的跡象，如果你的私人醫生批准。

那些在有夜間頻尿的人應該限制晚上的液體攝取量，以避免過多的液體積聚和在膀胱中滯留，從而導致半夜排尿。

我們的建議是每天喝兩杯（8盎司／杯）雞湯，最好是分別在上午和下午，這時身體經常失去動力。在這個時間點，雞湯可以為身體充電，如果你一天只能喝一次雞湯，那麼就選擇在能量最低的時間點。三個最常見的低能量時間點分別為：上午十點左右、下午三點左右或下班後不久。此外，你也可以在運動後喝一杯雞湯。

對於那些正從AFS恢復的人，我們建議在上午做腎上腺運動（參考第二十七章，腎上腺疲勞症候群和健身療癒法），然後再喝一杯雞湯和吃一小份健康點心。

一些嚴重的AFS患者需要更積極的營養方案，這些人應該每天喝五杯雞湯，最好是：

- 在早上醒來後（基於實用性，使用前一天的剩餘肉湯是可以接受的）
- 上午十點左右剛做好的新鮮雞湯
- 中午
- 午餐後二個小時
- 下午（四點至五點）

再次重申，為了獲得最大成效，在你喝湯之前先做簡短的腎上腺呼吸練習（8-24次呼吸持續1-3分鐘），旨在刺激副交感神經系統，從而讓腸道準備好吸收營養素進入血液。

如果需要，你可以添加一些生堅果搭配肉湯作為小點心，來自堅果的蛋白質和脂肪可以增強能量的持續釋放；加鹽的肉湯會立即產生能量提升的效果。此外，你也可以在喝肉湯的同時服用你的腎上腺補充劑。

為了獲得最佳效果，請遵循以下原則：

- 每天早上做新鮮的雞湯，並且輪流更換這三種食譜，以便每天都可以喝不同的雞湯。
- 如果可以，要喝熱雞湯，每次一杯。
- 再次加熱時用火爐，不要使用微波爐。
- 每個配方製作3～5杯，但煮沸時間越長，留下來的湯汁也越少。
- 你可以在睡前吃2～6盎司的雞肉和一些堅果，以幫助入眠或對抗失眠（參考第二十六章，腎上腺疲勞症候群和睡眠療癒法）。

DrLam.com

在製作肉湯前，先將雞皮和脂肪分開，如果在煮沸後仍有油脂存在，可以用勺子或紙巾去油。

注意：除了蔬菜的選擇不同外，你會看到食譜的步驟基本上是相同的。

雞湯食譜一

- 半隻雞，去皮和脂肪，使用所有的骨頭，胸肉可以留下來作為其他之用，使用骨頭做雞湯。
- 一顆中型洋蔥切碎
- 2～3根芹菜切成3英吋長
- 一顆中型胡蘿蔔切塊
- 加水覆蓋過雞肉和所有蔬菜，並再多預留三英吋高的水
- 煮沸後轉中火煮30分鐘，然後轉小火降至中低溫煮90分鐘。
- 小心取出雞肉，從骨頭中把肉取出，然後過濾蔬菜保留雞湯。
- 喝之前可以加一些鹽調味。

雞湯食譜二

不用胡蘿蔔，改用：

一根中型甜菜根，去皮切碎

雞湯食譜三

不用胡蘿蔔，改用：

6～10英吋蓮藕去皮切碎

果菜榨汁

果菜榨汁往往是健康的好建議之一，吸引許多人，但似乎非常昂貴且

耗時又費功。不過，我們建議你重拾對榨蔬果汁的興趣，因為以下是其中的許多好處：

　　一般的果菜榨汁有三種類別：綠色蔬菜汁、蔬菜汁和果汁。我們大力推薦後期腎上腺疲勞症候群的患者喝綠色果汁和蔬菜汁；建議輕微腎上腺疲勞症候群患者對飲用鮮果汁要有所節制。

有益的果菜榨汁

　　如果身體可以耐受，蔬菜榨汁有許多的好處，其中包括：

- 容易消化和吸收。
- 酶、維生素、礦物質和植物化學物質保持完整和活性強，並且喝下去的總份量比吃大片蔬菜來得更多。
- 有助於排出體內酸性廢物，並且對肝臟進行解毒以提高副產物的廓清率。
- 提高免疫系統。
- 富含葉綠素。
- 排毒、提振和增強活力。

　　注意：如果你是後期AFS患者，不要在沒有專業監督的情況下自行開始果菜榨汁療程，不當使用果菜榨汁可能會使AFS惡化和觸發腎上腺崩潰。

購買和準備果菜榨汁的提示：

- 不要購買超過一周的新鮮水果和蔬菜，因為它們可能在你使用之前就已經變質。
- 如果可以，購買有機農產品。
- 在榨汁前徹底清洗產品，使用蔬菜刷去除任何殘留物質和蠟。（你可能還會想使用在健康食品商店中購買的蔬菜洗滌劑），讓產品在一桶充滿活性炭的淨水中浸泡20分鐘。之後將洗淨的蔬菜儲存在容器中以保持新鮮。

- 當使用馬鈴薯榨汁時，應避免帶有綠色的馬鈴薯。綠色部分是一種名為茄鹼的化學物質造成的，它可能引起腹瀉、嘔吐和腹痛。此外，清除上面任何的芽苗或芽眼。

- 大多數蔬菜的莖和葉可以全部一起榨汁，除了胡蘿蔔和大黃根的綠葉必須去除以外。

- 若要使綠色葉菜蔬菜汁（菠菜、生菜、青菜等）更可口，可以將其與半根胡蘿蔔、1片蘋果或¼甜菜根混合。

- 作為一般原則，在榨汁時不要將蔬菜和水果混合在一起。

- 味道強烈的蔬菜，如花椰菜、洋蔥和大頭菜應謹慎使用。

- 大蒜是超級食物，加入榨汁中可以增強你的免疫系統。在榨大蒜之前，必須先將之浸泡在醋中一分鐘，以消滅表面上的任何細菌和黴菌，特別是胃敏感的人更要小心。

- 如果你覺得更亢奮或更疲勞，先停止喝蔬菜汁。

果菜榨汁機

最好的榨汁機是冷壓機，可靠的品牌包括綠色機（Green Machine）、歐米茄（Omega）或冠軍（Champion）。但對於腎上腺恢復的過程，如果預算是一個問題，一般離心機類型的榨汁機也可以達到效果。

份量

不是每個人都可以耐受榨汁。我們建議慢慢來，每兩天早晨空腹喝兩盎司或按照指示。如果可以耐受，逐漸將頻率增加到每天早晨喝，持續幾個星期，而且每週增加1盎司，直到每天達到8盎司。我們不建議後期AFS

患者喝過量的榨汁，因為毒素可能會在體內循環，進而增加再次中毒或細胞相繼死亡反應的風險。

適合榨汁的蔬菜

榨汁的基本蔬菜：1 根芹菜梗、¼ 根胡蘿蔔、4 片生菜葉

各選擇以下兩種蔬菜：

- 苜蓿芽
- 小黃瓜
- 甜菜
- 蒲公英
- 歐芹
- 菊苣
- 菠菜
- 萵苣（蘿蔓、紅葉、綠葉等）
- 香菜
- 小麥草
- 大麥草
- 南瓜
- 地瓜、馬鈴薯
- 苦瓜
- 西葫蘆

十字花科蔬菜，如：

- 白菜
- 芥菜
- 芥藍
- 包心菜（紅葉、綠葉、大白菜）

- 水田菜
- 羽衣甘藍
- 蕪菁根和綠葉
- 芝麻菜
- 小紅蘿蔔、大根
- 綠花椰菜、白花椰菜
- 球莖甘藍
- 球芽甘藍

注意：那些有雌激素主導和甲狀腺問題的人應該避免十字花科蔬菜。

準備水果榨汁的提示

雖然我們通常不推薦後期AFS患者喝果汁，不過輕微AFS或沒有低血糖問題的人，榨果汁可以是恢復過程的一部分。正確的準備是有效果汁計畫的關鍵。以下有一些提示：

- 如同洗淨蔬菜一樣清洗和準備水果。
- 水果榨汁應該使用果汁機，這樣才可以獲得其中的纖維。
- 在榨杏桃、葡萄柚、奇異果、橘子、木瓜、桃子和鳳梨之前，先去除果皮。
- 保留果實中的小種籽，除了含有氰化物的蘋果種籽。因此，在榨汁之前取出所有蘋果的種籽。
- 在果汁中加入一份乳清蛋白和少量浸泡過的未加工堅果（腰果或澳洲堅果不需要浸泡），這可以調節其中含糖量的影響。
- 添加 1 ～ 2 杯水以稀釋果汁濃度。
- 每日更換不同的果汁但一定要含一份莓果和其他兩種水果。
- 喝果汁的最佳時間在下午3 ～ 4點，此時你的血糖值最低。

無論是水果還是蔬菜，在自家廚房製作的新鮮榨汁，品質永遠是最好的，是我們榨汁的首選。然而，我們意識到，對某些人而言，榨汁是一份即耗時又費功的工作。幸運的是，今日許多超市的冷藏櫃裡有許多種新鮮有機的綜合榨汁，對於那些 AFS 患者可以選擇這些市面上的混合榨汁，如果自製榨汁不是一個選項。不過，如果果汁做好閒置太久，營養物質會流失，最好在榨汁後立即喝掉。

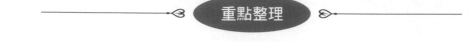

重點整理

- 湯品是提供後期 AFS 患者大量營養素的重要方式，因為他們的胃同化系統勢必受到損害。
- 雞湯特別營養，易於吸收，是身體衰弱時的理想選擇。
- 蔬菜榨汁可以解毒，但過度使用可能導致因過量而再次中毒或細胞相繼死亡的反應。這在那些身體衰弱的人中，可能再次引發腎上腺崩潰。
- 除非是輕微 AFS，否則要避免飲用果汁。

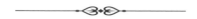

DrLam.com

食物和化學物質過敏

敏 感性有時被廣泛地稱為過敏，是一種普遍的現象。例如，對花生、乳製品和小麥過敏很常見，並且經常在過敏測試中出現。然而，我們不能單靠測試來確定這種敏感性。正如本書討論的其他情況，實驗室測試常常顯示正常結果，但是病史和觀察指出身體出現異常或功能障礙。對小麥的敏感性往往是隱性的，因此過敏測試的陰性結果並非絕對。我們會詳細討論小麥的敏感性，因為它是腎上腺疲勞症候群一個非常普遍的問題。

現代的小麥

在玉米和水稻之後，小麥是第三大穀物。小麥的起源有很長的一段時間，自從西元前九千年開始耕種，如果沒有小麥，人類文明會完全不同，世界上大多數人的能量來源都依賴這種廉價主食。來自小麥的麵粉用於製作數千種麵包、早餐穀物、麵食／麵條，以及各式各樣的餅乾和蛋糕。發酵的小麥用於製作啤酒和其他酒精飲料，它是一些生物燃料的基礎。並非言過其實，在世界許多地方，各種形式的小麥是從日出到日落的食物，而且最近更成為了一種燃料。

不幸的是，今日的小麥與古代的小麥不同。在過去幾十年中，增加生產的動力帶來一個新時代，食品科學家不斷研發旨在降低成本、延長保存期限和增加品種，同時也增加產量的技術。小麥生產者和加工者透過雜交實現他們的目標，經由選擇性地培育以產生更大量的凝集素蛋白，這是一種小麥胚芽凝集素（wheat germ agglutinin; WGA）和糖蛋白。

　　這種控制小麥植物的作法帶來負面的後果。例如，雜交大大增加了現在小麥中的麩質蛋白量。據估計，西方飲食大約存在著30％的凝集素。今日的純小麥麵粉被加工成精製白麵粉，小麥和白麵粉的主要成分是麩質和澱粉，當凝集素與腸道和血液細胞中的糖結合時，問題就來了，因為這會引發級聯發炎反應。科學文獻指出，膳食凝集素會直接透過破壞腸道菌群，大大減少自然殺手（NK）細胞的活性，自然殺手細胞是身體對不受歡迎的細菌和病毒最重要的防禦力之一。

　　人體中的凝集素在血管內襯上，以便讓血液細胞滲入組織中。凝集素不應與瘦素（leptin，一種內分泌激素）混淆它們也存在於肝臟中以協助捕獲微生物。最後，凝集素可作為一種防禦系統，透過覆蓋外來的抗原，使它們更容易受到身體免疫驅動細胞的破壞。然而，凝集素也有黑暗的一面。我們現在瞭解，小麥中的凝集素蛋白通常是許多今日疾病和過敏的主要原因，WGA凝集素具有以下的潛在影響：

- 傷害身體主要的組織
- 促進發炎
- 妨礙消化和吸收
- 破壞腸道菌群平衡
- 干擾內分泌功能

　　WGA凝集素蛋白也能夠在血液中循環，並且穿過血腦屏障。凝集素本身還可以保護小麥植物免受其天敵（如真菌和昆蟲）的侵害，這就是為什麼新時代在植物培育中採用凝集素的原因。不斷增加產量是目標，植物越能耐得住環境生態的變化，生產量也越大。

　　凝集素（Lectins）又名為agglutinins（凝集素），因為它們具有黏附多細胞表面的能力，導致凝集（細胞結塊）反應。凝集素也會將細胞膜、蛋白質和脂肪上的糖結合在一起。

因為這種蛋白凝集素非常小且難以分解，而且實際上不好消化，所以會阻礙正常的生物過程，並且儲存在重要的組織中，反而具有抗營養的作用。

通常，發芽和發酵或消化穀物的過程，可以預防一些抗營養作用。然而，凝集素是彈性蛋白，對這些這些過程具有抗性；凝集素甚至可能存在於發芽的麵包中，據稱這是一種更健康的小麥形式。

WGA凝集素極難分解，因為它的化學鍵形式與生產硫化橡膠和人體髮質相同，兩者都是堅韌、富有彈性和耐久。WGA凝集素具有獨特的性質，它有直接傷害大多數身體組織的潛力，即使在沒有遺傳或免疫系統容易過敏的體質中。這可能是為何慢性炎症和退化性疾病普遍存在於攝取小麥族群中的一個原因，令人驚訝的是，WGA在「全麥」中的濃度最高，這種大力推廣更多的全麥麵包可能實際上助長了因凝集素引發的疾病衝擊。雖然大多數健康的人不受影響，但AFS患者特別容易受到傷害。

含有高濃度凝集素的食物包括所有的乾豆（特別是大豆）、各種穀物（特別是小麥）、種籽和堅果、乳製品和茄科植物（即白馬鈴薯和蕃茄）。植物種籽中的大量凝集素的濃度會隨著生長而降低，因此在進食前先將穀物和種籽浸泡發芽可以降低凝集素濃度。然而，避免大豆、小麥和乳製品是最好的作法。浸泡堅果至少要長達24小時以提高它們的消化率。

小麥凝集素（Wheat Lectin）的威脅

究竟凝集素如何損害你的健康？

- **促進發炎：**即使濃度不高，WGA凝集素仍然會刺激促炎化學信使的生產。
- **對免疫系統具有毒性：**WGA凝集素會黏附和刺激白血球。
- **對神經系統具有毒性：**WGA凝集素可以輕易通過腦血屏障，黏附保護神經的髓鞘。它也會抑制神經生長因子，神經生長因子對於某些標的神經元的生長、維持和存活非常重要。

- **對細胞具有毒性**：WGA凝集素具有誘導細胞程序性凋亡的能力。

WGA凝集素透過腸道膜進入身體，然後在你的體內循環。

幾乎每個人體內都有一些膳食凝集素的抗體，許多食物過敏和延遲食物敏感性，實際上是免疫系統對凝集素的反應。最終，我們如何反應有很大的程度取決於我們的體質，身體越虛弱，過敏的問題也就越大。這也難怪那些後期腎上腺的患者特別容易對凝集素過敏，因為他們的消化和廓清能力變差。

關於小麥麩質

「麩質」（gluten）這個字源於自拉丁文的膠水，意味著具有黏著或粘合小麥產品的屬性，如蛋糕和麵包。這些特質可能有利於廚師和麵包師，但它們也會阻礙腸道有效分解和吸收營養物質的能力，麩質容易導致腸道形成便祕塊而非營養素，屬於不容易消化的膳食。這種未消化的麩質塊會引起免疫系統對小腸內壁進行攻擊，進而導致腹瀉或便祕、噁心和胃痛等症狀。久而久之，小腸會變得更容易受傷，使它更難吸收某些營養物質，例如鈣和鐵，進而導致骨質疏鬆、貧血和其他問題。

兩種類型的過敏

你可能有意識食物過敏有兩種類型，有時個體嚴重過敏，並且有嚴重立即的過敏反應（例如通常與花生和貝類相關的反應），其特徵在於呼吸道症狀，這是一種「真正的過敏」，當大多數人聽到「食物過敏」時，他們連想到的是這種嚴重和突發的過敏性反應。

第二種類型的食物過敏較為普遍，但大多數人並不太瞭解。它被稱為IgG食物不耐受、食物敏感性或延遲性食物過敏，後者的名稱較為人所知。IgG是我們在治療AFS中常看到的對小麥、乳製品和大豆過敏的類型；延遲性食物敏感有許多不同類型的反應，可能發生在吃了不適的食物後幾個小時甚至幾天後。

你可能沒有留意到我們身體的一些問題與你吃下的食物有關，更不用說是三天前吃過的食物。如果要你把身體的反應與你吃的東西聯繫起來，你通常會想到一些不尋常的食物。但是你的過敏反應最有可能的就是你經常吃的一種東西（或多種東西），其中小麥、乳製品和大豆是延遲性食物過敏中最常見的禍首，主要的原因是它們大量存在於我們的飲食中。有時，你可能對某些特定的食物組合過敏，但個別食用則不會產生反應，有時對某些食物不會有反應，但就在一夜之間，你卻對同一種食物變得敏感。

與延遲性食物敏感相關的病症和症狀

除了明顯的胃部症狀外（消化不良、腹瀉、便祕等），延遲性食物過敏也可能會以大多數人絕對想不到的方式呈現出來，其中包括：類風濕性關節炎、偏頭痛、哮喘、注意力缺陷障礙（ADD）、自閉症、纖維肌痛和其它自體免疫症候群。所有這些和許多其他病症都有食物過敏觸發原，而那些已經確定其食物過敏原，並且將它們從飲食中去除後，不久即可看到他們的健康有顯著的改善。

日常一些症狀也可能是延遲性食物過敏引起的，請看看以下看似平常的症狀：

- 思緒混沌／注意力不集中
- 嗜睡／疲勞
- 頭痛，包括週期性偏頭痛
- 關節疼痛
- 肌肉無力衰弱
- 憂鬱
- 慢性鼻竇炎／耳塞或慢性耳部感染

- 體重增加
- 黑眼圈、臉頰紅疹或痤瘡
- 對過敏食物渴望
- 嘴巴和耳朵搔癢或感覺全身搔癢

小麥與腎上腺疲勞症候群

由於對小麥過敏或不耐受的機會很高，因此它在腎上腺疲勞症候群中具有一定的影響力。在 AFS 患者中，慢性發作的食物不耐受是最常見的過敏類型，其特徵在於延遲的亞臨床過敏反應，症狀可能需要數小時或數天才會顯現。然而，有時我們可能甚至沒有意識到這種反應，或者我們把它歸因於其他的原因。

這種延遲反應包括：

- 低能量
- 皮膚乾燥，發癢
- 心悸
- 視力模糊
- 易怒／焦慮
- 大腸激躁症候群（IBS）

在一般情況下，我們不會看到蕁麻疹和呼吸道疾病這種急性過敏的典型反應。

正如你看到的，這些延遲的症狀很常見，這就是為什麼它們與小麥的潛在關聯性經常被忽視，即使小麥是數以百萬人的日常飲食，幾乎無所不在。不同於急性反應，這些一般症狀通常以潛藏的方式發展並且逐年惡化，這也是正統醫生無法將這些症狀與小麥聯結起來的一個原因。不幸的是，這種過敏不會在過敏測試中出現，而是一種亞臨床症狀。換句話說，若以過敏來看，小麥可以逃過檢測結果，雖然它已在衰弱的腎上腺系統中造成重大的破壞。

就像其他過敏反應一樣，皮質醇是調節這種反應的關鍵激素。在腎上腺疲勞症候群中，皮質醇的分泌量在早期階段會先升高，然後最終下降，這種發展通常是發生在多年的慢性應激之下。隨著腎上腺疲勞症候群的進展，皮質醇分泌量會日漸下降，因此過敏的反應也會越來越明顯。

如前所述，凝集素敏感性是這個問題的主要原因，但通常還有對其他食物，如大豆和乳製品的敏感性。隨著腎上腺逐漸衰弱，對多種食物的敏感性變得更普遍。除了對食物過敏外，我們還會看到對多種化學物質的敏感性。

食物不耐受會削弱身體，特別是胃和腸道的內襯，這意味著身體必須消耗比正常更多的能量來吸收和代謝食物。然而，已經備受壓力的腎上腺早已無力再維持身體的能量供應。隨著這種衰退過程持續，腸胃道不斷受到刺激與發炎，久而久之，不斷的刺激導致胃痛、胃灼熱、脹氣和／或其他不舒服的消化症狀。此外，這可能發展成腸滲漏症候群（leaky gut syndrome），且隨著腸壁的滲漏性增加風險更大，這意味著未消化的蛋白質和脂肪會由腸道滲漏出進入血液，進而引發自體免疫反應。這種刺激會使身體對腎上腺的需求進一步增加，以便產生更多的皮質醇來平息發炎，然而，這時腎上腺在受壓之下早已應接不暇。

你的因應之道

幸運的是，你可以預防或逆轉食物過敏或不耐受，最好的辦法是從你的飲食中去除不適的食物，同時使你的腎上腺功能正常化。然後，隨著腎上腺功能改善，身體抵抗食物不耐受的能力也會提高，這些過敏原引起的症狀也會減少。隨著時間流逝，當腎上腺功能正常化後，許多人就能耐受過敏性食物，並且不再因這些曾經引起這麼多麻煩的食物感到困擾不已。

無麩質（Gluten free）或無小麥（Wheat free）

> 這是一個很大的問題，然而，如果不吃小麥，或許還有其他精製穀物，大多數人可能會過著更健康的生活，即使那些沒有麩質不耐受的人，當他們去除小麥和其他穀物產品後，身體也會感覺更好。原因是穀物在體內會分解成糖，並且提高胰島素值，這與許多其他健康問題，包括肥胖、高膽固醇、高血壓、第2型糖尿病和癌症有關。換句話說，無論有無明顯的原因和後果，無小麥膳食都有益於健康。

AFS 和麩質

作為預防措施，所有腎上腺疲勞症候群的人都應該從他們的飲食中去除小麥（以及乳製品）。這聽起來很容易，但今日的小麥隱藏在許多食品中，包括醬油、湯品、冷盤（加工熟食肉）、糖果和某些低脂或非脂肪產品。請仔細閱讀食品標籤，避免使用其他澱粉和添加劑，其中一些可能來自於小麥。

這些包括：

- 麥芽
- 水解植物蛋白（HVP）
- 結構植物蛋白（TVP，素肉）
- 天然香料
- 一些藥品
- 酒精飲料

以下是可能含有小麥的常見產品列表，基本上任何含有麵粉、麩皮、小麥胚芽、小麥澱粉或麩質的產品，其中包括：

- 烘焙食品，包括貝果、餅乾和麵包捲、甜甜圈、蛋糕、各種餡餅和

鬆餅

- 麵包和麵包屑、義大利蘇打餅乾和餡料
- 薄煎餅和鬆餅（自製或方便混合包）、早餐麥片
- 麵食（通心粉、義大利麵條、烤寬麵條和雞蛋麵條）
- 裹麵包屑的肉類、魚類和禽鳥類，以及油炸食品（雞、魚、蔬菜、乳酪棒等等）
- 冰淇淋甜筒和冰淇淋三明治
- 熱狗、罐頭肉類和披薩
- 含有麥芽的製品
- 咖啡替代品
- 瓶裝沙拉醬（除非註明無麩質）
- 肉汁、勾芡的湯汁但不透明（如奶油醬汁）
- 大多數調理濃湯方便包
- 醬油

實踐方法

一開始可能很難從你的飲食中排除所有的小麥產品，雖然今日已存在許多替代產品。首先，避免最明顯的食物，如麵包和麵食幾個星期。然後去除餅乾、蛋糕、蘇打餅乾、餡餅和其他甜點，這可能需要長達六個月，以克服你對小麥產品的渴望，這是正常的。當你因為不吃小麥產品而身體的毒素排出，並且更強健後，如果你再次將小麥納入你的飲食中，你會注意到不良的影響。

好的替代品：今日在保健食品商店和普通超市中有越來越多的無小麥／無麩質食品，從麵包到沙拉醬都有。此外，糙米製品，如米粉麵包和其他產品都很適合素食者和非素食者。你也可以使用發芽麵包（伊澤克麵包Ezekiel）或無麩質麵包做烤麵包或三明治。米麵粉也是做麵包很好的替代

品，你還可以使用其他米粉和米粉產品、燕麥粉、卡姆（kamut）和藜麥麵粉，那些渴望碳水化合物的人不一定會發現使用無麩質產品有什麼區別。

如果你再次開始吃這些含有小麥的食物，你可能會注意到你的身體對它們有不良的反應，這可以讓你更有動力遠離小麥。

多重化學敏感性

許多人對食物以外的物質會產生敏感性，我們在腎上腺疲勞症候群患者的身上經常看到這種情況。例如，除了對環境不友善外，商業家用清潔產品對許多人也具有強烈毒性，為了避免這些產品，我們列出了一些居家常用、安全與環保的清潔用品。

- 烘焙蘇打──可以清潔、沖刷、具有除臭效果，甚至可以軟化水質。
- 硼砂──也稱為硼酸鈉，作用類似小蘇打，甚至可以清潔壁紙和牆壁油漆。
- 白醋──特別適合去除油脂、黴菌、氣味、污漬和蠟。
- 柑橘溶劑──適合去除油和油脂，也可以清潔油漆刷。
- 檸檬油──有效對抗屋內多種細菌。
- 異丙醇──一種極佳的消毒劑。
- 玉米澱粉──可用於清洗地毯和擦亮家具。

你的家庭地板通常與你的腳底直接接觸，使用這些地板清潔劑和拋光可以做好維護身體安全的防護：

- **木材**：用醋和植物油1：1等比混合，在地板塗上薄層並且擦拭。
- **漆木**：1 加侖熱水混合 1 茶匙蘇打水清潔。
- **磁磚和石材瓷磚**：1 杯白醋加 1 加侖水清潔後，再用清水沖洗乾淨。

- **光亮面的木材**：半杯溫水中加入幾滴檸檬油後倒入一個噴霧瓶中搖勻，之後噴灑在布上擦拭家具，完成清潔的家具再用乾的軟棉布擦拭一遍。
- **未塗漆的木材**：混合2茶匙橄欖油和2茶匙檸檬汁擦拭。

要收集那麼多產品可能很麻煩，所以你可以試著自己調配以下萬用的清潔配方：

- **一般萬用清潔劑**：將四分之一杯小蘇打與半杯醋混合成半加侖的水。該混合物可以儲存一段時間，它對於浴室清潔非常有效，例如去除淋浴間、窗戶、鏡子和鍍鉻裝置周圍的積水污漬。
- **洗衣劑**：1杯Ivory®肥皂或FelsNaptha®肥皂、½杯洗滌蘇打和½杯硼砂混合，少量衣服時使用1湯匙，大量衣服時使用2湯匙。
- **浴室黴菌**：1份3%濃度的雙氧水加2份水倒入噴霧瓶中。噴在黴菌區域靜待一小時後沖掉。
- **地毯污漬**：使用等量的白醋和水，倒入噴霧瓶中混合。直接噴在污漬上，靜置幾分鐘後用刷子和溫熱的肥皂水清洗。
- **難以清洗的地毯污漬**：混合四分之一杯的鹽、硼砂和醋調成糊狀物，將糊狀物磨擦滲入地毯中，靜置幾個小時後再用真空吸塵器清理。

這些家庭的補救措施即簡單又環保。大多數人發現，一旦他們開始使用這些安全的產品後，他們不會想再用以前那些刺激性的清潔產品，那些產品總有一天會成為過去式。

在下一章中，我們會談論恢復的另一個關鍵元素，也就是如何獲得良好的睡眠。睡眠障礙讓許多AFS患者困擾不已。

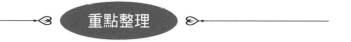

重點整理

- 食物和化學敏感性在AFS患者中很常見，特別是在後期階段。

- 小麥和乳製品是延遲性食物敏感的主要原因，所有AFS患者都應該試著減少或消除他們膳食中的小麥。

- 小麥中的WGA凝集素與體內的各種發炎反應有關。

- 大多數穀物中的麩質會觸發消化系統的敏感性。

- 我們接觸到許多對腎上腺有毒的化學物質，市面上的清潔產品尤其常見。幸運的是，這些化學品有許多天然的替代品，其中包括使用醋和小蘇打。

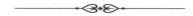

腎上腺疲勞症候群和睡眠療癒法

失眠是腎上腺疲勞症候群的典型徵兆，通常是下視丘——腦下垂體——腎上腺（HPA）激素軸官能障礙、中樞神經系統的神經傳導物質如去甲腎上腺素過度激活，以及交感神經系統與第二章激素、壓力基礎，以及「被遺忘」的腎上腺中提及的腎上腺髓質激素系統（AHS）失衡的結果。AFS中的失眠不是單一偶發的事件，它更像似一種複雜的情況，因為它與健康個體所經歷的一般失眠非常不同，主要的症狀包括部分或常見的下列情況：

- 入睡困難（入睡困難型失眠SOI）。
- 淺眠，晚上很容易醒來。
- 醒來後難以入眠（睡眠維持困難型失眠SMI）。
- 很少或從未感覺到有充分的休息，導致早上覺得疲累提不起勁，而且整天覺得疲倦。

入睡困難型失眠（Sleep Onset Insomnia; SOI）

大多數人認為SOI是一種難以入睡的情況，就像失眠一樣。事實上，它只是失眠的一種，對於正常的睡眠週期，也就是早晨醒來充滿活力，很重要的是在早上體內的皮質醇要達到最高值，在夜間則是在最低值。當皮質醇失衡時，睡眠模式可能受到影響。高皮質醇值是典型輕度腎上腺疲勞症候群患者的徵兆，這種情況發生在腎上腺進入超速傳動時，整天分泌過多的皮質醇以應對持續的壓力。有些過量的皮質醇會延續到夜間，並且影響入睡的能力，因此造成入睡困難。另外，睡眠不足也是進一步增加皮質醇分泌量的觸發因素，而這反過來使失眠惡化，形成一個惡性的循環。

同時，壓力和失眠會觸發AHS，腎上腺髓質被激活以分泌腎上腺素，如果你還記得，這就是負責非戰即逃的激素。高腎上腺素值可以透過讓身體全面保持警戒，也就是所謂的亢奮狀態而干擾睡眠模式。此外，在危險和其他緊急情況威脅期間，身體處於完全警覺狀態是可以預期的且是有利的，這時睡眠是身體最不需要的一件事。然而問題就出在沒有即刻的危險，但腎上腺素卻升高。高皮質醇和高腎上腺素可以同時發生，這是那些腎上腺疲勞症候群患者常見的情況。除此之外，大腦通常已經在過量的去甲腎上腺素的超速傳動下，進入一種持續警覺的併發狀態。這種情況反而會惡化，如果使用刺激性天然化合物，如某些維生素、草藥和腺體提取物。這也難怪後期AFS通常與失眠惡化劃上等號。

以下是一些常見的技巧，以幫助你更容易入睡：

- **在涼爽、完全安靜、黑暗的房間睡覺**。黑暗的環境可以增強褪黑激素分泌。褪黑激素是一種重要的睡眠調節激素。關上所有的窗簾，即使在微光的環境下也可能減少大腦中的褪黑激素分泌量。

- **每天就寢和起床時間儘量保持固定，甚至在周末假日期間**。固定的時間表有助於加強你的身體睡眠——甦醒週期，並且每天晚上做同樣的事情告訴你的身體放鬆的時間到了，這可能包括採取溫暖的泡澡或淋浴、閱讀一本書或聽舒緩的音樂。在柔和燈光下做一些休閒的活動有助於讓身體放鬆進入想睡的狀態。

- **移開所有電器，如夜燈和鬧鐘**。將它們放在離床至少十英呎的地方，以減少EMF（電磁場）的發射，這種電磁場會改變睡眠模式。

- **晚餐後不要進行劇烈有氧運動或強力瑜伽**。你要避免過度刺激SNS

（交感神經系統），腎上腺疲勞症候群患者的SNS經常處於超速傳動狀態。

- **關掉你的電腦、電視、嘈雜的音樂和超刺激的電子遊戲。**下午六點後，這些類似的電子設備可能會觸發腎上腺素激增。在夜晚試著在安靜的環境中閱讀書籍，如果你要看電視，那麼避免一直切換頻道，不要看暴力的動作片。

- **避免刺激腎上腺的刺激物。**避免某些食物和化學品，以免對腎上腺造成過度應激這點非常重要。遠離含糖的食物、各種含咖啡因和低咖啡因的飲料，以及其他常見的禍首，其中包括尼古丁、酒精、過敏性食物（組織胺是一種腎上腺刺激物）、綠茶和巧克力。此外，儘量避免草藥和腺體提取物產品，除非你的醫療保健專業人員認可。另外，我們還建議避免部分氫化脂肪，例如油炸食品和酥油，這些會抑制類固醇激素合成。還有不要使用人工甜味劑，它們會阻礙苯丙胺酸轉化為酪胺酸，這是腎上腺髓質合成兒茶酚胺（特定類型的物質，作用類似激素或神經遞導物質）的必需物質。非刺激性草本茶，如洋甘菊則可以使用。

- **在傍晚做溫和的腎上腺修復運動（下一章討論），這有助於身體從（預計）一天工作結束後轉換到夜晚。**但是，不要在晚上做低強度健美操，例如長距離慢速步行應該在早上或傍晚時候進行。晚飯後短距離的散步是例外，只要身體不會立即感到能量流失即可。

- **最晚在晚上十點之前上床睡覺。如果你覺得累，早一點就寢。**在就寢前進行腎上腺呼吸練習（下一章中討論），而不是在晚上的其他任何時間做，這將有助於轉換身體進入睡眠狀態，腎上腺呼吸應該是你睡前例行放鬆的一部分。

- **睡前吃一點蛋白質和脂肪（少數堅果或奶酪）點心是有益的。**睡前的輕食可以促進睡眠，並且配合含有色胺酸的食物（如火雞和某些乳製品）與碳水化合物，這有助於大腦平靜下來，讓身體睡得更好。

- **如果你睡不著，這時可以起床做一些類似腎上腺恢復練習或腎上腺呼吸的練習。** 當你覺得累時再上床睡覺，但不要為無法入睡而感到痛苦，壓力只會讓人更睡不著。對許多後期 AFS 患者而言，同時感到既亢奮又疲累是很常見的，所以如果你的頭腦老是轉不停，不如將你的能量用在思考正面的想法。試著將憂慮和消極的想法放在一旁，培養睡前正面思考的習慣。在你可以做到的範圍內，想像一些輕鬆快樂的圖像或事件。

- **每個人對一張好床的看法很主觀，確保你有一張舒適調整型的床**。如果你與他人共享一張床，確保有足夠的空間容納兩個人。兒童和寵物經常會打擾睡眠，因此你可能需要限制他們在你床上睡覺的頻率。

- **遵照你的醫療保健專業人員的指示採取天然的睡眠輔助法**，市面上有許多種類，每一種都各有特色，找到適合的一個或組合可能需要多次嘗試和錯誤，我們將在本章稍後討論。

睡眠維持困難型失眠（Sleep Maintenance Insomnia; SMI）

睡眠維持困難型失眠涉及在半夜醒來，但難以再次入睡。通常，觸發這種因素有很多，代謝失衡例如血糖、胰島素調節的問題，都可能在睡眠期間讓人醒過來。當身體在白天必須處理過多的壓力時，身體有時可能入睡，因為身體疲勞的程度遠超過高腎上腺素和皮質醇水平，既亢奮又疲累的身體需要休息，所以崩潰發作，好讓身體有幾個小時的睡眠。然而，皮質醇和腎上腺素值在此期間仍然很高，而這些持續的高水平到了半夜最終會將身體喚醒。經過幾個小時的休息，身體的疲勞感減少，導致睡眠維持困難型失眠，一旦被喚醒後就難以入眠。

那些後期AFS患者通常都會併發代謝失衡，例如胰島素功能失調和亞臨床低血糖症。當身體的葡萄糖供應（來自食物）不足時，睡眠期間的血糖值會下降到某一個臨界點以下，這可能激活SNS和AHS，進而導致去甲腎上腺素和腎上腺素釋放，而這二者都可能讓人睡不著。

根據一般實驗室標準，血糖值可能是正常的，不過個體可能對血糖值的波動非常敏感，即使在夜間只是下降一點仍在正常範圍內，還是有可能讓人醒過來。這些清醒期間常常伴有諸如心悸和冒冷汗的症狀，因此，為了避免SMI，我們需要實踐上述良好的睡眠習慣，並且遵循SOI的作法，以及確保整個晚上的血糖值保持穩定。當你的血糖值下降，健康的腎上腺將恢復正常。如果血糖值不穩定，光是調養腎上腺也無法得到最佳的結果。

以下是有利於預防和治療AFS的膳食指南，但也有助於穩定白天和夜間的血糖值。正如你所看到的，它們很像上一章中列出的膳食指南：

- **早餐一定要吃**，事實上應該是最豐盛的一餐。
- **遵照AFS用餐時間指南**：確保白天每隔2-3小時吃一次。
- **只吃升糖指數低的點心**，例如堅果、種籽、煮熟的雞蛋等。為了能量持續釋放，添加少量的碳水化合物，例如幾根生胡蘿蔔棒，以供應身體瞬間的能量。
- **避免全是水果和蔬菜的果汁**。全水果，如蘋果則可以接受。
- **不要吃升糖指數高的水果（或其他食物），如果沒有蛋白質和脂肪來平衡它們**。例如，整個水果加一些杏仁醬，用杏仁醬的蛋白質和脂肪來平衡水果的碳水化合物。
- **服用指定的天然化合物**，以穩定血糖和鎮靜自主神經系統，你的醫療保健專家會指導你。
- **睡前點心尤其重要**，這種點心可以含一點蛋白質、碳水化合物和脂肪，但對於一些人而言，它可能是接近一份全餐。

DrLam.com

- **如果你在半夜醒來，再吃一份小點心可以使血糖正常化，好讓你再次入眠。**

睡眠問題可能需要時間來解決，所以要有耐心。固定你的日常作息，雖然很緩慢，但可以肯定的是，你會開始體驗到一夜好眠的益處。

天然睡眠輔助法

睡眠輔助法五花八門，但我們只能透過不斷嘗試和錯誤找出哪些有效或無效。每種睡眠輔助營養素都有特定的途徑，並且以不同的方式影響個體。例如：

- GABA（γ-胺基丁酸，一種有助於調整睡眠和焦慮的胺基酸）最適合那些腎上腺疲勞症候群和腎上腺主導的人。
- 5-HTP（5-羥色胺酸）對甲狀腺主導類型的人通常很有效。

由於每個人對不同類型的睡眠輔助營養素反應不同，以及腎上腺疲勞症候群中的矛盾反應很明顯，因此需要經驗豐富的臨床醫生指示不同的天然化合物組合。

考慮褪黑激素（Melatonin）

褪黑激素是由位於大腦深處的松果體所分泌的激素，許多老年人會使用褪黑激素作為補充和睡眠輔助，因為這種激素會隨著年齡而下降，從而導致許多人有睡眠障礙的問題。

儘管睡眠模式會隨著年齡增長而受到干擾，但是這種夜間松果體分泌褪黑激素減少的情形也會發生在 AFS 患者中。許多人發現睡前服用褪黑激素可以恢復正常和安穩的睡眠能力，採取口服褪黑激素有助於 SOI 和 SMI。

低劑量的褪黑激素（0.5 至 3 毫克）可作為天然的安眠藥，但劑量因人而異，特別是與腎上腺疲勞症候群有關，嘗試和錯誤在所難免，我們建議先從0.5到1毫克開始，如果沒有不良副作用再逐漸增加劑量。最高上限劑量每個人都不同，有些人需要高達30毫克，但高劑量未必就是好，有些人只要少劑量就可以達到效果。

當你第一次開始服用褪黑激素時，你可能會在開始幾次醒來時感到輕微暈眩或頭暈，這種宿醉的感覺應該在幾個晚上後消失。如果它仍然存在，那你要再減少劑量。

> 注意：兒童、懷孕或哺乳的婦女、試圖懷孕的婦女、服用處方類固醇或有精神疾病、嚴重過敏或免疫系統的癌症，如淋巴瘤的人不可使用高劑量褪黑激素。

若要有效地使用褪黑激素，一定要在睡前服用激素補充劑。如果你在白天早些時候服用它，它可能會擾亂睡眠和甦醒週期。如果你有宿醉的感覺，那麼將晚上服用褪黑激素的時間提早一點，而不是在睡前（但不是在白天服用）。

其他睡眠輔助法

如果睡眠仍然是一個問題，那麼其他補充劑和化合物可能有幫助。例如，你可以考慮：磷脂醯絲胺酸、麩醯胺酸、鎂、鈣、魚油、黃體素、茶胺酸、花精、中草藥如纈草（valerian）、GABA、肌醇和5-HTP。有趣的是，草藥南非醉茄可以增強一些人的睡眠品質，但原因不明。

天然睡眠輔助法被納入雞尾酒營養素混合療法中效果最好，那些敏感的人可能需要特別的日程安排，以避免毒性代謝物累積。過程中有時睡眠改善，但很短暫，反而其他時候實際情況可能變得更糟，然後突然又變得更好。即使是最有經驗的人，一些試驗和錯誤是在所難免的。

處方安眠藥物

> 對於那些嚴重失眠的人可能需要短時間的處方睡眠藥物，然而使用這些藥物要非常謹慎，並且只在醫療密切監督下進行，因為潛在的成癮問題和肝廓清併發症是後期AFS常見的問題。不過，這些處方藥有時在臨床上有其必要性以幫助身體得到急需的休息，好讓身體在恢復的過程中進行重置。儘管我們建議謹慎使用這些物質，但當正確使用時的確可以帶來很大的好處。

　　同樣的，因為每個人對處方藥物的反應不同，所以一段時間的試驗和錯誤是必然的。那些體質衰弱和高敏感度的人必須對矛盾反應格外警覺，這意味著睡眠藥物可能造成持續過度警醒的狀態。

　　我們建議先從非常低的劑量開始，那些已經在使用處方安眠藥物的人不應該斷然停止，因為突然戒斷可能引發腎上腺崩潰。減少對睡眠藥物依賴的最佳時間點是在腎上腺儲備量重新建立之後。許多人指出，隨著腎上腺的健康恢復後，失眠的情況自然減少，這是很正常的，通常反映在腎上腺疲勞常見的交感神經過度激活有減緩的趨勢。

　　睡眠對於一般健康和預防與恢復腎上腺疲勞症候群非常重要，我們建議你盡一切所能讓自己一夜好眠，不管是在持續的時間和品質方面。

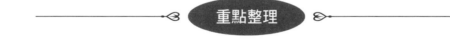

重點整理

- 大多數AFS患者指出他們有某種程度上的失眠，越是後期的AFS情況越嚴重。
- 入睡困難型失眠（SOI）通常是由於腎上腺素分泌過多或體內皮質醇失衡，個人通常覺得既亢奮又疲累。
- 睡眠維持困難型失眠（SMI）是指在半夜醒來後無法再回到睡眠的狀態，這可能是由於各種代謝和激素失衡引起的，這種情況通常具有相當大的挑戰性。

DrLam.com

- 大多數失眠會隨著腎上腺疲勞症候群的改善而改善。

- 幫助睡眠的方法有許多，嘗試和錯誤是必經之路，且通常搭配雞尾酒營養素混合療法效果最好。

- 褪黑激素是一種很好的睡眠輔助劑，劑量需求因人而異。其他重要的睡眠輔助劑包括 GABA、5-HTP、鎂、黃體素等。

- 要養成良好的睡眠習慣，以便有充分的休息。最重要的是在一個完全安靜和黑暗的房間睡覺。

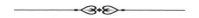

腎上腺疲勞症候群和健身療癒法

大多數人認為運動是有氧運動，例如輕快步行、慢跑、騎自行車、划船和其他可以提高心率和調節心血管系統的活動，或者無氧運動，如建立和維持肌肉力量的訓練。這些對一般健康的人有益，但對於後期腎上腺疲勞症候群患者而言，它們不是最佳的運動類型。事實上，錯誤的運動計畫可能使腎上腺疲勞症候群惡化，並且容易觸發腎上腺崩潰。讓我們先來探討這其中兩難的原因：

一個常見的誤解是腎上腺疲勞症候群等同於低能量，這與身體的耐壓性有關，無論是身體、心理或情緒方面。此外，因為所有身體功能的運作都需要能量，而低能量是腎上腺疲勞症候群患者最明顯的結果。這聽起來似乎很合乎邏輯，但是在根本的層面，AFS要比這複雜得多。

試想一輛汽油快用完的汽車，加上它的方向盤有問題、加速的油門踏板失控，以及剎車踏板間歇性故障。換句話說，確保車輛平穩運行的許多系統都已受損，已經不再於你的控制之下，這輛車早晚會發生意外——它無法將你送到你想去的地方。如果將這些情況換成是你的身體，那你離後期腎上腺疲勞症候群已經不遠了。

就像一輛汽車，身體需要平穩運行，我們整體的感覺和表現才會好，這意味著我們需要許多器官和系統同步與和諧的運作。在 AFS 中，身體逐漸枯竭、能量變低，就像一輛汽油快用盡的汽車，我們看到許多併發的失衡，由於許多激素功能失調，低能量的情形可能還會加上：

DrLam.com

- 低血糖症，低血糖，我們可以視為油箱中汽油不足
- 亢奮的感覺，如同油門踏板卡在加速的位置
- 思緒混沌，就像駕駛一邊開車一邊發簡訊
- 憂鬱，這告訴我們身體功能失調已耗盡內部的平衡，如同燒壞的煞車踏板，這也難怪一個小小的壓力就會觸發腎上腺崩潰

運動策略

　　成功的腎上腺恢復運動計畫需要一個策略，協助你拿回身體核心功能的控制權。回到汽車的比喻，控制身體涉及的不僅僅是在油箱中加入汽油，如果方向盤系統運轉不正常，你仍然無法到達你想去的地方，即使油箱加滿。目標是內部系統的完全重新平衡，使它們能夠運作順利，並且帶你去你想去的地方。這其中涉及身心整合的方法，包括生活方式、運動、飲食和營養，以及心理和身體的部分。如果一切運作良好，運動有助於增強腎上腺的功能，從而提升能量。

能量與運動

　　早期AFS（階段1和2）中的個體可能只是間歇性感到疲勞，並且可以從任何低能量的狀態快速恢復。正如之前我們提及的AFS階段，那些在後期AFS（階段3和4）中的人持續處在低能量和疲勞的狀態，而且還會隨著時間惡化。對於那些後期腎上腺衰弱的患者而言，很重要的是要量身制定一個個人鍛鍊計畫，以便好好利用有限的能量。

　　運動過度耗盡能量可能會引發腎上腺崩潰，因此，運動的強度、時間長度和頻率的適當平衡非常重要。運動會使許多在後期AFS的患者感到能量盡失，所以他們大都盡量避免運動。然而，除了在腎上腺崩潰期間外，完全不運動對身體一點好處都沒有。有些人則是透過強迫自己做更多的事

情，結果反而消耗能量變得更疲勞，這兩種作法可能都不恰當，這就是為什麼我們建議要為腎上腺功能狀態特別設計個人化的運動計畫。

若要讓重要的器官克服低能量狀態，我們需要保持一致的能量流，而任何多餘的能量則可以經由運動消耗掉。然而，我們必須調整運動量，以避免經由腎上腺素調節的非戰即逃的反應受到過度的刺激。在正確的時間點進行適當的鍛鍊對身體非常有益，反之則不然（請參閱下一節中的練習圖）。

在治療早期AFS的初始階段，經驗豐富的臨床醫生會希望盡可能節省能量，所以目標不是在於選擇增加力量的運動，而是從核心開始一些更溫和、更適合增加體內儲備量的作法。等到建立完成體內一定的儲備量後，隨著時間推移，身體可以從分解代謝狀態進入合成代謝狀態，其中肌肉開始重建和加強。這一個階段的療癒必須逐步完成，這是一條漫長的路，以避免AFS恢復中常見的過度運動的錯誤。

精心設計的腎上腺恢復運動計畫包括呼吸、肌肉彈性、伸展、力量訓練、運動流動性、控制和整體循環。這其中要將AFS的階段、身體的剩餘儲備量、體質、年齡、代謝問題、過去病史和受傷史納入考量。（與任何鍛鍊計畫一樣，在開始之前，一定要諮詢並經過你的私人醫生同意。）

運動工具箱

每個工具都有其用途，必須在正確的時間點使用以獲得最大的利益。正確的程序可以讓身體核心的細胞層面得到整體的治療，記住，身體內部有一個自我修復的系統，幸運的是，還好身體不計前嫌。

這些工具包括：

- 基本和諧和平衡ANS的腎上腺呼吸™運動。
- 十二種增強血液流量／氧氣輸送的腎上腺恢復運動。
- 二十一個腎上腺瑜伽™運動課程，包括三個主要部分：初學階段，重點在於呼吸和伸展；中級階段，重點在於調整和加強；高級階

DrLam.com

段，重點在於流動性和控制。

此外，我們會簡單介紹一般瑜伽、強力瑜伽和有氧運動。在這本書中，我們只會詳細介紹前面兩個工具，不過以下圖表說明了一個分階段性的全面鍛鍊計畫如何協助恢復腎上腺功能和能量：

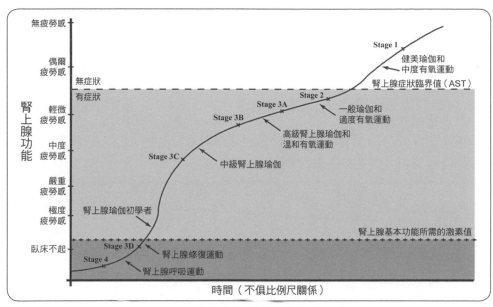

圖19　腎上腺疲勞症候群運動計畫

呼吸治療法

由於呼吸是一種自動功能，因此西方醫學界不曾花時間去瞭解它的治療意義，只有在呼吸受損或阻塞時才會想到它。所以，西方大多數人從未被告知正確呼吸的意義，更不用說它的治癒力量。結果，絕大多數的人呼吸法不正確，無論是在正常健康狀態下還是在身體衰弱時，而AFS的情況正是如此。

當你正常呼吸時，三組主要的肌肉是活動的：肋間肌肉、腹部肌肉和橫隔膜，而身體所有肌肉的活動都是在中樞神經系統的指示下運作，例如單一細胞的收縮、等張（具有正常收縮）或等長（沒有正常收縮）的運動、主動肌或拮抗肌活動、以及向心收縮或離心拉長。當涉及軀體神經系統和自主神經系統（ANS）時，這時呼吸就格外不同。換句話說，你可以自主控制呼吸，或者如果你選擇不控制，身體則會自動接管。這兩個系統都是連接的，ANS是自行調節的，通常不受軀體神經系統控制，例如，你不能自己決定加快或減慢你的心率。然而，你可以透過有意識地調節呼吸頻率來影響心率，因為呼吸連接這兩種神經系統，漫長的深呼吸可以減緩心率。

所以，透過有意識地調節我們的呼吸頻率可以影響我們的ANS。因此，呼吸提供我們進入ANS世界一條重要的途徑。這點非常重要，因為在後期腎上腺疲勞症候群中，自主神經系統總是功能障礙。

之前討論的ANS大致分為：

1. 交感神經系統（SNS），負責腎上腺素的釋放和非戰即逃的反應。
2. 副交感神經系統（PNS），負責身體內部功能的休息和放鬆。

當我們靜下來時，我們需要的空氣較少，PNS溫和地收縮氣管周圍的平滑肌。然而，在緊急情況或身體活動增加時，SNS會放鬆氣管讓空氣更容易流動。

為了調節和維持體內的恆定性，PNS會透過釋放神經傳導物質乙醯膽鹼與SNS所釋放的神經傳導物質去甲腎上腺素相互拮抗。後期腎上腺疲勞症候群與SNS和AHS的過度刺激脫不了關係，廣泛的實驗比較過A型（積極和神經緊繃）和B型（悠閒和放鬆）性格的人，他們發現，在身處於各種實驗室和臨床壓力下，A型個體比B型個體多三倍的血漿去甲腎上腺素反應和四倍的腎上腺素反應。這些化學傳導物質衝擊A型個體的身體，使其身體持續保持在警覺的狀態，進而導致一連串惡性的代償反應，並且最

DrLam.com

終造成腎上腺倦怠。

　　腎上腺恢復的一個關鍵是減少 SNS 與增強 PNS，這時腎上腺呼吸就有很大的助益，因為它會影響自主神經迴路，減緩心跳和降低血壓，產生平靜和穩定的感覺。此外，它會使心靈靜下來，讓體內自我平衡的系統重置，有意識地控制呼吸讓我們得以進入自主神經功能，這是體內其他系統無法辦到的地方。

　　那些腎上腺功能嚴重衰弱的患者經常出現呼吸異常的模式，而這可能會過度刺激 SNS，反過來觸發恐慌發作，並且導致腎上腺崩潰。當我們感到焦慮或壓力時，我們的呼吸大部份會變得很淺或甚至屏住呼吸，但有時我們是毫無自覺。呼吸淺也會限制氧氣的攝取量，並且進一步增加身體的應激，從而形成一個惡性循環。正如我們將在腎上腺呼吸練習的說明中，在吸氣或呼氣結束時屏住呼吸會刺激 SNS，因此，如果身體已經處於低腎上腺儲備狀態，這時則會加劇腎上腺虛弱的情況。

　　腎上腺呼吸練習非常重要，因為它們可以透過重新平衡 ANS 來打破這個惡性循環，從而溫和地將更多的氧氣傳送到體內，好讓能量自然生成，而不會過度刺激 SNS。適當的腎上腺呼吸會增強 PNS 功能，並且將身體的基礎休息模式從偏向交感神經轉移為偏向副交感神經。

　　記住，在東方文化中，呼吸也有用來刺激 SNS，我們在某些類型的瑜伽呼吸中看過，各種技巧包括逐漸增強屏住呼吸的強度和頻繁快速的呼吸運動（風箱式呼吸法 bellow breathing）。

　　另一種技巧稱為胸式或反式呼吸法，也就是只用胸壁來影響呼吸，當吸氣時胸壁擴張，同時腹壁向內拉向背部，呼氣時腹壁向外推出。雖然這些呼吸技巧可以提高能量增加能量流，但它們可能使原本能量就很低的腎上腺疲勞症候群患者更虛弱，因為 SNS 已經完全被激活。

　　在腎上腺呼吸練習中，旨在降低交感神經的緊繃。因此，我們建議限制所有驅動交感神經的呼吸技巧，直到腎上腺被治癒或除非你的醫療保健專業人員指示。

其他益處

經過幾個星期的持續練習，這種腹部呼吸技巧會自動強化橫隔膜肌肉，你會留意到，在相同的力道下，你的吸氣和呼氣的能力會自然提升，通常可以達到90％或甚至95％的容量，且是毫不費力，平靜、完全放鬆，不需要強迫你的呼吸。

此外，你要注意，連接肋骨（肋間肌）的肌肉是被動的，在腎上腺呼吸期間活動不大。因此，當空氣進出肺部時，你的胸壁是自然擴張和收縮，通常活動量很小。由於沒有特別需要用胸壁來幫助呼吸過程，所以在腎上腺呼吸過程中你不會看到胸部任何明顯的上升和下降。

當作法正確後，腎上腺呼吸運動可以借助橫隔膜來幫助腎上腺恢復健康：

- 強化副交感神經
- 改善淋巴循環，從而清除有毒代謝產物
- 提高肺活量
- 促進健康的 ANS 平衡
- 提高組織含氧飽和度
- 強化骨骼肌肉
- 對胃腸道和內臟器官（包括腎上腺）進行溫和有節奏的按摩

這是最簡單和最有效的運動之一，任何腎上腺疲勞症候群患者都可以在任何時間和任何地方做這些練習以支援腎上腺恢復。

腎上腺呼吸運動（Adrenal Breathing Exercise）

讓我們從腎上腺呼吸運動開始，以下是各步驟的說明：

1. 臉朝上躺在一個平坦舒適的表面上，手臂和手掌朝上，稍微與身體分開，雙腿張開與肩同寬，如果需要鬆開你的衣服。有意識地放鬆身體，感覺身體的重量在地板上，你也可以採取脊椎挺直的坐姿做這個呼吸練習（不要弓起背部，因為這樣腹部肌肉會縮在身體後面）。那些後期AFS和體弱者應該先從仰臥位開始練習這個呼吸法，之後隨著身體逐漸強健後，你可以採取坐姿或站立姿勢做這個運動。（如果空間不夠大採取仰臥姿式，那麼這個呼吸運動可採取坐姿或站立姿勢。）

2. 閉上眼睛。（如果需要，你可以用一條小毛巾覆蓋雙眼。）舌頭自然放鬆，舌根平放以不阻塞氣流為主。保持你的脊椎挺直，這點非常重要，放鬆你的肩膀，讓它們放輕鬆，在進行下一步之前，先檢查之前這些項目。

3. 用你的嘴巴完全將氣呼出，發出一個小小的「呼」聲，現在準備好開始。

4. 閉上嘴巴，透過鼻子慢而長的吸氣，先從50％的容量開始，以平順和有節奏的方式呼吸，然後視自己的能力將容量提高到80～90％，並且不要用嘴巴呼吸。

5. 想像空氣通過你的左鼻孔進入你身體，根據古老的傳說，這是平靜的氣。當你舒適地吸氣時，你的肚了應該向外擴張，如果你把手放在肚子上，它們將被往外推，這是確保你是否正確呼吸的方式。

想像你的身體從底部往上填滿空氣，將注意力集中在空氣進出鼻腔的通道，從左邊鼻孔進入，右邊鼻孔呼出，均勻地呼吸，不要強迫呼吸。

在呼吸運動期間，胸壁不會有明顯的起伏，但是腹部肌肉必須完全釋放和放鬆。（即使它們有一點緊繃，那表示呼吸法不正確。）除了吸氣期間頭部稍微向後移動之外，身體的其他部分是不動的，不要忘記閉上眼睛，整個肩膀要放鬆。

6. 吸氣時在心裡慢慢從一數到四（每一數間隔約1～2秒）。在吸氣結束時，自發性地進行自然呼氣而不要用力，吸氣時僅限於肌肉的活動。但是，呼氣則不同，隨著肺部的彈力將氣體排出和肋骨的架構，胸部會變得越來越小。

不要在吸氣或呼氣結束時刻意屏氣，我們想要的是放鬆，從吸氣到呼氣，以及從呼氣到吸氣的過程都要平順有節奏的轉換──不疾不徐很順暢。

呼吸實際的模式是橢圓形而不是圓形，即使在吸氣和呼氣的結束時沒有氣體進出，你還是可以順利地結合吸氣與呼氣（和呼氣與吸氣）毫不費力，如果你專注於橢圓形的節奏律動。

7. 完全透過你的鼻子呼氣，同時想像空氣從右鼻孔出來，安靜和順暢。呼氣時無需計數，感覺你的胃慢慢收縮，直到大部分（但不是全部）的空氣自然排出。呼氣的時間通常比吸氣稍長。不要強迫一定要延長或在呼氣後屏氣，因為這會激活SNS，只需讓身體自然控制呼氣時間和強度。

這是一次完整的呼吸，現在再深吸一口氣，重複這個循環七次，一套完整的呼吸運動總共是八次循環，大多數人做完需要1～2分鐘。

重點是，當你開始做腎上腺呼吸時，至少要做完一次8個循環的完整呼吸，讓我們來探討一下為什麼。 首先，當你保持在一個舒適靜止的位置時，特別是在面朝上（仰臥）的平坦位置，大多數支配骨骼肌的運動神經元仍然會自動發射神經脈衝。然而，透過每次呼吸，這時傳遞到你的肌肉神經脈衝的數量和頻率開始下降，這是腎上腺呼吸的自動生理反應。隨著一、兩分鐘的呼吸練習（每組8次呼吸做1-2組），你的手和腳趾的肌肉神經脈衝大幅減少，並且越來越放鬆。在五分鐘之內（3-4組呼吸），運動神經元輸入到你的四肢肌肉的脈衝減少，如果你是採取仰臥姿勢，這時可能接近於零。當達到這種效應，再加上橫隔膜的節奏律動，你會進入更深層的放鬆與PNS完全啟動，身心處在一個全然連結的狀態。

在腎上腺呼吸練習之後，大多數人指出身心感到平靜、和平、疲勞感減少，以及重新感覺到「存在」，這是身心連結的結果。然而，雖然看似矛盾，但在這個運動後能量有任何立即明顯的改善，這都表示個體平時勞累過度。同樣，如果你在第一次做這種呼吸運動後感到頭昏眼花或激動，你要降低運動的頻率和強度，直到你在整個運動過程中感到舒適和放鬆。

　　成功的關鍵在於持之以恆，大多數人在幾天之內就會感到助益，但有些人可能需要長達二十天或更長時間，這取決於腎上腺疲勞症候群和ANS功能障礙的程度。那些具交感神經偏差嚴重或呼吸習慣不佳的人需要更長時間才能看到結果。

　　腎上腺呼吸使用的是腹部呼吸的基本技巧，因為這是可以看到和感覺到運動的部位。在吸氣期間，腹部擴張並且離開身體背部朝前方移動。

　　注意：遵照上述的說明慢慢開始練習，先從50％的呼吸強度開始，如果可以再逐漸增加到80％。

　　這些練習的強度比表面上看起來還要強得多，如果你是後期AFS（例如階段3C和3D），你可能在第一次做時無法適應，如果你感到呼吸急促、脈搏頻率升高、心跳變強或疲勞，你要立即適度縮短每次練習的長度。確保每組練習不要做太多次呼吸，並且在吸氣或呼氣結束時不要屏氣，你應該在每做完一組練習後感覺更好而不是更糟，一定要聆聽你的身體，並且記住，過度的呼吸可能會引發腎上腺崩潰。

> **提示：**腎上腺呼吸運動可以幫助你在晚上睡前放鬆，或者在半夜醒來時再次入睡。 如果你無法入睡，不要只是躺在床上，擔心睡不著或被動地感覺時間流逝。相反的，你可做幾組腎上腺呼吸練習。

建議的方案

- **第1～3天：**每天兩次呼吸練習（一組八次呼吸），一組在醒來後早餐前，一組在睡覺前，每組大約1～2分鐘。
- **第4～6天：**增加至每天五次呼吸練習：醒來後、中午（10～

11AM）、下午（1～2 PM）、傍晚（4～5 PM）和晚上臨睡前。

- **第7～9天**：每天持續五次呼吸練習，但每次從一組增加到兩組（16次完整呼吸），每次呼吸練習需要2～3分鐘。

- **第10～12天**：每天持續五次，但每次從兩組增加到三組（24次完整呼吸）。每次呼吸練習需要3～4分鐘。

- **第13天開始**：如果你可以適應，每天持續五次，但每次從三組增加到五組（40次完整呼吸）。如果你對這種強度感到不適，你可以再降回每次三組，但一天保持五次呼吸練習不變。

這些只是一般建議，那些嚴重腎上腺疲勞症候群的患者未必可以適應這樣的進度，事實上，如果他們進展太快可能會更糟，因此在開始之前一定要尋求專業的指導，關於腎上腺呼吸有聲CD可以上網查詢，網址為DrLam.com。

然而，腎上腺呼吸練習也不可以過量，在尚未諮詢醫療保健專業人士之前，我們建議一次最多不要超過五組呼吸，每天最多五次的呼吸練習。一旦你開始做腎上腺呼吸練習後，你可以準備做加快恢復過程的進階腎上腺伸展和修復與重建的練習。

進階腎上腺呼吸運動

在掌握基本的腎上腺呼吸後，那些希望進一步擴大呼吸能力的人，可以在呼氣期間輕微收縮下胸肌，以進一步封閉胸壁並且排出空氣。在吸氣期間肩胛骨（後背骨板）輕微向後收縮也有助於打開胸壁，讓身體在整個過程中保持放鬆。

使用腹部和胸部肌肉的進階式呼吸法會同時激活 PNS 和 ANS，由於刺激的關係，進階腎上腺呼吸法是一種很好的輔助形式，但只有在適當的時候使用才能加強腎上腺。過度自我引導的程序或無經驗的臨床醫生可能會因不當使用這種呼吸法造成 AFS 惡化而觸發腎上腺崩潰。

DrLam.com

腎上腺修復運動（Adrenal Restorative Exercise; ARE）

　　完整的腎上腺疲勞症候群恢復計畫必須納入旨在恢復神經系統健康和平衡的技巧與練習，腎上腺修復運動（ARE）是一組經過特別設計的運動，目的在於促進深度和有效的放鬆。這些練習配合瑜伽的修復姿勢，以增強腎上腺功能；它們的重點在於修復身心連接和恢復神經系統恆定性等腎上腺疲勞症候群關鍵的部分。

　　ARE不像常規運動著重在伸展和強健，對於那些在腎上腺疲勞症候群的患者，常規的運動會讓他們的身體緊繃和疲憊，有些人甚至還會觸發腎上腺崩潰。另一方面，ARE旨在幫助那些即使是溫和的伸展運動，但也可能過度的腎上腺疲勞症候群患者，因此他們的當務之急是先恢復健康並且找回生活中的平衡，而那些受傷、剛動手術或長期和慢性疾病，如高血壓的人也會發現ARE是一個突破性的體驗。

　　腎上腺修復運動專注於連結身心，讓心靈和身體的訊號重新恢復，並且培養連結的模式。這些練習仰賴一連串特定設計的姿勢，以提供身體舒適地支援，這可以打開你的關節和放鬆肌肉，達到伸展放鬆而不緊繃的狀態。此時流向腎上腺的血液量會增加，而且神經系統會切換到一種平靜的狀態和促進深層內部癒合的模式。

腎上腺修復運動的要素

- 促進副交感神經系統（PNS）激活，而不過度刺激交感神經系統（SNS）或腎上腺髓質激素系統（AHS）。
- 促進關節活動和運動範圍，以克服腎上腺疲勞症候群中常見的活動量少。
- 改善姿勢和身體的生物機能。
- 在肌肉分解狀態沒有惡化的情況下讓肌肉放鬆。
- 提高流向腎上腺的血液流量，以支援腎上腺恢復。

你需要什麼與該做什麼：

- **設備：**軟墊，如毛巾、枕頭、坐墊、椅子或沙發。如果墊子不舒服，你可以用折疊毛巾調整到舒適的高度。瑜伽墊不是必需的，但如果你的身體很柔軟，瑜伽墊倒是很好用。

- **環境：**一個安靜的房間，不會讓人分心和吵雜。衣服應該寬鬆，腰部或身體的其餘部分不要有緊縮的地方。

- **呼吸技巧：**在整個練習中只使用腎上腺呼吸。使用橫隔膜充分呼吸達到80-90％的肺活量，用鼻子呼吸，整個過程要順暢、規律、有節奏，想像空氣從左鼻孔進入並且從右鼻孔出來，不要有任何強迫性的呼吸。

- **持續時間：**整個過程包括12個連續的動作或姿勢，預設姿勢1至11為每個姿勢一分鐘，姿勢12為三分鐘。整個過程需要大約15分鐘，但也可以長達一小時，只要按比例延長每個姿勢所花費的時間，初學者可以從每個姿勢至少20秒開始，並且慢慢地拉長時間。

- **草案：**草案分為四個部分，每個部分有三個姿勢，最好按照順序從姿勢1～12進行練習。

注意：腎上腺修復運動對後期腎上腺疲勞症的人來說可能太刺激，特別是在腎上腺崩潰期間，除非你的醫療保健專業人員推薦，否則不要開始這個運動方案。如果感到過於興奮、焦慮或神經緊張，請立即停止，並告知你的醫療保健專業人員關於你的體驗。

第一部分：頸部修復順序

腎上腺修復運動（ARE）先從放鬆脖子開始，在身體解剖學中，頸部位於整個中樞神經系統非常重要的位置，因為這是主要神經和動脈分支的部位。你的頸部肌肉和你的姿勢控制脊椎，並且與身體其餘部分的肌肉狀

DrLam.com

態有關。如果你的脖子很緊繃，那你的身體就無法放鬆。相反的，一旦頸部肌肉放鬆，身體自然就會放鬆。

姿勢1：半蓮花式：這個姿勢主要在於放鬆頸部、呼吸和讓身體平靜下來。

1. 舒適坐在地板上，雙腿交叉在半蓮花的位置（左腳接觸右大腿內側，反之亦然，如果你可以做到）。初學者可以透過坐在某種形式的墊子（折疊的毛巾、枕頭或坐墊）來支撐臀部。

2. 確保脊椎挺直。

3. 你的雙手舒適地放在你的前方，肘部放在髖部或大腿的內側，掌心朝上。

4. 為了確保頸部肌肉不緊繃，你要放鬆與放下你的肩膀。頭部挺直，閉上眼睛，縮下巴舌頭平放。

5. 開始腎上腺呼吸。

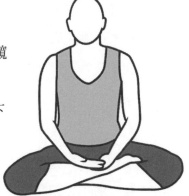

圖20　半蓮花式

提示：為了獲得最大的恢復成效，在每個膝蓋外側位置放置額外的支撐。提示：如果你發現坐在地板上雙腿很難交叉，那你可以坐在椅子上，雙腳踩在凳子上，如果可能的話，但雙腳不要交叉。

姿勢2：半蓮花變化式：這個姿勢的重點在於頸部和肩部的肌肉放鬆。

1. 採取半蓮花姿勢（姿勢1），頭向下眼睛看著肚臍，然後閉上眼睛，背部保持挺直，肩膀放鬆。

2. 當頭部舒適地處於自然屈曲的位置時，感覺到頸部完全放鬆，縮下巴舌頭平放，繼續閉上眼睛。

3. 開始腎上腺呼吸。

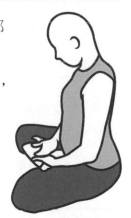

圖21　半蓮花變化式

姿勢3：兒童式：這個姿勢的重點在於脖子、肩膀和上肢的放鬆。

1. 留在地板上（或坐在椅子上）。

2. 兩腳的膝蓋儘量拉寬，兩腳的大拇趾碰觸在一起，膝蓋彎曲，大腿背靠在你的小腿肌肉上。

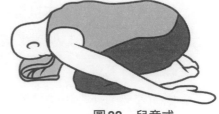

圖22　兒童式

3. 腹部靠在兩腿之間，額頭碰到地板。

4. 手心朝上，手臂靠著大腿。感受頸部、肩部和上肢完全放鬆，肩膀垂下，背部仍然挺直，但不僵硬，縮下巴舌頭平放，閉上眼睛。

5. 開始腎上腺呼吸。

第二部分：脊椎修復順序

接下來的三個姿勢目的是敞開脊椎，並且適度地重新調整身體的姿勢。這點很重要，因為身體所有的關鍵肌肉都直接或間接地連接到脊椎。適度調整脊椎可以控制肌肉，且血管和神經也行經脊椎。

姿勢4：支撐魚式：這個姿勢的重點在於擴張胸壁。

1. 將毛巾折疊到舒適的高度放在地板上，你也可以使用厚墊或墊塊。

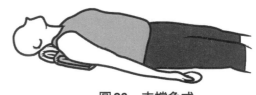

圖23　支撐魚式

DrLam.com

2. 面朝上躺下，上背靠在毛巾（墊子）上，雙腳與肩膀同寬，手臂放在身體兩側，手心朝上。

3. 若要支撐頸部，可以捲一條毛巾放在脖子的位置。

4. 將頭向後仰，下巴朝向天空，頸部感覺到超伸展但很舒服。

5. 感覺到胸壁敞開，肺容量增加。

6. 身體完全放鬆，肩膀垂下，舌頭平放，閉上眼睛。

7. 開始腎上腺呼吸。

提示：若要達到更大的恢復效果，可以在膝蓋和頸部下面放墊子。

姿勢5：支撐腰椎擴張式：這個姿勢的重點在於擴張下背和骨盆。

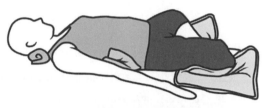

1. 將姿勢4中使用的墊子移到腰椎區域，頭部恢復正常位置，舒適平躺在地板上，如

圖24　支撐腰椎擴張式

果需要，頸部後面墊一條毛巾，頭部不需要向後傾。

2. 雙膝彎曲兩腳放在一起，盡量雙腳的底部碰在一起。留意你的骨盆如何敞開，舌頭平放，肩膀放鬆，四肢處於一個舒適的位置，閉上眼睛。

3. 開始腎上腺呼吸。

提示：若要得到更多的修復成效，可以在兩膝之間放墊子。

姿勢6：支撐全脊椎擴張式：
這個姿勢的重點在於整個脊柱上，同時擴張上背部和下背部。

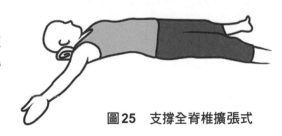

圖25　支撐全脊椎擴張式

1. 將毛巾捲成長條，長度從肩膀到達尾骨，然後平躺在毛巾上，也就是毛巾支撐整個脊椎。另外頸部用折疊毛巾支撐。

2. 打開雙腿與肩同寬，手臂伸展到兩側與肩呈一直線，手心向上，看起來像一個海星。感覺整個背部從左到右躺在凸起毛巾上的曲線，胸壁和腰椎部位擴張，舌頭平放，肩膀放鬆。

3. 開始腎上腺呼吸。

> 提示：如果你覺得水平位置不舒服，你可以將雙臂放在身體的兩側。

第三部：循環修復順序

現在頸部和肩部肌肉都已經放鬆（姿勢1-3），而且脊柱敞開（姿勢4-6），我們要準備恢復身體最大的循環流量，同時消除可能干擾這個過程中組織上的任何緊繃。我們透過打開循環流的兩個關鍵出口來完成這一點：胸腔通道和股骨通道。

姿勢7：支撐彎曲膝蓋式：這個姿勢的重點在於增加循環量到頭部。

1. 躺在地板上，膝蓋彎曲，腳舒適地跨在沙發或椅子上。（下背可用墊子支撐。）

2. 手臂放在身體兩旁，手心向上。背部和腰部區域躺在地板上放鬆。舌頭平放，肩膀放鬆。閉上眼睛。

3. 開始腎上腺呼吸。

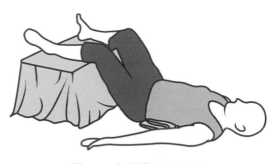

圖26　支撐彎曲膝蓋式

DrLam.com

姿勢8：對角胸腔和外耳道出口擴張式：

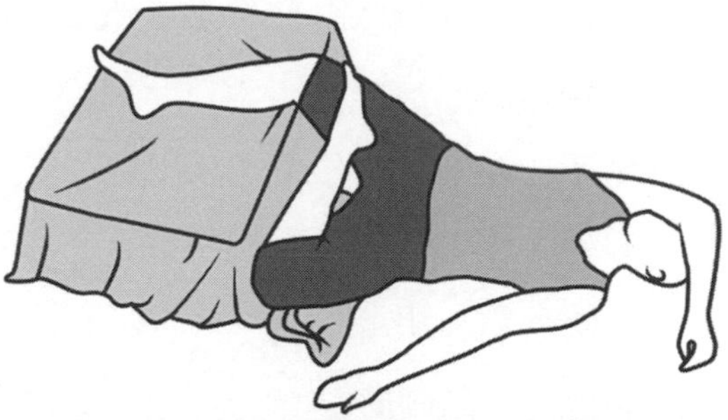

圖27　對角胸腔和外耳道出口擴張式

1. 在姿勢7仰臥位置時，抬起左腳膝蓋彎曲，並將左腳舒適地放在右大腿上。

2. 讓左膝舒適地下垂（如果你可以），可以外加墊子來支撐彎曲的膝蓋，這個姿勢可以放鬆腹股溝區域任何結締組織的衝擊，並且敞開股動脈讓最大血流量流向下肢。

3. 現在舉起你的右臂，將它放在你的臉上，以不妨礙你的呼吸為主。肘部內側應該舒適地放在前額上，手心朝下，並且前臂處於舒適的位置。這個姿勢可以敞開胸腔通道，實際上你可以感覺到下鎖骨空間中的柔軟度，也就是頸部兩側的區域。如果有任何部位不舒服，你可以使用墊子支撐。舌頭平放，肩膀放鬆，閉上眼睛。

4. 開始腎上腺呼吸。

姿勢9：姿勢8的反向，重複順序，這次改換右腳膝蓋彎曲和舉起左臂。

第四部：身心修復順序

　　隨著頸部和肩部放鬆、脊柱敞開和血液循環優化，我們將來到最後的順序──連結身心，之前的所有姿勢都是在為身心重新連結做準備。

姿勢10：支撐左側胎兒式：這個姿勢的重點在於身體處於平靜的狀態。平靜的心有助於引導我們身體的能量朝向平衡神經系統和腎上腺的療癒之路。

1. 將墊子放在地板上，以胎兒式向左側躺，左側身體躺在墊子上，墊子高低因人而異，長枕墊是不錯的選擇，膝蓋之間可以放置額外的枕頭支撐。

2. 雙手放在舒適的位置上，用墊子支撐頭部，腹壁暢通，舌頭平放，肩膀放鬆，閉上眼睛。

3. 開始腎上腺呼吸。

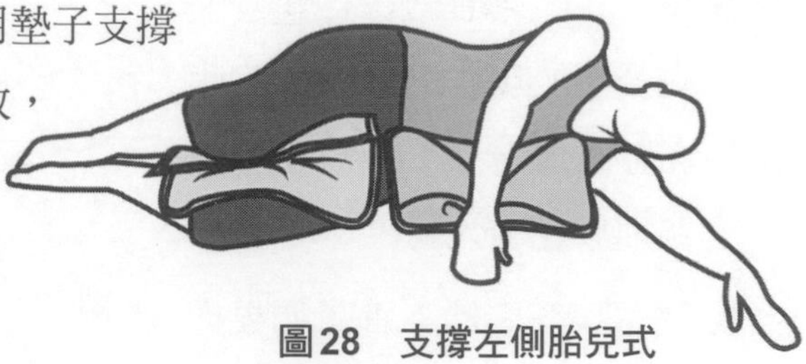

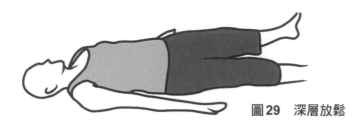

圖28　支撐左側胎兒式

姿勢11：支撐右側胎兒式：重複順序，這次改為右側。

姿勢12：深層放鬆（在傳統瑜伽中也稱為臥息姿勢）：這是所有12個修復練習中最後且最重要的一個姿勢，而且要完全做好也是最困難的，不過最重要的是姿勢要正確，這個練習可以促進全身的平靜。

圖29　深層放鬆

1. 平躺在地上，雙腳打開，手臂放在身體兩旁，稍微與身體分開一點，手心朝上，將整個身體放鬆，包括臉，感覺身體很重。

2. 頭的位置非常重要，保持你的下巴與甚至前額稍低，這是一個放鬆的位置。（頭部向後傾具有刺激性，因此要避免）舌頭平放，肩膀放鬆，閉上眼睛。

3. 開始腎上腺呼吸。

4. 慢慢甦醒，首先開始加深呼吸，然後透過移動你的手指和腳趾來喚醒身體。

5. 將膝蓋拉到胸部，轉向右側，然後慢慢坐起來。（不要突然從仰臥位換到站立位，因為這可能會造成頭暈）。

> **注意**：在這個位置停留的時間要比其他所有的姿勢多三倍。例如，如果你從姿勢1-11每個姿勢保持一分鐘，那麼姿勢12的時間則要保持3分鐘。

腎上腺瑜伽運動（Adrenal Yoga Exercise）

有些人誤以為瑜伽是一種宗教，雖然它源起於印度，但它不是一種印度教的形式。現代瑜伽可以追溯到十九世紀後期，在今日不管是基督徒、佛教徒、猶太人、穆斯林和許多其他團體，甚至是未知論和無神論者都樂於做瑜伽練習。當然，瑜伽有靈性的一面，但我們不需要認定任何特定的信念才能受益其中。那些沒有特定宗教信仰的人，經常談論的是內在或人類的精神，或者是高我層面等肯定生命價值的概念。

我們推薦 AFS 患者做瑜伽，因為它有一系列的技巧可以提升身心靈。總體來說，做瑜伽的人與其他人比起來更為靈活、強健、精力充沛、身材適中和更年輕，所有的這些屬性在腎上腺疲勞症候群的恢復過程中都是很樂於見到的結果。

瑜伽練習可以強化和鎮定中樞神經系統，從而平衡我們在 AFS 患者中看到的應激反應系統功能障礙的問題。當流向內臟器官的血液量增加時，身體可以傳送更多的氧氣到腎上腺以促進癒合。另外，同樣重要的是，瑜伽有助於釐清混亂的頭緒，讓思緒清晰，甚至有助於聆聽直覺和創造力的聲音。

瑜伽有助於修身養性和鍛鍊身體肌肉，久而久之讓人內心愉悅，焦慮感降低且心境平和。因為瑜伽的成效是慢慢累積，隨著時間推移效果越大。它相當於學習彈奏樂器：你堅持和練習的時間越長，你會做得越好，收穫也會越多。

腎上腺瑜伽取自傳統瑜伽的精髓加以修改以適應腎上腺疲勞症候群的患者。例如，刪掉某些伸展和強化的體位法，因為它們會刺激 SNS，以及刪掉某些呼吸法，因為這些呼吸運動會觸發腎上腺素的釋放。另一方面，姿勢和肺容量部分有些經過改良，以提升腸道功能、淋巴引流和免疫系統功能。

慢慢地，當一個人感覺更平衡時，身體也會更有能力處理日常生活中不可避免的壓力。因此，腎上腺瑜伽是關於恢復內部平衡，以及體內調節運作正常，而不是關於身體的靈活度。我們看到許多患有腎上腺疲勞症候群的人身體很柔軟，腎上腺瑜伽不是關於增強力量，因為許多強壯的男性和女性，仍然飽受腎上腺疲勞症候群之苦。腎上腺瑜伽使我們能夠將諸如恐懼、無法放鬆、低能量、焦慮和憂鬱等負面部分轉化為力量，給予個人更多控制感和更平衡的感覺，以下是腎上腺瑜伽的級別：

- 初級腎上腺瑜伽重在呼吸和伸展，這是內部控制的基礎。
- 中級腎上腺瑜伽重在力量和強度，這可用於逆轉分解代謝狀態和穩定代謝功能。
- 高級腎上腺瑜伽重在流動性和控制，這可以微調體內的恆定性。

> 注意：腎上腺瑜伽有21節，相關影音光碟可上 www.DrLam.com 網站查詢。

一般瑜伽

當你準備好在一般瑜伽工作室、健身俱樂部、健身房或選擇在家裡跟隨 DVD 做瑜伽時，記住你還在 AFS 恢復期，因此要建立你的儲備量，我們建議選擇一個對你有點挑戰，已經超越你已經完成的腎上腺瑜伽來練習。不過，我們觀察到過於積極練習，甚至是瑜伽，這種幹勁都可能觸發腎上腺崩潰。無論你是在家裡還是在室外環境練習瑜伽，以下的提示都可以幫助你避免任何反彈或傷害：

- 在你的姿勢中，為自己設一個界線，其中具有挑戰性，但又不會讓你力不從心。在這個範圍內練習保持清明、開放和接受的精神狀態。
- 當你覺得太累時，一定要讓自己休息。

DrLam.com

- 密切留意當你在練習時與自己的對話，並有意識地欣賞自己的努力和內心善良的本質。
- 確實上課或在家練習，如果你在外面做練習，早一點去上課，留給自己一些時間與其他人交談。
- 留意從瑜伽練習時發展出來的特質，如耐心、紀律、智慧、努力不懈、善良、感激和許多其他特質，這些特質可以建立一個穩定和柔軟的心態。
- 尋找一位剛柔並濟的老師，他的教學可以激勵你從發自內心的鍛鍊。

你要知道，光是上課就是一種勇氣、自我照顧和正面動能的重大宣示，同時你也要意識到，你的行為也會激勵他人，因為你勇於追求內心最深切的渴望。

強力瑜伽（Power Yoga）

強力瑜伽是一種高級瑜伽的形式，專注於核心力量。強力瑜伽是一個通用術語，在西方國家用來描述一種基於活力、健身的瑜伽方法，一般都是以Ashtanga的練習風格為雛型。強力瑜伽一詞在一九九〇年代開始普遍使用，當時幾個瑜伽老師想辦法使Ashtanga瑜伽更適合西方的學生，不過，與Ashtanga不同的是，強力瑜伽沒有一套系列的姿勢，因此強力瑜伽的姿勢變化性很大，但相同的重點都在於力量和靈活性。

強力瑜伽在美國瑜伽界掀起一陣風潮，並且把它帶到全國各地的工作室和健身房，尤其是許多人開始將瑜伽視為一種運動。早在一九五〇和六〇年代，溫柔形式的瑜伽在美國廣為流行，且應用的形式越來越廣泛。強力瑜伽對於那些已經相當適合和享受運動的人具有極大的吸引力，如果持續練習，肌肉會變得更結實強健，並且更有力量。

另一個部分：有氧運動

　　正如你可能知道的，有氧運動包括長時間和慢節奏的活動，如步行、緩慢慢跑、划船、騎自行車（包括緩慢騎自行車）和任何其他涉及耐力形式的運動。這種類型的運動有助於降低皮質醇值，並且幫助燃燒體內脂肪。有氧運動有益於在早期階段腎上腺受壓的人，因為他們的皮質醇分泌量很高。但是請記住以下原則：

- 劇烈的有氧運動也可能使腎上腺功能惡化，那些腎上腺功能非常衰弱的患者不應考慮任何比步行（或其醫護人員推薦的運動）更為劇烈的活動，過度的有氧運動會耗盡原本能量儲備量就已經很低的身體。
- 我們建議後期腎上腺疲勞症候群的患者避免除了步行以外的所有有氧活動，散步的頻率和持續時間因人而異，一些在後期階段的人或許只能耐受每隔一天五分鐘的步行。
- 通常是在恢復到3B階段後，我們才會謹慎緩慢地加入有氧運動。之後，當腎上腺疲勞症候群改善到階段3A和第二階段時，運動的頻率和強度才可以再增加。

　　正如你看到的，我們認為AFS恢復的一個目標是透過一系列有系統的溫和運動，從核心恢復運動到身心靈的發展。那些認真做這些練習的人會很樂於知道，許多人遵從我們的指導後，在短時間內，從一個臥床不起的狀態，到可以進行長距離的比賽，而一個用於他們恢復和訓練的重要工具就是我們在此提到的這些運動，我們認為運動是「規律」生活的一部分。

　　關係也是正常生活的一部分，但關係也可能帶來壓力。在下一章中，我們將討論關係如何干擾AFS的恢復。

- 運動是AFS恢復的重要工具，但必須做適當的運動。 參與錯誤的運動方案可能會觸發腎上腺崩潰。

- 那些後期AFS患者必須在運動進展方面特別謹慎，先從腎上腺呼吸運動開始，然後做腎上腺修復運動，最後才做腎上腺瑜伽運動。

- 適度做運動，個體應該不會感到筋疲力盡。

- 大多數人並不重視呼吸的療癒力，腎上腺呼吸是許多後期階段患者最重要的運動，這不同於其他類型的運動，它有助於降低交感神經緊繃，同時增強副交感神經的反應。

- 在AFS的恢復方案中，可以將有氧運動和強力瑜伽加入整體運動的計畫中。

你的人際關係
會影響腎上腺疲勞症候群

之前我們提及身心連結，現在你對這方面和腎上腺疲勞症候群已有更多瞭解，你可能已經看到了心靈對維護良好健康的重要性。在過去，這點經常被忽略，不過神經科學研究已經證實，心靈和身體是相連的，這點無庸置疑，沒有什麼比我們的關係更能影響心靈，因為不愉快或功能障礙的關係會造成巨大的情緒壓力。

長期壓力是腎上腺疲勞症候群的主要原因，如你所知，壓力源有各種形式和大小，包括身體、情緒或金錢。那些經常運動過度的人，如職業運動員甚至業餘運動員，都是AFS的高風險族群。然而，由於運動員從經驗中學習，身體壓力的影響往往可以逆轉，透過休息和其他措施調養恢復健康。其他應激源，如過度勞累、飲食不良和過度飲食，通常是腎上腺崩潰的潛在觸發因素。然而，我們也注意到，財務困境很少是造成AFS的根本應激源。

情緒和心理壓力，以及苦惱才是造成AFS最常見的壓力因素，而未解決的毒性關係通常會產生這種壓力，並且隨著時間推移造成身心俱疲的結果。我們發現情緒健康對身體健康的影響大到讓人驚訝，正如之前提及，廣義來說，後期AFS可視為一種身心障礙。身心密切連結是一種強大的療癒力量，有助於我們改善和維持健康。然而，另一方面，如同腎上腺疲勞症候群的例子，身心的連結也可能具有毀滅性的負面力量，可以摧毀你的身體。

DrLam.com

在後期AFS的人會告訴你，他們可能就在一場激烈的爭辯或一次不愉快的遭遇後，腎上腺崩潰就發生了，特別是與親密的人。你的腎上腺素會開始激增、焦慮不安，心率上升，心跳力量變強、感覺心力交瘁，很快便臥床不起。很顯然，與你周圍的人保持良好關係有利於療癒的過程。

許多研究支持這樣的理念：樂觀和積極的人往往比那些對未來悲觀和憤世嫉俗的人更健康與長壽。我們看到一個新的影響因子─表觀遺傳學（epigeneticis），也就是主張環境因素，如飲食和壓力會影響你的基因表達。

> 記住，你是否會得到某些疾病不是取決於你的基因本身，而是在於你的基因表達。例如，如果你天生腎上腺衰弱，那麼壓力很可能會促使這個弱點顯現出來，然後導致腎上腺疲勞症候群。另一方面，沒有壓力可能會無限延遲這種弱點的呈現。

你的基因不會隨著你的年齡增長而改變，但是你的表觀基因組會產生很大的變化，它會受到你對身體和情緒壓力反應的影響。事實上，在你周遭所發生的一切事情，從無形的氣候變化到具體的婚姻狀態，最終都會影響你的表觀基因組。此外，日常問題，如準備期末考試或童年受虐揮之不去的陰影，也會影響你的表觀基因組。

關係與健康

關係也會影響你的基因表達，並且對你是否會發展成一些疾病有直接的影響，從心悸到腎上腺疲勞症候群到憂鬱症不等。例如研究指出：

- 有強大精神支柱和社會支持的心臟手術患者的死亡率是沒有這些優勢的人的1/7。
- 每天只要進行三十分鐘冥想，其效應如同使用抗憂鬱藥。

- 心態正面積極的老年人，其心血管疾病死亡的風險減少20％以上，其他原因死亡的風險減少50％以上。

我們可以明顯看到，保持正面心態的能力對你的身體健康有極大的影響，這適用於腎上腺疲勞症候群。事實上，如果情緒壓力存在但沒有解決，這些應激源就會阻礙恢復。

展現正面情緒和快樂的能力或許是人類最大的特質之一，知道這點倒是讓人鬆一口氣。你無需因為變老或大部分時間很累，或者因為生活不是完全按照你的計畫而感到難過，一旦你下定決心要讓自己快樂，你就別再自尋煩惱把自己搞得心煩意亂。此外，如果你從正面的角度來看，AFS可能是你發生過最好的事情之一。

警訊

對許多人來說，AFS就像是一個及時的警訊，指出個人在生活有一個或多個領域失去平衡或失調。處理腎上腺疲勞症候群往往成為一個探索生活更深層面的起點，對於一些人來說，這其中包括認識關係中的毒害效應。

每天，大多數人只是過表面的生活，而我們可能需要一個明顯的喚醒警訊，如AFS來推動我們進入更深的生活層面。這通常涉及從一個靈性的角度來理解身體和心靈，或許重新學習和重視那些我們曾經知道的生命中真正重要的事情——內心的和平、愛、寬恕、知足等。

無論你試圖用何種方法，腎上腺疲勞症候群或任何重大病症都無法草草處理或快速修復。如果你嘗試一條快速、容易的路徑而不是花時間重新整頓你的生活，你不但會失敗，而且可能會錯過美好的祝福和等待你去發掘的獎勵。我們總是建議患者利用AFS作為一個工具，學習真正傾聽和瞭解你的身體，同時重新發現自己生命更廣泛的意義。

深入瞭解自己和我們的療癒過程也意味著我們在思維和態度上要做一些改變，例如，無論當下多麼痛苦，我們都要轉換心態並從容以對，而不是將焦點放在消極的想法，感覺自己像是一個受害者。記住，正面的態度並不是關於永遠快樂，而是接受有時心情低落也是快樂的一部分。

雖然我們都有十足快樂的潛力，控制快樂的能力也在我們手上，但大多數人卻覺得要快樂非常困難。任何時候，大多數人對他們的生活不太滿意，從他們的家庭到他們的工作和收入。然而，在所有可能遇到的挑戰和憂慮中，關係難題仍然是最難克服的。

治療的障礙

在檢視你的生活過程時，重要的是你自己的意願和勇氣，願意放下毒害的關係。我們時常看到AFS患者若要身體完全康復，一定要先療癒心靈，因為心理控制著身體。如果我們背負情緒包袱，我們一定要放下它以減輕我們的情緒負擔。由於太多的情緒包袱來自不良的關係，所以我們需要化解這些關係，如果我們放任不處理，身心癒合的希望則難以達成。

當然在某些時候，我們重要的長期關係，包括婚姻、家庭和親密的友誼都會有意見不和和失望的情況，親密的關係在困難時期可以更連結，並且從經驗中成長，這是情緒成熟的標誌。

另一方面，我們必須正視有一些關係對我們只會產生毒害，無論我們如何努力解決麻煩、衝突和摩擦，我們和另一個人仍然繼續受傷，而且最少有一個人最終會進入情感的荒漠。

一段毒害的關係並不一定代表有人是不好的。相反的，更有可能的是這並不是一個適當的組合，好壞不是問題，當兩個人的風格產生衝突時，毒害的關係就此產生。或許曾經有一時美好的化學效應，但隨著時間推移，也許受到某些重大事件影響，進而造成相關人物的改變，從而改變了關係，這是人類經驗的一部分，不過，雖然不能責怪任何人，但關係的毒性從此產生。

你認為的毒性關係會使你的情緒健康處於危險之中，也許是另一個人脾氣暴躁、情緒波動、言行不一，或是衝動和否認自己的行為。或者他們可能會承認自己行為不當，但隨後卻不會試著改正自己。有時這種毒害的關係可能相當刻苛無禮，即使不當的行為僅限於輕率或敵意的言語。有時候，其中一個伴侶可能對另一半表現冷淡，或者拒絕參與有意義的討論，相反的卻威脅斷絕關係。有些人則是退縮，拒絕對方的關心和愛，而且冷漠以待。

總體來說，對你產生毒害的人不再關心婚姻、夥伴關係或友誼，而且基於各種原因仍然以自我為中心。通常，這些人會操弄他們的伴侶和情況，以保持一上一下的依賴關係，並利用羞恥、侮辱和諷刺作為攻擊他人的武器。之後，他們看不起那些被他侮辱的人，這種對待他人的態度是一種情緒虐待，發生的情況遠比我們知道的還要更多。

如果你身處於一個毒性關係，你可能會發現自己長期處於疲累和憤怒，甚至害怕之中，或許經常擔心與伴侶交談的時間是否安全或不安全，或者你可能會質疑自己的表達權利。

所有的虐待關係都被定義為有毒的。不幸的是，許多人仍然在這些關係中，因為他們忘記了自己的權利和選擇。這種低自尊心可能來自憂鬱、害怕孤單，或來自虐待伴侶的傷害性威脅。有些人可能不再相信他們的生活可以得到改善，如果他們離開這種毒害關係。

可悲的是，婚姻和長期伴侶關係可能會隨著時間推移而變成虐待的關係，就好像一夕之間關係突然惡化。有些人對於自己被不當的對待早已習以為常，甚至或許忘記在他們的關係和家庭中的行徑是真正的虐待行為。然而，危險的跡象總是會出現，以下是一些需要留意和深思的重要徵兆：

你的伴侶：

- 將你與你的家人、朋友和孩子們分開
- 不斷監視你
- 公開或私下用言語羞辱你

- 控制你和整個家庭，不讓你擁有個人喜好的空間
- 責怪你搞砸了關係，並且企圖改變你，好讓一切順利
- 以強烈的占有慾和盛氣凌人來控制你

而你：
- 開始相信自己的想法、話語、意見和成就沒有什麼價值可言
- 失去你的個人自我認同，當你更依賴你的伴侶時，你可能不再相信少了他／她，你仍然可以繼續生存
- 由於擔心激怒伴侶而不敢說出真相
- 自尊大幅降低，由於忍受伴侶各種形式的虐待，最後認為自己毫無價值和吸引力

情緒與毒害的關係

　　一些具體的情緒有助於人們評估他們的關係。此外，這些感覺可能很隱晦，或許只有當他們看到一個列表或某人指出問題所在，他們才會突然說：「嘿，這就是我，大部分時間我的感覺就是如此。」就像 AFS 本身一樣，這種認知是一種自我覺醒的警訊，你可以檢視以下是否與你有關：

- 不被支持
- 不滿意
- 恐懼
- 惱怒
- 枯竭
- 不被接受
- 批評
- 內疚
- 疲累

- 憤怒
- 不被信任
- 不平等
- 窒息
- 羞辱
- 壓力

認識毒害關係的週期

大多數人都想找到愛和親密，但我們也害怕受傷，我們擔心做出承諾，但也害怕被遺棄。這都是焦慮的一種。關係的舒適範圍絕大部分取決於個人的行為模式，也就是不會太靠近到觸發粘連的焦慮，也不會太遙遠到觸發分離的焦慮。我們在童年時形成這些分際，除非我們在意識層面留意到這個部分，不然我們很少會做出改變。當然，我們的分際可以創造正面的模式，但它們也會創造可能帶來毒害關係循環的模式。

在一段毒害關係的循環中，權力鬥爭不斷出現，但找不到解決方案。親密關係變成衝突，進而導致焦慮，而且往往害怕失去。這些焦慮和恐懼反過來又會觸發爭執，進而以受傷和退縮了結。雖然退縮可能讓人暫時鬆一口氣，但最終卻會變成孤立和孤獨的感覺，從而引發被遺棄的焦慮感。我們經常看到這種分離焦慮隨之而來的新宣言和提議再次點燃兩人之間的親密感，於是伴侶（即使真的涉及虐待的關係）進入一段蜜月期。不過，這種親密的關係很快又會觸發粘連的焦慮感，於是麻煩事又再次捲土重來，惡性循環。

在 AFS 的情況下，每次關係的週期發生時，腎上腺再次受到衝擊，隨著每次受壓，腎上腺會增加對皮質醇的需求。久而久之，這種分泌量最終下降，並且出現腎上腺疲勞症候群的症狀。

當夫妻無法理解他們經歷的週期時，他們經常忘記在他們關係中的正面元素，許多關係的問題是來自於不同舒適範圍分際下的產物。當一個人跨越舒適邊際的一側，並且已經產生粘連焦慮時，另一個人可能還沉浸在他／她所期望的親密感。當其中一個人開始掉頭，想要再次回到自己的舒適區時，另一方可能會感到被遺棄，於是你來我往的焦慮暴走和指責不斷上演。

如果我們不明白焦慮在關係中的衝擊，我們可能會不斷傷害自己。然而，如果我們試圖面對自己的焦慮，我們可以改變舒適區的分際，將關係變成一個健康、相互扶持的成長過程。在這樣的關係下，我們的自我意識不僅得以增長，而且夫妻之間的連結也會更緊密。

為了將一成不變的舒適分際關係改為主動積極成長的關係，我們必須訓練自己在衝突中停下來，並且自我醒覺。我們可以問以下的問題：

- 這場爭吵是怎麼開始的？
- 我到底在擔心什麼？
- 為何這種情況讓我備感威脅？

利用這些問題，我們可以在關係中建立自我瞭解和更深層的平靜感。親密關係喚醒我們最深切的焦慮，因此，如果我們明智地善用它們，關係有助於我們的個人成長。

當必要離開時

儘管有正面的可能性，但也有一些關係確實沒有成長的潛力，至少沒有心想改變。眾所皆知，我們無法改變別人，所以單方的承諾未必足夠。事實上，待在一個毒害他人的人身邊越久，自我價值感、能力和競爭力可能大大降低，為此，你必須停止他人（或多人）對你的傷害，唯有這樣你才能確定是否要維持或必須結束這段關係。

首先，意識到如果你的生活痛苦不已，只有你才能改變局面。以下是一些關於如何透過消除毒害關係的負面影響來讓生活過得更好的提示：

- **負責任：** 理解這些負面毒害的行為有一部分的你要為此負責任。然後，問自己為什麼容許這些行為繼續發生，你能從自己的行為中學到什麼？
- **劃清界限：** 讓你的伴侶知道你不容許被欺負或忽視，告知他／她你要的改變，並且告訴你的伴侶你對未來的期望。
- **寬恕：** 記住，個體通常不是天生就會毒害他人。隨著時間推移，我們的環境和情況造就了我們，你要重拾這個人在毒害表面下良善的一面。不管結果如何，學習寬恕和以愛回報，我們相信這是我們來到地球上主要的目的。如果可能的話，用愛來療癒對方。
- **列出對方的正面特質：** 如果你只關注到負面的特質，那麼當他／她在你身邊時，你看到的永遠是負面的。透過改變你的焦點，對方的行為會受到你的影響而變得更好。
- **從中立的一方看到新的視野：** 輔導員、教練、鄰居或同事對你們的關係可能沒有偏見或反對，而親戚和親密的朋友可能會持不同強烈的看法。關鍵是避免創造一個會引發遺憾的情境，你要找另一個人幫助你專注當下的情況，檢視你在關係中的角色，並且確定你要做些什麼好讓關係繼續往前。
- **結束這段關係：** 如果你嘗試了所有其他建設性的方法後都沒有什麼改變，那你可以問心無愧地結束這段關係。你知道你已經試圖改變關係，但你也要保護自己免受進一步的傷害。

　　除非你改變或離開負面的毒性關係，否則你會持續產生助長毒性關係所需的負能量流。顯然，這種情況會阻礙腎上腺疲勞症候群復元。療癒的關鍵首先是意識到毒性的負能量必須轉化，並且重新導向療癒所需的建設性能量，從長遠來看，這將使你的生活變得更美好。

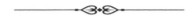

- 關係與健康密不可分。

- 應激源的種類繁多，情緒和心理壓力名列第一，而毒性關係則是最常見的因素之一。

- 認清一段毒性關係是尋找愛和親密關係重要的一步。

- 在毒性關係中，權力鬥爭一再出現，但找不到解決的辦法。

- 如果毒性關係無法化解，那麼你必須設定界限和為自己負責任，讓自己不再受害其中。如果必要，請離開這段關係。

個人化工具箱

處理腎上腺崩潰和恢復

因為腎上腺崩潰是恢復過程必經的一部分，所以我們要有一個全面的計畫，專門處理崩潰和隨後的恢復。本章的重點在於特殊的工具以盡量減少崩潰，並且發揮恢復的最大潛力。

成功處理腎上腺崩潰的關鍵，是要盡量減少崩潰的速度和強度，並且在正確的時間提供正確的營養物質，以促進系統穩定，並儘快進入恢復的過程。在階段1和2的輕微腎上腺崩潰通常不容易發現，但是在腎上腺疲勞症候群第3和第4階段的所有崩潰都很明顯。崩潰後流失30％或更多在崩潰之前的能量狀態可以算是重大崩潰，而且對任何階段都可能具有極大的破壞性。

隨著AFS進展，身體的儲備量會越來越少，如果其他條件不變，崩潰的速度也會越來越快，強度也會更強。在相同的應激源下，階段1和階段2可能需要幾天才會觸發崩潰，但在階段3和4的腎上腺衰竭可能只要幾個小時或幾分鐘就會造成同樣的傷害。在後期，症狀也會變得越來越明顯，然而有效的崩潰處理需要個人化的照護，對一個人有效的方式，對另一個人實際上可能會變得更糟。

在崩潰處理的過程中，以下是必須解決的關鍵領域：

- **體能活動：**在一般情況下，患者要立即減少不必要的身體活動並且增加休息時間。在崩潰期間調整活動量以配合身體的能量狀態，這點非常重要。在早期AFS中的人可能會發現運動後更有活力，因為運動會增加腎上腺素釋放和改善血液循環。然而，後期AFS患者可能會發現只要是任何的運動都會讓人無法承受，有些人仍然可以步行和做家務，而其他人則需要多休息。對於那些極為嚴重的 AFS 患者，臥床休息是唯一的選擇。一般來說，所有的運動都應該減少，並且在運動後要適度地休息。過度運動可能會耗損身體，導致恢復延遲，雖然我們警告不要過度運動，但整日臥床休息也未必是最好的作法。

最好一開始採取個人化的腎上腺修復練習和腎上腺呼吸練習（如之前第二十七章，腎上腺疲勞症候群和健康療癒法中所述）這些是很有幫助的運動。因為身體對即使最輕微的壓力都很敏感，為了避免觸發進一步的崩潰，患者必須小心地調整這些運動的強度和頻率以配合身體的狀態。不正確的呼吸技巧，例如長時間持續呼吸或呼吸太深，還可能增加交感神經緊繃和促使現有的崩潰惡化。

- **飲食調整：** 低血糖症和代謝失衡在腎上腺崩潰期間很常見（階段 3+），因此患者必須注重飲食均衡，透過大量的營養素（碳水化合物、蛋白質和脂肪）來穩定血糖。此外，胃同化通常會在崩潰期間受損，因此重點是要考量以最大化吸收率的方式來傳送大量營養素。 例如，在這種情況下，生乳（如果耐受）可能優於普通牛奶；生雞蛋比熟雞蛋更好。

那些崩潰嚴重的人可能無法耐受一般的食物，這些人通常需要喝湯（第二十四章，有益健康的湯品和果汁）來獲得基礎的營養。在後期嚴重的 AFS 患者實際上可能需要住院，並且給予靜脈營養治療法，也就是透過靜脈注射營養物質直接輸送到血液中。

- **調節電解質：** 渴望鹽是 AFS 常見的症狀，可能由激素功能障礙引起的鈉失衡。這種失衡在崩潰期間往往更糟，因此為了避免情況惡化，必須謹慎調節使其再次平衡。相對於水，如果鈉太多則可能導致高血壓，水太少又會造成脫水，從而使崩潰更加複雜。相對於鈉，太多的水則可能使血液中的鈉含量不足。這些全都是我們不樂見的情況，而且可能會產生問題。不幸的是，在崩潰期間，實驗室檢測值結果未必會出現異常，直到崩潰繼續發展或甚至到了更後期。

那些使用利尿劑或其他藥物，以及有高血壓病史的患者需要特別小心，其中症狀如噁心、嘔吐、頭痛、全身乏力和思緒不清是很常見的現象，嚴重時可能需要住院治療。

- **營養補充劑調整：** 在腎上腺崩潰期間服用營養品需要非常小心，因為如果患者在崩潰期間盲目服用之前在崩潰前相同劑量的補充劑時，AFS可能會惡化。在崩潰期間，身體處於非常狀態。例如，在壓力下，動物對維生素C的需求量要比平時多上十倍。

  各種因素決定崩潰期間所需的關鍵營養物的量，其中包括：體質、廓清狀態、矛盾反應史和自主神經系統的敏感性。並沒有適合所有人的建議，因為沒有這種建議。出於這個原因，我們建議你在崩潰時諮詢你的保健醫生關於補充品的建議。

嘗試與錯誤

在崩潰期間，身體首先會經歷一系列的適應期以便回到體內恆定的狀態，當這個運作失敗時，各種內部應急系統會自動啟動，當崩潰越激烈時，這種反應也會越明顯和誇張。隨著崩潰的進展，當疲勞感增加時，不適和矛盾的症狀會惡化。在崩潰的高峰期，個體可能會臥床好幾天甚至好幾週。

除了那些體質非常衰弱或持續受壓的人以外，通常經過一段時間，身體最終可以重新找回一定程度的內部調節能力，然後進入穩定期，緊接著就是身體開始其恢復蜜月期之前的準備期。

在崩潰期間，身體實際上渴望更多的營養物質以克服壓力，並且努力緩解崩潰，這時體內會消耗和代謝更多的儲備量。一旦消耗掉後，營養素必須盡快補充，在這段時間，我們可能需要考慮補充額外的營養物質。不幸的是，在AFS期間，身體通常也處於低廓清率的狀態。為了節省剩餘的能量，許多器官系統會進入減速模式。結果是胃的吸收力變弱，以及肝臟解毒的速率降低。由於排泄能力受損，分解後的副產物積聚在體內，而且可能產生毒性，腦霧、關節疼痛、肌肉疼痛等這些症狀會更為常見與強烈。

這會形成一種惡性循環，如果處理不當，症狀會變得更糟。特別是如果在應激和低廓清率期間給予額外的營養物，過程中可能會出現各種毒性和矛盾反應。換句話說，崩潰不但沒有好轉，反而更加惡化。

由於崩潰本質上很複雜，即使是最有經驗的人，一些試驗和錯誤總是免不了，因為我們對其中的根本生理學所知甚少。另一方面，雖然腎上腺崩潰是 AFS 中最難處理的情況之一，但我們也經常看到一線曙光。

恢復處理

腎上腺崩潰階段的過程通常需要好幾個小時到好幾天才能完全結束，這是最可怕的經歷之一。然而，隨後的恢復階段通常需要更長的時間，有時是好幾周，有時則是好幾個月。那些體質衰弱的人的整體恢復階段特別容易延遲，這就是為什麼在任何恢復計畫中，避免任何時候再次崩潰非常重要的原因，因為只要一崩潰，身體必定會受到傷害。在我們的計畫中，我們是採取積極預防崩潰的作法，而不是事後被動的修補，因此，沒有崩潰就是恢復順利的標誌。

處理腎上腺崩潰的主要焦點包括減少崩潰的強度和持續時間，類似於快速組裝安全網以緩解一個人在跌落時重創著陸。另一方面，在恢復處理中，我們的重點包括為身體提供足夠的工具以促進身體的自我療癒。

腎上腺恢復處理類似引導一個盲人穿越溪流，你要懂得緩慢小心移動，一隻腳總是在前面，試圖感覺下一塊岩石在哪裡，以及是否安全，然後才把身體的重量加諸在石頭上，這是避免跌入水中的方法，或者在腎上腺恢復的情況下，避免再次崩潰。沒有什麼比不斷崩潰更糟糕的了，也就是一個崩潰後緊接著另一個崩潰。在這種情況下，身體幾乎沒有機會恢復正常。

可以肯定的是，恢復過程是一段長跑而不是短跑，需要有系統的規劃、訓練、測試和容許挫折。想像一場馬拉松訓練，當你完成訓練後，一開始，你可以用走的走到終點線，然後測量你的能量儲備量。如果成功，你可以再慢慢加快速度，最成功的馬拉松訓練計畫是強調以漸進式的方式，其中加入間歇性的挑戰以衡量你的身體儲備量和能量，這與腎上腺崩潰的恢復計畫也很類似。

身體不是一個可以隨意打開和關閉的燈光開關，AFS通常需要好幾年才能發展，所以它也需要充足的時間來自癒，一些錯誤的快速恢復法，往往是透過使用刺激性化合物或藥物，而且忽略了更重要的目標和重建基礎儲備量的概念，進而為日後的崩潰和恢復失敗埋下伏筆。

成功恢復的處理方案，包含以下因素：

腎上腺崩潰後立即穩定： 在發生嚴重崩潰後，身體進入穩定期，在這個時候好好調養身體很重要。透過降低警報訊號的活性以停止在崩潰期間被觸發的緊急系統，過程中最好視腎上腺系統功能的狀況，配合適當的飲食調整、生活方式和營養補充品。雖然方法因人而異，但在某些時候我們可能需要更多的營養素，而在其他時候則需要更少。隨著身體日趨穩定，矛盾反應會逐漸解決，低廓清率的情況也會有所改善，因此也就不太容易觸發後續的崩潰。

準備身體進入蜜月期： 在穩定期後，我們會評估和檢查各種功能障礙的系統，首先會處理最明顯的功能失調。例如，那些卵巢——腎上腺——甲狀腺（OAT）軸失衡的人可能是甲狀腺主導，這意味著他們的主要症狀與甲狀腺功能障礙有關，卵巢和腎上腺的不規則是次之。同樣，有些人可能是腎上腺主導，主要症狀為交感神經問題和腎上腺素激增，這些人往往既亢奮又疲累，這是ANS失衡的症狀。

我們總是盡可能優先處理受損最嚴重的系統，整體的恢復過程順利與否取決於最弱的環節，因此，找出受損最嚴重的系統和優先處理極為重要。

有時，疲勞感一時讓人無法忍受，使得患者和醫生傾向於只關注重新獲得能量，而不是處理底層主要的功能障礙。人們總是會忍不住去處理最糟的症狀，通常是疲勞，但短期的改善對找出最衰弱的環節並沒有幫助。事實上，反而掩飾真正的問題所在。例如，低能量可能源於低血糖或電解質失衡，但這兩者的根本原因完全不同。低血糖可能是代謝功能失調，電解質失衡可能是醛固酮不足，所以隨著時間推移，單靠提高能量對腎上腺恢復並沒有太大的助益。

大多數人有多重症狀，但這需要仔細的分析才會發現。如果早上精神充沛，但到了下午覺得疲倦，那麼調整血糖值則是優先的考慮，這與使用類固醇或其他興奮劑來支撐能量水平的情況完全相反。如果運作不正常，身體每天都在試圖努力維持體內恆定，卻缺乏重建本身的儲備量。結果，它無法進入充滿活力的蜜月階段，並且恢復狀況總是會被延遲或隨著時間失敗，那些未能為穩定恢復做好準備和計畫的人，實際上是步入日後失敗之路。

配合腎上腺功能的恢復服用適當的營養素劑量：除了找出最明顯的功能障礙外，重要的是要注意，這種主導症狀可能隨著恢復的過程而改變。一個好的臨床醫生總是時時刻刻留意這一點，例如，我們可能看到長期的穩定，但沒有明顯的改善，然後突然間症狀好轉；身體或許突然來一個震盪期，對曾經有用的補充品反應異常和不良，但原因不明。敏銳的臨床醫生要特別警覺，在恢復的過程中，快速調整營養物質以配合身體每個階段實際的需要。識別和給予營養劑量不只是一門科學而是一門藝術，需要廣泛的臨床經驗。

預防後續的崩潰可以恢復內部的恆定性：成功恢復的一個標誌是沒有後續的崩潰，那些後期AFS或體質衰弱的人根本無法承擔任何崩潰。最糟糕的恢復模式可能是快速恢復，但隨後是一連串的崩潰。因此，首要的目標是透過給予身體額外的支持以避免崩潰，從而增加其不足的儲備量。恢復的速度遠不及穩定的恢復來得更加重要，大量的營養劑量或許可以增強能量，但也可能帶來更大的腎上腺崩潰風險。隨著時間推移，多次崩潰是恢復不良的跡象，因此我們要盡一切努力避免。

　　準備一套工具以防止、中止或緩解未來的崩潰：身體並非以同樣的方式來處理所有的營養物，腎上腺恢復營養工具箱應該混合眾多工具，強效的工具使用前要再次確定，並且謹慎使用；溫和的營養物可以更加頻繁地使用。那些特別適合緊急情況的工具要先確定，並且先置一旁。萬一患者在崩潰的情況下，可以即時找到緊急營養工具包，備妥這些隨時可用的工具有助於患者避免崩潰和做好崩潰的處理。

進一步探討恢復

　　在穩定／平穩期階段，許多患者因其能量沒有立即恢復而受挫和不耐煩，這種狀況可能會持續好幾個月。他們認為自己只是原地踏步，這或許是最令人沮喪的時刻之一，許多人因此放棄繼續看醫生，因為他們覺得沒有任何改進。

> 記住，腎上腺分泌五十多種不同的激素，有些反應比較快，其他則需要時間。能量不是恢復的唯一參考值，需要的是耐心。快速修復的刺激物和積極使用營養素會使患者有崩潰的風險，提高能量卻沒有取得適當的平衡最終會導致整體腎上腺功能更加衰弱。

　　在每個微型恢復週期後，我們喜歡看到一個平穩期，類似於穩定期，但它只發生在蜜月期之後，而不是在腎上腺崩潰後。在平穩期讓身體休息是明智的作法。經過休息和能量保持在一定水平後，身體已為準備期做好準備，也就是準備好進入腎上腺恢復的下一個蜜月期。如果我們不讓身體有這個平穩期，那麼隨後的崩潰風險就會增加。

重置狀態

通常在恢復階段，身體可能會經歷一段試圖重置和自我啟動的時間，但原因我們至今尚未完全理解，當其他作法都失敗時，也許這是大自然試圖幫助自己的最後一搏。在崩潰期間，身體往往會進入緊急模式，這種重置可能是自動啟動的延遲存活機制的一部分，而且重置的時間點因人而異。正如我們所說，在重置期間，身體的狀況突然變得不同，而且沒有明顯的原因。

這是身體的震盪期，而且令人沮喪的是患者可能不知道接下來該做什麼。重置狀態通常出現在一開始的穩定期後期、平穩期後期或有時在後續微型恢復週期的準備期期間。

腎上腺恢復期的持續時間和恢復因子（Recovery Factor; RF）

所以，恢復的時間需要多久？

沒有一定的答案，但我們可以說恢復階段的長短差異很大，因為這取決於AFS的階段。AFS越後期，恢復階段的時間也就越長。

恢復因子（RF）是相對於崩潰階段的持續時間以及恢復階段的長度時間而定。RF的數值是將恢復時間除以崩潰時間所得出的數值。

如果崩潰持續的時間是一天，而隨後恢復到崩潰前的基線時間是四天時，那麼RF＝4/1＝4。換句話說，也就是身體恢復所需的時間是崩潰時間的四倍。崩潰的程度越嚴重，AFS的階段也越後期，RF的數值也會越大。那些在3C階段或崩潰次數頻繁的人其恢復因子大都在10以上，也就是在崩潰後需要10天以上的時間才能恢復，這樣你就可以知道為何我們要提高警覺以預防崩潰了。

DrLam.com

當樂極生悲時

不幸的是，使用刺激性化合物（自然或處方）的作法可能在短時間內看似有改善，因此患者被誤導認為他們已經找到正確的方法。於是不可避免地，症狀再次出現而且加劇，接下來更嚴重的第二次崩潰發生，於是向下級聯症狀陸續浮現，身體也隨著額外的崩潰而更加衰弱。這些崩潰助長身體進入腎上腺疲勞症候群的晚期階段，然而如果早期採取完善的康復計畫就可以避免這些情況發生。

那些未從恢復階段記取教訓的人一定會誤判重大的臨床危險性，因此缺乏處理未來崩潰的計畫，結果則是隨著時間推移遭受重覆不斷的崩潰。

詳細瞭解崩潰和恢復週期以及它們的特點，有助於臨床醫生和患者在崩潰發生時更適當地處理，準備好如何緩解，設定實際的恢復時間，並且選擇適當的工具，以便在最短的時間內，將再次觸發的風險降至最低，使療癒的效果發揮到最大。此外，這還有助於患者瞭解腎上腺疲勞症候群的自然進展，並且對未來的期望實際化。

預防崩潰的提示

我們無法永遠預防腎上腺崩潰的發生，不過你可以應用以下的提示來減緩可能即將發生在你身上的崩潰：

- 增加腎上腺呼吸運動，每天五次或更多。
- 增加腎上腺修復運動，每天三次。
- 取消所有不必要的戶外活動。
- 延遲處理應激源。
- 不吃精製糖和注意你的飲食。
- 透過多喝水保持體內水分充足。
- 如果你能耐受，增加鹽的攝取量。
- 如果你有低血糖症的徵兆，每兩個小時吃一次點心，並且多吃一些食物。

- 不要看電視和電腦。
- 儘量減少消極的想法和避免爭吵。
- 避免酒精或咖啡因的飲料。
- 避免陽光直接照射或長期間接的陽光。
- 補充針對崩潰的營養素。
- 避免運動過度。
- 避免任何形式的按摩、桑拿、結腸水療、灌腸、消毒和排毒療程。
- 避免性生活。
- 重新閱讀第十二章腎上腺崩潰和恢復週期。

總體來說，保持警覺並且留意身體的需要、徵兆和症狀，以便記錄任何的變化，並且告知你的醫生，最好是有系統地記錄腎上腺日誌，我們將在下一章中討論。

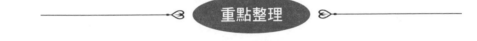

重點整理

- 腎上腺恢復方案成功的關鍵是慢慢重建腎上腺儲備量以預防崩潰，由於一些崩潰是不可避免的，特別是如果涉及外部因素，因此學習如何處理腎上腺崩潰和恢復非常重要，因為所有的腎上腺崩潰都會促使病情惡化。

- 有效處理崩潰需要個人化的照護，關鍵是要避免體力活動，讓身體休息，通常需要適當調整膳食和營養補充品。補品的增加與否取決於崩潰的種類、個人體質和 AFS 階段，不正確的措施可能會導致崩潰。

- 相較之下，處理恢復要比處理崩潰困難得多，越後期的 AFS 越複雜。

- 如果恢復處理做得好，這有助於成為準備身體進入下一個階段的重要墊腳石。

- 透過恢復因子測量得知的恢復期持續時間是腎上腺功能的重要臨床指標。

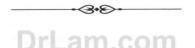

你的腎上腺恢復日誌

<big>在</big>你從腎上腺疲勞症候群恢復的過程中，我們建議你持續寫日誌，這可以激勵你完整記錄你的症狀和進展。寫日誌可以讓你保持專注於細節的心態，同時讓你記憶猶新，這樣你才不會忘記我們的建議。

寫日誌也可以讓你回想你做了那些對的事情，或者想辦法該如何改進，當你認為執行計畫受阻時。這讓你在尚未浪費太多時間與造成傷害之前，可以追蹤並且及時調整。此外，我們也建議你將可能有的問題記錄下來，提供給你的醫生或是指導教練參考。

隨著時間推移，你的日誌會成為一個確實的自我調養工具，這有助於你從腎上腺疲勞症候群中恢復。你所需要的裝備就僅僅是一本筆記本和一支筆，而你的日誌中要包含以下的內容：

你的營養補充品指示：記錄每天你要服用營養補充品的次數和劑量。

疲勞指數：疲勞指數記載你每天能量狀態的兩種重要參數。其中包含兩個部分，第一，每天你總共需要多少休息時間才有能量完成日常瑣事；第二，你可以從事的常態性日常活動的百分比。

例如，如果你需要一次30分鐘的小憩才能順利度過一天（不論你是否實際上真的可以小睡片刻)，那你的分數則是0.5。如果你有能力從事或是做到常態性日常活動的70%，例如你可以完成工作或業務，或是執行一個一般性任務，那你的分數則是70。同樣的，如果你可以從事90%的常態性家務瑣事而不會感到疲憊，那你的分數則是90，這樣你得到的疲勞指數數

DrLam.com

值則是 0.5/90。隨著時間推移，追蹤這個疲勞指數可以作為你的進展的一個客觀衡量標準。

類別的選擇

- 食物攝取量，以及限制和調整。

- 運動方案，特別要注意的是運動前後你的感覺如何，尤其是運動後你的能量狀態。

- 性生活，如果事後你感到精疲力竭。

- 低血糖發作，頻率、強度以及發作的間隔時間。

- 排便模式，尤其是如果有便祕、鬆散水狀或腹瀉。

- 睡眠模式，描述症狀，包含入睡（入眠困難型失眠，SOI）或醒來後難以再次入眠（睡眠維持困難型失眠 SMI），你服用的安眠藥以及你使用的其他睡眠營養補充品。寫下你的就寢和起床時間，由於睡眠通常最具挑戰性，因此持續記錄有助於你看出其中的端倪。

- 情緒狀態，例如焦慮、憂鬱、神經緊張、憤怒或易怒。

- 月經週期，追蹤日期和你的週期伴隨的症狀與持續的時間。對於那些在經期期間腎上腺幾乎接近崩潰的人而言，這點格外的重要。

如果以上任何一項需要特別留意，你可以用 1-10 的級別開始追蹤，10 代表最糟糕，5 介於中間，1 則是最好。例如，你今天低血糖沒有發作，那麼分數是 1。隨著時間推移，這些數字參數對你的重要性會越來越明顯。然而，不要一次同時追蹤超過 3-5 個類別，因為一次評估太多問題點會造成壓力甚至讓你措手不及，你永遠可以在之後增加追蹤的項目。

一開始，我們建議先將重點放在疲勞的關鍵類別，能量水平反映出絕大部分腎上腺疲勞症候群的其它潛在根源問題。當疲勞和能量水平改善後，許多潛在症狀如睡眠和焦慮，也會自然而然地改善。

當一天結束時，寫下所有的分數和紀錄是個不錯的作法，並且在每天的紀錄結尾寫上相對應的分數。如果當天你有經歷任何的改變，簡要備註當天發生的事情。

日誌要精簡短

　　如果你沒有什麼特別需要記錄在日誌上的事情，同時你也沒有整體性的變化，那就跳過這一天，並等待下一個值得紀錄的日子。關鍵是記錄下改變指數的重要事件，最常見的像是腎上腺崩潰或是沒有崩潰。同時備註其他負面的生活事件，例如，失去至親、感染疾病、工作上或事業上的不順、家庭發生問題等等。崩潰或是症狀的存在與否，都是在提供你關於腎上腺儲備量和身體抗壓能力的相關訊息。

　　當任何指數出現重大變化時，請花一些時間思考原因，並且將之記錄下來。你的日誌應該是具有參考價值，同時也有激發記憶的作用。然而，我們並不希望日誌成為一種壓力的活動。在大多數時間，它只會佔用你一天不超過5至10分鐘。此外記住，日誌內的資訊只做為你個人使用。

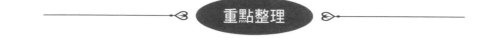

重點整理

- 簡單記錄個人日誌是一項重要的恢復工具。
- 未來它可做為一項確實的自我調養工具。
- 重要的項目包括營養補充品計畫表、疲勞指數以及整體的健康狀況。
- 日誌要精簡短，因為它會耗盡你的寶貴能量。

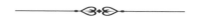

DrLam.com

特殊場合和旅遊的提示

現在你瞭解到，要從腎上腺疲勞症候群恢復，需要的是自我照護和警覺。恢復（以及預防崩潰）也需要將你的日常生活壓力減到最小，並且有足夠的休息時間。然而，你可能需要或想去旅遊和參與特殊的活動，因此，這個章節的內容有助於你管理各式各樣的事件，同時提供預防崩潰的小提示。

特殊事件

對許多人來說，婚禮、假期、生日派對，以及兒童的聚會充滿壓力，無關乎個人的健康狀態。家庭紛爭和其他的個人問題會浮上檯面，行程表滿檔，還有一大堆密集的旅遊行程。我們都見過因為班機延誤，旅客滯留在機場大廳的景象，很少有假期是順利且毫無壓力的。

顯然，對那些腎上腺疲勞症候群的人而言，一年當中的特殊活動和假期，可能不只是一場喧囂擾嚷和疲於奔命的嚴酷考驗。例如，對許多人來說，聖誕節／光明節（猶太節日）購物或計畫婚禮的日子，是帶著一種歡樂和感恩的心情，但對 AFS 患者而言，這些很可能是充滿壓力的要命活動。當我們受壓時，我們會在不知不覺中改變呼吸模式，促使身體進入交感神經緊繃的狀態。如果你有腎上腺疲勞症候群，那麼你一定要在日常活動的不同時段中做腎上腺呼吸運動：

- 在你出門之前

- 搭乘汽車／公車／捷運去商店的途中
- 步行穿過長廊時
- 在點心／用餐休息時間裡
- 在回到家之後

特殊活動的其他提示

- 如果可能，在家以外的地點慶祝節日（任何你的國家的主要節日）或特殊活動，這可以避免因準備事前工作而增加額外的壓力。如果你想，你可以準備一份佳餚，但仍必須聆聽身體的聲音，如果你不想作菜，千萬不要勉強自己，你還有其他的替代方案和選擇。生日晚餐可以外出慶祝，或是如果可能，婚禮上的餐點，甚至是小孩出生前的派對都可以請外燴，因為過度操勞可能會觸發不樂見的腎上腺崩潰。

- 提前計畫。臨陣磨槍匆忙趕時間會導致腎上腺素開始暴衝，進而增加你的焦慮程度，當然你就更無法好好享受活動的樂趣。

- 如果你即將出門旅行，而且可能超過一天，記得帶著充足的營養補充品，以應變突發的延誤和行程的變化。

- 在熱鬧的節日和一般周末假期中，所有的事情都在升溫中。機場不僅繁忙而且混亂，停車場人滿為患，所有類型的交易，從機場辦理登機手續到在途中找間餐廳用餐，等待的時間似乎比預期的還要更長。這就是為何我們建議你在旅遊時準備小點心放在你的汽車置物箱、手提包或公事包，這樣不管你遇到什麼變化，你都能夠保持能量在一定的水平。

- 定時吃點心，並且隨身攜帶小點心，即使是前往某人家中或是前往餐廳用餐。如果你到人多的餐廳用餐，你的餐點通常會延誤，因為從點餐到上菜的流程都會慢下來。

- 應小心避免任何含有酒精作為防腐劑配方的產品，因為它對肝臟有潛在的負面作用。

- 嚴格控制糖的攝取量！對腎上腺疲勞症候群而言，身體對糖非常敏感。不幸的是，在派對和所有假日節慶中，含糖的食物特別的多。
- 試著保持正常的睡眠時間表，並且盡你所能避免熬夜。如果累了，找個可以小憩的方法來恢復消耗掉的能量。

飛行旅途提示

曾經大多數人認為搭飛機旅遊時間最好掌握，然而，近年來即便是我們當中最能吃苦的人，也必須對不斷變化的情況做出調整，包括安檢增加、航班經常取消／減少，以及成本增加和服務變少等。雖然多數人都能夠適應，但對那些腎上腺疲勞症候群的人而言，疲憊的飛行經驗是非常可怕的。腎上腺越是虛弱，因飛行而觸發腎上腺崩潰的機率也就越高。以下的提示有助於你在出發前做好準備，並且確保你在抵達時保持在最佳的狀態：

行前提示

- 如果可能，找一個同伴一起同行，這個人樂意充當你的幫手，也就是說，在旅途期間可以照顧你的需求，以及處理大部分的登機手續和行李。
- 試著安排在你一天中狀態最好的時段出遊，避免深夜飛行，因為這會破壞你的生理時鐘。
- 在盡可能的範圍內避免轉機停留，但如果必須停留，試著安排48到72小時較長的停留時間，好讓身體時間調節。
- 如果航空公司有行李限重規定，在家先秤好你的行李，避免最後一刻的突發狀況。
- 為了保存能量，切勿在前一天或出發當天進行耗費體能的運動。
- 出發前先補充個人營養補充品所建議的額外加強劑量。

- 預先將劃好座位的登機證列印出來。

- 選購一個有滾輪的手提行李箱，盡量保持輕型，避免用後背包作為手提行李，但一定要帶一個適合搭飛機使用的頸部枕頭或一般枕頭，以及腰部靠墊。

- 在出發前幾天開始以悠閒的步調打包行李，並且在你的隨身行李中放入小點心。檢查你的旅遊證件，並且將它們放入你的隨身包中。

- 為了盡量減少壓力，比預定的時間提早抵達機場會更好。讓你的旅伴或是計程車司機載你到出境航廈門口下車。

- 如果可能，再次確認你的座位號碼，避免重複劃位。為了方便使用洗手間以及減少走動，劃位時要求靠走道和靠近洗手間的座位。

- 許多國際機場航廈內有提供價格合理的短期床位和淋浴設施，如果有必要，可以利用這些服務。

在報到櫃台

- 最好在機場大樓外直接辦理行李托運，如果不可行，請行李搬運人員幫忙搬到報到櫃台，或是等待你的同伴，切勿自己抬任何沉重的行李。

- 一旦進到航廈內，找個地方坐下來，如果有必要，用你的直立式行李箱替代也行。不要排隊等候，除非真的別無選擇。再次提醒，等候你的同伴幫你處理登機手續，盡可能減少站立的時間。

- 要求「會面與協助」的輪椅／推車服務，從報到櫃台到登機閘門，特別是如果報到櫃台到登機閘門的步行路程很長。

- 隨身攜帶一個空水瓶以通過安全檢查，並且準備隨時可吃的未開封小點心和額外的營養補充品，以及你的書籍和音樂播放器與耳機，這些作法可以讓你輕鬆地通過安全檢查。

從安檢站到登機閘門

- 這裡通常會是機場內最混亂的區域，而且最有可能耗盡你的能量。我們經常忽略噪音和 X 光放射線對大腦的影響。此外，通關時要遵從許多指示也讓人備感壓力，例如：脫掉鞋子、腰帶、首飾、帽子等等。

- 假設排隊的人很多，你可以坐在你的隨身行李上來節省你的能量。如果需要，靠在你的同伴身上，千萬不要強迫自己長時間站立，並且盡可能做腎上腺呼吸運動。

- 一旦通過安檢，假如你覺得累了就坐下來，並且做腎上腺呼吸運動。到休息室去，在那裡你可以坐下做這些運動。

- 請你的旅伴幫你的水壺裝水，當作一個預防措施，喝點水並吃些小點心，即使當下你不覺得有這個需要。

- 不用急慢慢來，在前往登機閘門之前先休息一下。

- 除非你是獨自旅行，不然可以請你的同伴引領你到正確的登機閘門，這樣你就不需要抬頭四處找，而且不要在中途停下來逛街。

- 放慢腳步，給自己多一點時間，這樣你才不會有趕時間的壓力。利用電扶梯或是電動平面扶梯、航廈捷運或巴士，或是高爾夫球車服務來保留能量。能坐就坐下來，同時請人幫你拿隨身行李。

在登機閘門

- 在候機室裡找個最不擁擠的地方坐下來。最理想的情況是，盡可能遠離電腦螢幕、電視螢幕和吵雜的音樂，同時盡量坐在靠近飲水機和洗手間的旁邊。

- 保持放鬆，安靜閱讀或聆聽個人音樂。不要閒聊，除非必要——不必要的交談會耗盡你的能量

- 購買一份餐點帶上飛機，如此一來你的用餐時間被打亂的可能性會

減少。

- 在開始登機前，立即去洗手間。
- 視需要而定，經常做腎上腺呼吸運動。
- 如果你沒有使用輪椅服務，那就最後再登機，這樣你就不用站在長長的隊伍中，到時候當你登機時，其他人就都已經定位了。

在飛機上

- 如果你有行李箱要放在座位上方的置物櫃，請你的同伴幫你放上去，假設你是獨自旅行，請空服員協助你。
- 避免觀看動作類型的電視或任何影集，以聽音樂為主。
- 拉下遮光簾以避免刺眼的陽光，並且／或戴上眼罩遮擋光線和視覺上的刺激。
- 視需要起身、伸展和上洗手間，不過要避免大排長龍站在洗手間外等待太久。
- 經常補充水分——機艙內的空氣非常乾燥，如果需要可以請空服員給你飲用水。
- 如果你坐的座位很吵雜，因為鄰座旅客的交談和活動，這時你可以詢問是否能夠更換座位。
- 如果有送餐服務，事先要求空服員不要叫醒你，如果你正在睡覺，但務必要求保留你的餐點晚一點再吃。不過，航空公司不一定能夠提供適合你的食物，記得一定要帶著你自己準備好的食物。
- 如果你有低血糖的傾向，準備許多小點心隨身攜帶，這點尤其重要，這樣你才可以按照你的身體時間表進食，而不是航空公司的時間表。
- 如果你預期在抵達時會很疲累，你可以要求機組人員在抵達時先安排輪椅／推車服務。

DrLam.com

- 在飛機著陸前先填好入境表格。
- 經常做腎上腺呼吸運動。

抵達時

- 除非你的座位在飛機的前區,不然讓其他的旅客先下飛機,不用著急。
- 請人幫你將座位上方置物櫃的行李箱拿下來。
- 如果到行李領取處要走很遠,喝點水再吃個小點心,即便你不覺得有這個需要。
- 不要停下來購物。
- 當你抵達目的地時,通常會感到興奮,不過試著在全程保持鎮靜和沉著。
- 在行李領取處,讓你的旅伴處理後續事務,如果你是獨自旅行,一定要尋求協助。
- 一旦抵達後,小睡片刻──就當作這個是命令吧!這樣你才有體力從事其他的活動。

祝你旅途安康!

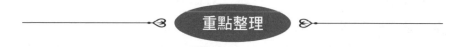

重點整理

- 特殊活動是平衡生活中不可避免的部分。
- 學習提前計畫將大幅減少崩潰的機會,同時有助於你享受特殊的活動。
- 飛行旅途是腎上腺崩潰最常見的觸發因素之一,幸運的是,這種情況也可以平靜和有計畫地處理。

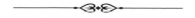

回歸簡單：最終極的解決方案

我們需要一個新的生活型態以配合歷史上特別的時刻。直到上個世紀之前，人類的文明生活仍是以社群為主和相對單純的環境，百歲人瑞的研究不斷指出，單純生活和長壽之間的關聯性，這些長壽者往往是生活在單純的環境，吃的是當地簡單的食材且易於準備，同時他們從事簡單的運動像是走路。除此之外，這些人都有單純的親密關係。

然而或許有些人認為隨著時間推移，身體已經具有適應與存活的能力，但我們別忘了，這些僅適用於少數具有最強基因的人。我們天生都有多重的缺陷（基因），即使幾十年內這些缺陷可能不會顯現。相對於那些先天體質強壯同時有充足儲備量的人，那些先天體質較弱的人處於劣勢。就天生結構而言，身體在生理和情緒上無法承受現代社會這種持續的錯綜複雜性，而不是沒有規律的作息和補給。

當身體無法應付這些複雜性後，它會放慢腳步，這是它反璞歸真的方式，是一種生存機制，同時也反映出身體的技能或智慧，腎上腺疲勞症候群正是身體喚醒我們這些智慧的方式，假設我們夠接受它，我們可以將這種反璞歸真視為一件好事。

曾幾何時，單純目標曾是人類文明的準則。然而，今日許多人被教導人類可以征服和控制一切。但當地震或是龍捲風橫掃我們的社區，幾乎催毀所有一切時，人類這種至高無上的信念受到重擊。突然間，我們意識到生活中許多事情是無法控制的。

是的，人類精神很偉大，但確實有其限制性。可惜的是，很少人肯花

DrLam.com

時間為自己的生活進行完整的評估。我們是否忘了我們是生物體而非機器？腎上腺疲勞症候群是大自然要求我們暫停的方式，問問自己現在的生活是否值得我們付出一切代價，這是一個簡單但深入的問題，不過卻難以回答。腎上腺疲勞症候群迫使我們認真看待這個問題，並且使我們就範，強迫我們面對人生過程所做的選擇的後果。

對許多人而言，讓我們在事業和人生目標有所成就的努力不懈，也讓我們變成一輛失速的列車，而那些腎上腺疲勞症候群患者則是慢速的殘破列車。然而，問題在於這個列車毀壞的速度緩慢到我們很少人會留意到，直到為時已晚。但是回想起來，顯然我們建造的是一間勢必會坍塌的紙牌屋。

大多數人拒絕接受，疲勞是個警訊，也不願放慢生活腳步，硬是直接找醫生治療，好讓生活可以一如往常。臨床醫師往往不得不使用常見的刺激性化合物處方，例如激素、草藥和腺體提取物來達成目標。當這些化合物使用正確時，它們暫時是有益的，但卻不是長期的解決方案，事實上可能適得其反。在根本層面，這種策略只是在壓抑症狀，與身體的需要和本意——適當的營養和休息完全相反。

日常生活的新方法

若要真正治癒或預防腎上腺疲勞症候群，我們必須考慮一種全新的生活方式。我們的目標應該是真正的平衡，而不是在複雜的世界繼續過著極為複雜的生活。身體天生的構造就是接收新鮮的空氣和陽光、全水果、堅果和蔬菜作為主要的營養來源。來自這些元素的能量主要在於驅動簡單生活的日常能量消耗，在可接受的合理範圍內允許任何營養儲備量下降，並且在每天結束時充足的休息，好讓能量儲備量重新補足。

為了完全康復，持續和有意識地努力與溫和補充營養儲備量是關鍵所在。重要的是別再進一步刺激身體，除非必要。唯有邊際效益證明其成效，我們才會透過複雜性求取均衡，不然我們的主要焦點應該放在一般認定的回歸簡單化的平衡。

與普遍的認知相反，單純生活富有品質，把簡單帶入生活，可能喚起許多我們早已遺忘的部分。這並不容易，因為複雜化是社會的一種趨勢，而且在已開發的國家中，力求簡單的生活意味著違反潮流。然而，如果你有腎上腺疲勞症候群或者想避免腎上腺疲勞症候群，這是一條必須選擇的路徑，當我們揭開了複雜的面紗後，掩蓋其下的單純化就能再次歡呼。

回歸簡單

不幸的是，大多數人不會做出重大改變，直到感到痛苦。對許多人來說，AFS正是這個痛苦。那些忽視腎上腺疲勞症候群是個警訊的人，讓自己置身於更多的痛苦中，最終走向絕境。幸好，當我們看見曙光，也就是身體不計前嫌，它有偉大的自癒能力，如果傷害還不至於太嚴重的話。

在我們生命的某些時刻，大多數人都面臨抉擇，而我們必須聆聽身體試圖告訴我們的訊息，然後放慢生活腳步，不然身體會下修它的調節功能，迫使我們慢下來。記住，身體的本能就是要有效地執行基本功能。腎上腺疲勞症候群讓我們回歸到這個單純的功能模式，例如，在某些情況下，身體關閉月經週期並且關閉生殖功能，直到完全復原為止。或者，那些運動過度的人會感到精疲力盡，而且需要長時間休息。身體需要高品質的營養，因此攝取不健康的食物，如糖會增加疲勞感。

對許多人而言，他們在心理上也會抗拒反璞歸真。我們習慣於過去的習性和動力成就大小事，但我們不瞭解的是，這種動力其實對身體有害。要達到這樣程度的能量輸出，我們需要更高品質的能量輸入才行。不論我們的生活目標有多麼崇高，身體清楚知道，在沒有健康身體的前提下，我們肯定無法幫助他人。因此，為了個人的生存，我們要先從基本的固本養身做起，揮霍我們的能量和營養儲備只能維持一時，就像我們的銀行帳戶會因為我們領錢而耗盡，而我們的能量也會在我們提取能量但同時間並未儲備更多的營養素和休息而耗盡。

再次回歸簡單生活的召喚，對於我們的情感和身體上都是一份禮物而非災難。那些拒絕接受的人或許在生活上努力求得輝煌成就，但就健康的觀點來看，這是不智之舉。然而，回歸簡單的召喚是大自然將我們從進一步的自我毀滅中拯救出來的方式——這才是真正的大智慧。

當身體被迫休息時，我們可以將之視為老師把學生留校察看。信號告訴我們身體正在崩解，這是身體送我們至課後留校室給我們一個自我反省的機會。在身體無窮的智慧裡，它迫使我們去做那些我們意識頭腦不擅長的事——也就是好好照顧自己，這是最基本的元素，但令人驚訝的是有不少人長期忽視身體的智慧，如果我們尊重身體，我們會樂於接受這個觀點，並且在研究所有科學實證和邏輯事實後，我們知道這或許是最佳的結論。許多症狀與身體紊亂和情感脫節有關，這些都意味著身體處於一個複雜的狀態，遠遠超過它的掌控能力。好消息是，一旦我們開始正確的療程時，這些症狀就會一一化解。

> 說真的，簡單的生活絕不是乏味或平凡，其中也有各種不同的創意性事務，包括電腦作業、知識性辯論和不時的大量運動，同時還有餘力管理情緒和心理的問題，以及非預期的壓力等等。當我們的身體終於回歸自然本質的和諧時，生命要好好慶祝。或許我們必須承認，現代社會的複雜性已經失敗，而我們拒絕接受這種預期的複雜性也值得慶祝。總結來說，這是一個過程，根據我們身體的結構，以平衡的方式回到生命中真正重要的領域。

一般來說，簡單生活並不包括緊繃、類似典型 A 型性格不停奔走的生活方式，也就是通常具有亞臨床強迫症（subclinical obsessive-compulsive traits）的特徵。這些性格會使情況惡化，如果再加上可能誘發過多身體和／或情緒壓力的機能障礙環境。

單純化的概念

腎上腺疲勞症候群是身體從複雜狀態回歸單純的終極策略，但是當AFS發生時我們卻覺得這是一種懲罰。不過別忘了，身體是一個自我維護和自我修復的複雜封閉系統，正因為如此，它也是最單純的一種運作模式，而現代文明每天都在考驗它。腎上腺疲勞症候群是身體提醒我們的一種方式，告訴我們聽它的話準沒錯。

與身體爭辯並非明智之舉，相反的，如果你用心聆聽，你會發現發生AFS是最好不過的事了，它是一個大聲呼喊回歸根本：愛、祈禱和營養的方式。

治癒腎上腺疲勞症候群的基礎前提是回到一個更簡單的生活方式，一種更能配合身體能力的方式，終究這才是長遠的解決之道。我們經常誤認為治療意味著回到過去的方式。然而，當我們給予身體優質的營養素增加時，例如之後恢復的過程加速，此時如果我們堅持這個新的飲食方式，那麼我們AFS復發的風險則會降低。除此之外，當我們處在身心整合一致的狀態下時，壓力自然會消失。

為了預防或從腎上腺疲勞症候群中完全治癒，我們必須堅信並內化以下的心理概念：

- 我們的生活無法保持在一個超乎身體可以掌控的複雜狀態；我們體內維持這種狀態的營養和能量儲備量都是有限的。
- 生活越複雜，體內對日常所需的能量也就更大。
- 腎上腺疲勞症候群是我們已經超越身體能力正常值的警訊，如果我們仍然採取抑制症狀或是進一步刺激身體的作法，長期下來，這也不太可能會順利恢復。
- 如果我們持續在複雜的道路上，那麼我們則需要不斷地增加能量，這種作法會導致邊際效益下降。換句話說，我們追求的成效反而變成對身體的傷害。

- 邊際效益持續降低，最終導致體內資源的淨能量流失和耗盡。如果這種情況沒有改善，最終我們的身體會崩潰，進一步衰敗。
- 想要最佳的持續恢復結果就要回歸簡單的生活方式，並且配合營養補充品的調養。
- 我們總是建議從經驗豐富的醫療人員那裡尋求個人化的協助，因為AFS的各種症狀和臨床表現非常廣泛和複雜難解，並且經常與常規的醫學邏輯不符。除非在非常輕微的情況下，否則我們不建議自我調養。

簡單過生活的提示

- 確定前四到五件最重要的事情，並且重新調整你對這些優先事項的投入程度。至於其他的事項則先暫緩。
- 縮小並減少周遭的混亂，給自己一個舒適的環境，並且樂在其中。家庭採取極簡風，只保留最必要的物件，不要有太多的雜物，這樣生活在其中的人才能感到平和，同時容易整理。
- 簡化你的預算和財務規劃，不要將自己與他人比較。感謝你所擁有的，將貪婪放到一邊。
- 吃簡單的食物，易於準備。避免糖類，多喝開水。
- 評估你的時間，如果必要，重新規畫你的日常作息，盡可能簡化你的工作和家務。
- 限制你的社媒活動，像是電子郵件、推特和臉書等，只在一天中的某些時段和限制時間內使用它們；我們幾乎不曾意識到社群媒體有多麼消耗我們的精力，況且並非每封電子郵件都需要立即處理。
- 把時間花在那些你深愛的人事物上面，但同時也要留一些時間讓自己獨處。
- 學習辨識壓力，同時也要學習放鬆。找一個展現自我的方法，不論是繪畫、閱讀或散步都可。

- 每天持續補充身體所需的營養，以便重建體內的營養儲備量。
- 要知道，善待周遭的每個人遠比爭對錯或控制更加重要。
- 最後，考慮用這個簡單非教派和全面的祈禱來引領你的一天。

單純的祈禱

親愛的上帝，今日我臣服於祢
請祢引領我內心的渴望
請祢掌管我心智的慾望

在祢的肩上，我卸下所有的重擔
在祢的掌心，我交託所有的疑惑
在祢的雙腳，我放下所有的擔憂

我祈求信心，當答案未明之時
我祈求複雜被釋放
用單純取而代之

願我們回歸愛裡，那唯一的本質
願我們反璞歸真，那唯一的道路
願我們的身體遵循著祢的方式被療癒

重點整理

- 腎上腺疲勞症候群是身體無法掌控複雜生活最終的崩潰狀態，它是身體用它的智慧，讓我們從複雜的生活回歸單純。那些注意到這個指令的人，將會發現恢復是一個學習的過程。
- 對於生活繁忙的大多數人，都需要一個新的日常生活方式，我們需專注於平衡。

DrLam.com

- 雖然大多數人在心理上抗拒回歸簡單，但它是一份禮物而非災難。
- 我們必須回到符合身體處理壓力和複雜事務能力的水平。
- 想要最佳的持續恢復結果就要回歸簡單的生活方式，並且配合營養補充品的調養。

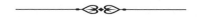

展望未來

此刻，你已閱讀了腎上腺疲勞症候群這本書，我們希望你看到的如同我們一樣，這是一種複雜神經內分泌壓力反應的一部分，值得我們留意。雖然就症狀學而言，我們或許應該最先注意到腎上腺問題，但一開始廣泛的症狀為連續的系統性激活，當到達極限時，最終神經內分泌壓力反應系統功能失調。在後期階段，除了腎上腺外，自主神經系統也跟著功能失調。除此之外，整個連續性的過程統稱為：壓力誘發神經內分泌症候群（stress-induced Neuroendocrine Syndrome; SINS）。因此，如果我們要瞭解這整個生理的根源，我們就要對神經內分泌系統做一個全盤的分析。在更深的心理層面，它反映我們身體對於掌控複雜現代生活的無力感，同時也是身體為了存活，力求回到簡單生活的明智作法，當身體迫使我們以最基本的條件換取生存時，所有的器官系統無一倖免。

目前，大多數正統出身的醫師們在醫學院和研究訓練中，並沒有被教育關於腎上腺疲勞症候群。透過現代科學方法追求科學化醫學的完善知識有其優點，甚至被認為是崇高的。然而，在對一種病症缺乏完整的瞭解下，不應該阻礙其使用具有一致性和可重複、正面的臨床結果，而且沒有負面作用的自然療法。

知識的傲慢在療癒界中無容身之處，並且可能錯失真正的大智慧。為了確實理解腎上腺疲勞症候群，首先我們必須虛心致力於加強我們在神經內分泌學知識的不足，教育自己是邁向療癒的第一步，這也是我們的重大任務，這就是為何我們提出這個病症背後極為詳細的科學基礎——以排除認為這個病症不是真實的所有迷思。如果你是患者，當你臥床不起時，沒有人可以告訴你，你的疲勞不是真實的，你的身體不會說謊。雖然我們試著解釋AFS在生理和心理的關聯性，我們也明白多數患者不太會注意這些病理與生理的路徑，他們比較關心的莫過於恢復身體健康的治療方法。

對臨床醫師而言，即便缺乏知識也不可以否定正面的臨床結果，尤其是當患者的實證結果是絕對的正面。幸好，許多前瞻性的健康專業人士現在都會認真看待這些結果。

基本常識需要普及化，我們身在神經內分泌學基礎資訊爆增的高峰，關於身體如何處理壓力，以及其臨床分岐點——腎上腺疲勞症候群。這本書是普及化運動的一部分，如同我們竭盡全力教育世人關於這個病症。如今，你已明瞭為何我們選擇成為這個普及化運動的一部分，並且致力於教育和協助眾人，因為有太多的女性和男性為此所苦，而且不知該何去何從。

我們描述了許多患者的經歷，他們的確也在這場波濤洶湧的水域中打滾。他們在自我照護和治療上的努力一開始通常看起來很合乎邏輯，但長期下來的結果卻是有害的，他們應當得到更好的療法。

目前醫療趨勢正朝向更全面整體的療法，想想看：

- 百分之九十的美國人相信自然醫學，百分之七十的人在生活上曾經試過某種形式的替代療法。
- 百分之四十的人表示，維生素和草藥是他們首選的治療方法；其次為百分之二十九的按摩，接下來為芳香療法、瑜伽和順勢療法產品。
- 大約有百分之七十四的女性和百分之五十七的男性每天會服用維生素。
- 有百分之六十九的人表示，在過去一年中曾經使用過替代療法。
- 整體而言，眾人去看自然醫學健康專業人士的次數超過去看傳統醫師的次數。

如果你對於追求更健康感到無助與迷惘，你並不孤單。就像我們許多的同仁們一樣，我們也是受西方培訓和教育的。我們認為自己很幸運發現了腎上腺疲勞症候群，並且認真地看待它，因為我們堅信兩個重要原則：

- 第一、身體從不說謊。
- 第二、某些事情不在我們的知識範圍內，並不代表它不存在。

事實上，這些年來，我們對這些知識的不足，正是推動我們去探求關於這些複雜難解病症的動力。

這本書是我們在真實世界中對於腎上腺疲勞症候群在學術知識和臨床經驗的結果。我們需要投入更多的研究才能更完整地瞭解AFS在社會、生理和心理之間的前後關係。對於成為臨床神經內分泌學和AFS研究的先鋒，並且將我們的研究結果和經驗傳遞給因這些狀況苦惱的人與在健康照護領域裡想學習更多的同仁們，我們為此感到興奮和感激。最後，知識是治癒的最佳良方，但我們對於身體完整的知識與它的運作模式所知甚少。我們知道的越多，就更明白自己不知道的其實更多。舉例來說，在近一個世紀的研究中，我們尚未找到一個治療普通感冒或從根源預防高血壓的方法。我們期盼這本書能從一個生理、身心和體質的全方位角度帶給你關於腎上腺疲勞症候群的臨床概況。我們不得不說，這的確是一個複雜難解的病症。

我們期盼你因為瞭解恢復是可行的而受到鼓勵，如果你開始著手進行適合與完善的恢復方案。我們知道痊癒是有可能的，因為許多人在我們的指導下都已達成，我們也會全力協助你保持在這個充滿動能激勵的領域，掌握趨勢最有效的方法就是透過我們的網站www.DrLam.com。

你可以上我們的網站登入註冊，同時接收最新的資訊和更多線上最新的研究。

感謝你與我們一同參與這段旅程。

Michael Lam, M.D., M.P.H.

Dorine Lam, R.D., M.S., M.P.H.

附錄

尋找合適的醫生

合適的健康照護醫生可以改變你的生命，在腎上腺疲勞症候群的案例中，這往往是最重要的一塊拼圖。原因為何？因為絕大部分這些AFS患者經歷了無數複雜難解的症狀，除了專精這方面的醫生外，其他的醫師都束手無策。重要的是要解讀每個症狀代表什麼以及它的意義，正如你可以從這些個案研究中看到，成功恢復與持續失敗之間的差別就在於正確專業的指引。

由於正統或甚至替代醫學保健人員普遍缺乏腎上腺疲勞症候群的專業知識，要找到合適的醫生談何容易。那些後期腎上腺疲勞症候群患者面臨極大的挑戰，因為許多人已經被正統醫生放棄或是任由他們自我調養。

花時間尋找合適的臨床醫師是值得的，一般而言，他或她必須是一位思想開放並且以營養為主的健康專業人士，同時具備內分泌學、心臟病學、精神病學、神經內科學的臨床經驗，並且涉及整體醫療天然營養補充品的知識。

堅持可以提供個人化照護的專業人員，不但可以仔細審察診斷測試的結果，還可以跳脫那些數據，體會你的感受。尋找那些認為處理你的腎上腺需要採取一個全方位作法的臨床醫生，包括改變你的飲食、你的生活型態和運動；這位專家所使用的天然營養補充品是兼具溫和與有系統性，並且無刺激性。記住，隨著時間推移，錯誤的方法會使你的病情惡化。在現今的醫療管理和專門化的環境中，要找到這樣的專家並不是一件容易的事情，但也不是毫無可能。

DrLam.com

會晤醫生

你有權利在初次預約前詢問醫生一些關鍵性的問題，然後根據醫師的答案問自己這個人是否能夠接受新的觀點。他或她對於壓力如何影響身體的觀點為何？這都可以提供給你一些關於這個醫生是否為整體或是正統療法的線索。

接下來，當你和這位醫生談話時，他或她是否清楚溝通出你之所以有這些感覺的原因？經驗豐富的醫生通常可以歸納出你的各種症狀，並且給你一個全面性的解釋。在你能夠理解的範圍內，你應該可以得到問題的直接解答，這是以患者為中心的其中一個部分。

在調查期間，你還可以詢問醫生對於腎上腺是身體整體健康、疲勞感和其他相關不適症狀主要原因的看法。這些問題可以間接幫助你判斷這位醫生在腎上腺系統方面的專業知識，以及是否深入瞭解腎上腺功能和腎上腺疲勞症候群。

如何與醫生達成最佳的溝通

良好的關係是雙向的，因此你越能清楚表達你的問題，醫生就越容易發現問題所在，以下是促進良好溝通的小提示：

- 對自己要有自信，但不要太過激進或是消極被動。
- 記錄你的健康相關事件和症狀日誌，備註它們發生的時間（例如時刻或是相關事件或是月經週期）、它們如何影響你、你感覺如何，以及你如何與何時復元。
- 看診前先寫下你的問題，這樣你才能提出確切的問題，同時充分利用你的看診時間。
- 信任你的直覺，你的身體永遠是對的，要求你應得的照護，不要退而求其次。

DrLam.com

雖然我們知道有許多醫生並不喜歡患者自行對病情做研究，有些甚至在患者提供他們相關訊息時會惱羞成怒，不過，我們還是建議你要讓你的醫生瞭解相關資訊。你可以列印出你認為可以協助你的醫生瞭解你的病情的相關文章，並且提前交給你的醫生閱讀。我們的網址www.DrLam.com其中的腎上腺疲勞中心有許多不斷更新的文章，你可以將我們的網站轉寄給你的醫生。有遠見的醫生，真正的知見者，將會感謝我們在網路上提供這些訊息，好讓他們可以學習以及給予病患更好的照護。

此外，你也可以從這本書和其他文章中獲益。當你知道更多關於你的身體和各種狀況時，對於你的症狀你就可以做更詳盡的解釋和描述，而這反過來有助於你的醫生協助你。

如果你的醫生無法理解，或是無法明確向你解釋發生了什麼事，這時你可能要考慮尋找其他的專業人士。

探討其他選項

假設你找不到合適的專業人員，以下有幾個提示：

- 和其他患有類似症狀的人聯絡，調查他們在克服功能障礙方面做了哪些努力。不過千萬不要太快下定論，因為適用於這個人的方法不見得就適用於另一個人。透過這些人，你可能可以找到一位合適的醫生。

- 使用網路。搜尋「腎上腺疲勞症候群」並且研究相關網站。聚焦在提供合乎科學基礎訊息的教育網站。我們的網站www.DrLam.com是一個公開的教育性網站，提供一個最容易搜尋的腎上腺疲勞症候群完整的資料圖書庫。許多沒有收錄在這本書裡的腎上腺疲勞症候群相關文章、最新消息、常見問題，以及這些年來許多被提問過的問題檔案等都可以透過線上瀏覽，同時你也可以找到關於腎上腺疲勞症候群講座的視頻和音頻，而那些想要持續關注這個議題最新資訊的人，可以註冊申請我們的免費電子郵報。

- 對於網路論壇要謹慎以對，因為有些觀點往往被曲解並不客觀。對某人有效的作法事實上可能對另一人產生毒性。對於任何宣稱簡單、快速修復、突破性的解決方案要抱持懷疑的態度，提防那些在網路上張貼激憤言論和在線上過度活躍的人。這些人或許有超乎腎上腺疲勞症候群以外的隱藏動機或心理上未解決或生理上未透露的問題。最後，留意所謂的通用療法，這種作法往往效果不彰，除了輕微的症狀之外。

- 如果你不確定自己是否有腎上腺疲勞症候群，或者想要評估你的腎上腺功能級數，你可以利用這本書上（附錄 F）或是 www.DrLam. com 網站上的「三分鐘測試」做一次快速的檢測。

- 如果你有關於你的症狀或狀況的個別問題，你可以直接透過 www. DrLam.com 網站與我們聯繫，我們會針對每個問題私下逐一回覆並且保密。

　　幸運的是，尋求協助通常不需要跋山涉水，我們的客戶服務遍及全球各地，如果你無法找到合適的醫生或是求助無門，你可以與我們聯繫（細節請參閱我們的網站）。我們的電話線上營養輔導計畫是採取一對一自然法的恢復方案，以促進最快速的恢復過程，其中包含本書所討論的許多原理和技巧。

升糖指數表
(Glycemic Index Table)

升糖指數（GI）是一種用來衡量食物會造成多少血糖波動的指數。控制血糖是一個成功抗老化飲食的重要支柱之一，而高血糖就是攝取高糖的直接反映。因此，認識哪些食物含糖量低非常重要。

以下是一個常見食物和它們的升糖指數列表，想要降低血糖的波動就要集中在升糖指數於70或以下的食物上，這將有助於穩定血液內的葡萄糖值。如果你吃像是白吐司之類的高升糖指數食物，這時務必要搭配低升糖指數食物。如果把食物混在一起，整體的升糖指數就會介於高值和低值之間。

> 表格四升糖指數表，以下列出常見的食品和它們的實際GI值。這些數字是以葡萄糖為基準，葡萄糖的GI值訂為100，其他所有的數值皆是相對於葡糖糖的數值。
>
> 建議：GI < 70 ；避免 GI > 70；如果是糖尿病患者或是低血糖症則要避免 GI > 60。

表4 升糖指數表

豆類		穀類		麵類		麵包產品	
烤豆罐頭	68	去皮大麥	25	義大利天使麵	45	貝果	72
黑豆	30	蕎麥	54	冬粉	26	法國麵包	96
黑眼豆	42	布格麥	47	義大利麵疙瘩	67	凱撒捲	73
皇帝豆	31	古斯米	65	義大利糙米麵	92	梅爾巴吐司	71
鷹嘴豆	33	玉米粉	68	義大利麵（精緻麵粉）	65	皮塔餅	58
鷹嘴豆罐頭	42	小米	71	義大利麵（全穀）	45	粗裸麵麵包	49
蠶豆	80	糙米	56	義大利星星麵	38	黑麥麵包	64
腰豆	30	快煮米	85–	義大利細麵	35	全穀黑麥麵包	50
腰豆罐頭	52	白米	70	**零食類**		餡料	75
綠色小扁豆	30	**餅乾**		玉米脆片	70	墨西哥玉米薄餅	70
紅色小扁豆	25	全麥餅乾	74	炸豬皮	OK	鬆餅	76
利馬豆（冷凍）	32	年糕	77	橄欖	OK	白吐司	95
斑豆	39	黑麥薄脆餅乾	67	花生	10	全麥麵包	75
大豆	18	研磨小麥脆餅	68	M&M 花生巧克力	32	**水果**	
裂夾豌豆	32	小麥餅	72	爆米花	56	蘋果	39
乳製品		**穀類加工食品**		洋玉片	55	蘋果汁	41
一般冰淇淋	61	家樂氏——All Bran	43	蝴蝶脆餅	82	杏桃乾	35
低脂冰淇淋	50	Bran Chex 品牌早餐脆片	59	年糕	77	熟成香蕉	60
一般牛奶	27	Cheerios 品牌圈圈餅	75	濃茶	56	哈密瓜	65
脫脂牛奶	32	桂格 Corn Bran 玉米脆片	75	香草鬆餅	77	櫻桃	23
加糖優格	33	Corn Chex 品牌玉米薄餅	83	**蔬菜**		葡萄柚	25
加代糖的優格	14	早餐玉米脆片	84	所有綠色蔬菜	0- 30	葡萄柚汁	49
		Cream of Wheat 品牌小麥泥	71	豆芽	<50	葡萄	46
		Grapenuts 品牌葡萄堅果	68	甜菜根	64	奇異果	52

DrLam.com

桂格 Life 穀物脆片	66	胡蘿蔔	71-92	芒果	56
綜合堅果乾果	60	白花椰菜	<	柳橙	42
營養穀物棒	66	玉米	58	柳橙汁	51
燕麥麩	55	茄子	<50	木瓜	58
一般燕麥片	53	所有洋蔥類	<50	桃子	35
快煮燕麥片	66	防風草	97	西洋梨	35
爆麥花	74	青／甜椒類	<50	鳳梨	66
爆米果	90	烤馬鈴薯	90	鳳梨汁	43
Rice Chex 品牌米脆片	89	即食馬鈴薯泥	83	李子	29
加樂氏 Rice Krispies 米果	82	新鮮馬鈴薯泥	73	葡萄乾	64
小麥碎片餅乾	69	水煮馬鈴薯	57	草莓	32
家樂氏 Special K 穀物脆片	54	炸薯條	75	西瓜	74
Total 品牌穀物脆片	76	白蘿蔔	<50		
		德國酸菜	<50		
		地瓜	54		
		蕃茄	38		
		荸薺	<50		
		山藥	51		
		黃色南瓜	<50		

改編自 D.J.A. Jenkins et al., American Journal of Clinical Nutrition, Volume 34, 1981. 1200 種食物的升糖指數，網址為：http://www.mendosa.com/gilists.htm.

微脂粒（脂質體）封裝技術
(Liposomal Encapsulation Technology)

從一九七〇年代早期開始，醫學研究人員就已使用微脂粒封裝技術（LET）作為最新的輸送技術，將促進療合的藥物傳送到特定的器官。換句話說，LET可以針對標的器官輸送重要的化合物。LET的卓越傳送能力促使一些製造商將之應用在外用的保濕劑和其他化妝產品上。

由於LET的效果和好處驚人，這也是許多營養品公司將這項技術應用在口服營養補充品傳輸上的原因。

LET的優勢在於它可以攜帶強效組合和未分解的天然化合物到標的組織和器官內，即使劑量比一般補充品的攝取量少5到15倍，其輸送系統的成效仍然維持不變，這種縮減量在醫療和經濟上都具有非凡的意義。

錠劑、膠囊和外用營養產品會受到如濕氣、氧氣和其他不利因素等環境條件的影響。例如，營養成分在被吸收進入身體之前，很容易被酵素和食道消化液分解。除此之外，黏合劑、填充劑、明膠和糖這些食品添加劑會影響吸收的過程，這種因錠劑或膠囊未完全分解所導致的局部同化是一個嚴重的問題，而LET可以保護物質免於在腸道內受到這些負面特性的影響。

微脂粒封裝技術採用磷脂脂質體（phospholipid liposome）（參閱下文定義）建構一個防護以抵抗身體內的消化液、鹼性溶液、鹽和自由基的負面作用。這個保護的持續時間從營養成分前往胃腸道的那一刻起，一直持續到內容物送達標的組織，並且在瞬間被細胞結構吸收，同時傳輸進入細胞內部為止。

LET中的脂質體大部分是由磷脂組成，而身體所有的細胞膜都含有磷脂，這是身體生長和運作不可或缺的物質。

磷脂的結構

磷脂是人體細胞膜的主要構造模塊，這個分子有三個主要的部分，分別為一個頭部和兩個尾部。其中組成頭部的三個分子為甘油、磷酸鹽和膽鹼。頭部具有親水性可以吸引水分，而長長的尾巴則是由飽和脂肪酸所組成，由於脂肪酸的疏水性，所以它們與水不容。當磷脂置於水性溶液中時，磷脂的頭部端會並肩排列，而疏水性的磷脂尾端會尾對尾的排列在一起以回應這個類似的環境；它們會形成一個完全一致的圖像，進而排成一個雙排緊密充滿磷脂的天然環境，稱之為磷脂雙層（phospholipid bilayer）。這些磷脂雙層包圍住整個細胞，磷脂雙層的大小相當於一張書頁厚度的千分之一，營養物質透過存在於磷脂雙層裡的不同蛋白質組合直接進出細胞。想像一下，我們體內有70兆個細胞，而每個細胞內有一千個磷脂，如果少了磷脂，細胞將完全停擺，如同之前所述，它們是建構身體的基礎模塊，而各種類型的磷脂是根據連接到頭部的磷酸膽鹼的脂肪酸種類來分類。

必需多元不飽和脂肪酸會生產必需磷脂-磷脂醯膽鹼（PC），而微脂粒膠囊就是利用這些磷脂醯膽鹼脂肪酸磷脂所製造出來的。磷脂和磷脂醯膽鹼這兩者都是生命不可或缺的元素，身體的運作絕對少不了它們。

磷脂的益處

我們可以從磷脂質獲得許多益處，最主要的是其驚人的抗老化效果。例如，磷脂可以降低血清總脂值和低密度脂蛋白膽固醇（LDL 壞的膽固醇）、增加高密度脂蛋白膽固醇（HDL 好的膽固醇）、降低三酸甘油脂和血小板聚集、增加紅血球細胞流動性、提高冠狀動脈循環、增加運動耐力、提高記憶力、提高免疫力、提高肝臟的保護力和修復力。

目前已有無數的研究關於磷脂醯膽鹼（PC）的益處，而且有500份人類研究證實磷脂醯膽鹼（PC）可以守護與改善血脂的健康。

在身體所有的器官中，肝臟執行這份最主要功能。今日，肝臟暴露在極高的有毒污染物中，例如：汽油、廢氣、油漆、農藥、汙染的水，以及其他有毒污染物。作為最大的器官，肝臟是身體對抗這些毒素的第一道防線。身體脂質的主要工作是解毒，以及輸送營養素如維生素A、E和D，還有糖原到全身各處。

肝臟可以吸收與結合100種消化營養素所需的必需酶。肝臟的功能很多：每分鐘過濾半加侖的血液；每天分解與解毒10,000種以上的化合物，如毒物、激素、毒素和酶。磷脂醯膽鹼（PC）可以保護肝臟不受毒素的侵害；每天光是保衛肝臟因酒精引起的傷害就需要1,000至2,000毫克的磷脂醯膽鹼（PC）。另外，我們知道，在曝露於放射線的前一天服用磷脂醯膽鹼（PC）可以保護身體免於有害的影響。

磷脂醯膽鹼（PC）可以大幅度改善心臟、血液和整個心血管系統，因為它具有降低低密度脂蛋白膽固醇（LDL），並增加高密度脂蛋白膽固醇（HDL）的能力。透過一個月每天服用1,500毫克的磷脂醯膽鹼（PC），研究顯示在糖尿病患者中，高密度脂蛋白膽固醇（HDL）的比值，相較於低密度脂蛋白膽固醇（LDL）的比值，增加了12-14%。磷脂醯膽鹼（PC）也可以降低血清的三酸甘油脂和總膽固醇值，但降低的程度取決於服用的劑量多寡與時間長短。例如，我們看到每日服用1,500毫克磷脂醯膽鹼（PC）長達四週之後，血清的三酸甘油脂降低了4.9%，而每日服用3,000毫克磷脂醯膽鹼（PC）長達八週之後，膽固醇值降低了44%。因此攝取磷脂醯膽鹼（PC）可以使血清三酸甘油脂達到最大降幅、增強運動耐力，同時改善心血管系統功能。

一組心臟病患者在每日服用1,800毫克磷脂醯膽鹼（PC）長達一個月後，他們的肌肉和腿部血流量有顯著的改善；這些患者可以行走，沒有任何形式的胸痛，他們只是服用磷脂醯膽鹼（PC）的進步成效就已超過百倍以上。

磷脂醯膽鹼（PC）以幾種方式保護細胞。第一，透過增加高密度脂蛋白膽固醇（HDL）和降低血清脂質以減少脂質過氧化反應（過氧化反應是自由基從細胞膜內的脂質竊取電子，進而導致細胞受損的過程）；第二，磷脂醯膽鹼（PC）會取代細胞膜內氧化的低密度脂質；第三，磷脂醯膽鹼（PC）會清除氧化的膽固醇；磷脂醯膽鹼（PC）會進行脂質過氧化反應的整體細胞修復。一些臨床實例指出，磷脂醯膽鹼（PC）可以抑制和預防過氧化反應逆轉。

磷脂醯膽鹼脂質是LET的重要成分，並且以膠囊形式來輸送補充品。微脂粒的大小不等，取決於它們的製作過程，範圍從幾百微米（百萬分之一米）到一百奈米（十億分之一米）都有，而且結構分別有單層、雙層或多層。脂質體（微脂粒）的製作方法各式各樣，而口服營養品主要是以機械製作。

機械製劑過程分類主要有三種：高壓、微流化和超聲波處理。最高級的微脂粒技術為應用200奈米以下具有雙層結構和磷脂醯膽鹼（PC）的脂質體（微脂粒），雞蛋和大豆是最常見的來源，應該儲存於冰點以上的室溫下。

微脂粒的作用

穀胱甘肽和維生素C是LET應用的絕佳案例。大多數動物的肝臟和腎臟可以製造維生素C，除了人類、猩猩和天竺鼠以外。山羊在一天當中所製造的維生素C足足有一萬三千毫克之多，然而在病原體和毒素入侵時，牠們的維生素C生產量可以超過十萬毫克。

在傳統的形式中，高劑量口服維生素C的吸收率緩慢，然而維生素C被稱為超級抗氧化劑，因其具有中和自由基的能力。如果需要高劑量維生素C，靜脈注射法是最適當的方法，因為血液和組織的吸收力超強。當以口服高劑量維生素C時，只有10-15%的維生素C劑量會被體內吸收。使用LET技術大幅改善和提高維生素C進入細胞的傳送率，使其成為到目前為止，維生素C可以在最純淨的條件下傳送進入肝門靜脈系統的最佳方式。

維生素C在磷脂醯膽鹼脂質體的保護下，可以避免消化系統中的酵素和胃酸破壞。一旦它們進入體內，磷脂醯膽鹼脂質體可以在不消耗任何能量之下，順利的穿過小腸。脂質體在系統的輸送下以完整的形式抵達肝臟，並且準備釋放它們的內容物。這時在肝臟中的磷脂醯膽鹼脂質體會分散開來，當封裝的維生素C釋放出來後，其中的多元不飽和磷脂醯膽鹼就會被肝臟細胞所吸收。

口服維生素C（粉末、膠囊和錠劑形式）常見的副作用包括腹瀉和胃不適。口服微脂粒封裝的維生素C大幅提高維生素C進入細胞系統的供給量，同時沒有負面效應，例如胃痛和肝臟額外的負擔。

雖然微脂粒封裝技術代表一種卓越的輸送系統，重要的是要注意，一般的輸送途徑（如錠劑、膠囊和粉末形式）仍然有其效用，它們可以提供不同及互補形式的營養生物利用率，以確保一整天血液中的營養素水平保持穩定。

設計一個結合各種輸送系統的全方位方案，以確保一整天的營養輸送一致，需要具備廣泛的臨床經驗。如果處理得當，顯著的臨床效果是可以預期的，同時這也是一個卓越臨床醫療的指標。

目前市面上有幾種信譽良好的品牌。LipoNano® C是一種液態類型，可以提供高效能的微脂粒維生素C。每單位劑量維生素C越多，意味著只需服用少量就能得到相同的效果。你要仔細地閱讀標籤，避免含有酒精成分的產品，因為這會增加肝臟的負擔，因此不建議這種類型的產品，那些後期腎上腺疲勞症候群或是肝臟排毒功能受損的人更是容易受到影響。

關於防腐劑

許多液態營養配方都會使用防腐劑，它們有助於預防（或至少延遲）腐敗，以延長產品的保存期限。常用的防腐劑有：苯甲酸鈉、山梨酸鉀和酒精。特別是酒精早已被製藥業長期作為溶劑、吸收促進劑、消毒劑和防腐劑使用。7-12%的酒精含量經常應用在許多的護膚產品，這種濃度對皮膚細胞具有明顯的毒性，然而皮膚就像肝臟一樣，是少數有能力可以將酒精代謝成另一種細胞毒性化學物質乙醛的器官。

在後期腎上腺疲勞症候群個案中，肝臟功能通常已經受損到亞臨床的階段，這時攝取來自防腐劑的酒精只會對已經虛弱無力和低廓清率的肝臟造成更多的負擔，而且酒精也可能因而阻斷復原的進程，甚至在極端的案例中還可能助長腎上腺崩潰，因此必須盡可能購買不含酒精和極少量防腐劑的配方。

腎上腺疲勞症候群的神經內分泌基礎

壓力透過大腦幹內名為藍斑核（locus coeruleus; LC）的小區域進入了我們的身體，在十八世紀時，人類發現這個大腦幹內的區域是處理壓力和恐慌的生理反應中心。

作為身體重要的平衡控制中心，LC接收來自各種來源的信號，其中包含下視丘、杏仁核、小腦與前額葉皮質，來自外界的情緒痛苦和壓力就是透過這些路徑進入我們的內心世界。一旦應激到達LC，刺激訊號就會觸發LC製造和釋放去甲腎上腺素。去甲腎上腺素具有雙重功能，在大腦內，它的作用為一種神經傳導物質和使我們保持警覺。從LC釋放出來的去甲腎上腺素也會增加周邊神經系統內的交感神經活動，同時抑制副交感神經，並且對其標的器官產生直接刺激的影響，例如心臟，而結果則是心跳強度與心率兩者上升。除了是大腦內去甲腎上腺素主要的生產點外，LC也連接中樞神經系統外部的許多部份，其中包括脊髓、腦幹、小腦、下視丘、杏仁核以及大腦皮質。

整體而言，LC和受到LC所分泌的去甲腎上腺素影響的CNS區域稱為藍斑核去甲腎上腺素系統（locus coeruleus-noradrenergic system），或是LC-NA系統。這個系統的分布無所不在，而且與去甲腎上腺素在CNS的各種功能和作用有明顯的一致性，其中包括運動控制、認知力、動機和注意力。

激活的LC-NA系統可能是造成我們在腎上腺疲勞症候群看到的許多心理效應的原因，其中包括恐懼、焦慮、警戒、記憶改變、快速動眼期睡眠功能失調。精神病學研究記載LC在認知功能方面與應激相關的作用是相當複雜且具有多重模式。一旦被壓力激活，LC會透過提高去甲腎上腺素分泌來回應，進而激發源自下視丘的HPA軸，於是身體進入警戒並且為即將逼近的危險做好準備。

下視丘位於大腦區域丘腦的下方，剛好在腦幹之上。透過其各種影響，下視丘在控制飢餓、睡眠、口渴、晝夜週期以及體溫等具有關鍵的作用。它是下視丘——腦下垂體——腎上腺（HPA）激素軸的起點。其大小約一個杏仁核，它可以製造與分泌某些神經激素，其中一種我們稱為促腎上腺皮質激素釋放激素（CRH）。當受到來自LC的去甲腎上腺素刺激時，下視丘會釋放CRH，並且傳送到腦下垂體作為一個連接神經系統和內分泌系統的橋梁，於是神經內分泌的連結就此產生。

腦下垂體是一個如豌豆般大小的內分泌腺體，位於大腦底部下視丘底突出的部位。它會分泌九種激素以維持身體的內部恆定性。一旦抵達腦下垂體前葉時，CRH會觸發並且促使促腎上腺皮質激素（ATCH）形成與釋放，隨後ATCH會傳送到腎上腺皮質，並且負責協調類固醇家族的合成，其中包括最主要的抗壓激素——皮質醇。

HPA軸與LC-NA系統同時併肩運作。當LC-NA系統被激活時，HPA軸會開始行動。雖然LC-NA系統的效應趨向集中在CNS，但HPA軸的影響力卻擴及全身，靠著皮質醇和其他應激反應激素的調解，如下圖所示：

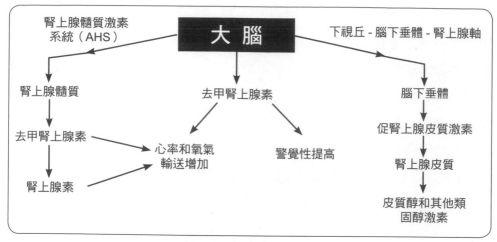

AFS 的神經內分泌基礎

　　因此，身體有三個精心設計的抗壓力機制保護我們：大腦的去甲腎上腺素在中樞神經系統（CNS）讓我們保持警戒；全身的去甲腎上腺素讓我們的心血管系統隨時準備好透過交感神經系統（SNS）採取行動；以及來自腎上腺皮質的類固醇家族協助身體生成能量與減少發炎。只要任何一個或是三個系統全部激活，在正常情況下都足以協助我們應對討厭的壓力，並且確保我們的日常生活順利。

　　交感神經系統（SNS）是自主神經系統（ANS）的一部分，其中有五個分支。這五個分支協同運作，調節身體內部在休息和緊急時組織的功能。交感神經系統負責上下調節體內的平衡機制，來自交感神經系統的神經纖維幾乎支配所有器官系統的組織，並且針對每個不同的部位至少提供一些調節功能，例如排尿量、瞳孔直徑、腸胃蠕動等。

　　自主神經系統（ANS）的其他四個分支為：

・ 副交感神經系統（PNS）

・ 腎上腺髓質激素系統（AHS）

・ 腸神經系統（Enteric nervous system; ENS）

・ 交感神經膽鹼能系統（Sympathetic cholinergic system; SCS）

日常生活中正常身體的功能運作主要是靠副交感神經系統（以及它的化學信使乙醯膽鹼）與交感神經系統（以及它的化學信使去甲腎上腺素）完美平衡的調節。以下圖示為神經系統：

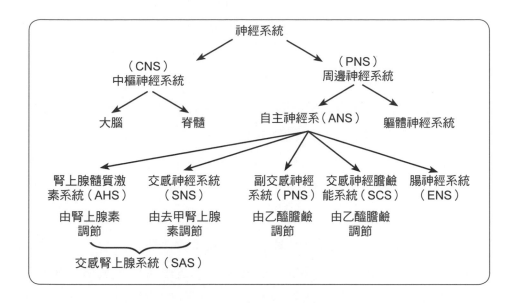

　　為了讓日常生活能夠順利進行，即使像是站立或運動這種小應激源，交感神經系統一定會參與其中的調節。行經交感神經系統的訊息是雙向流動，而輸入的信號帶有感覺的訊息，例如熱、冷或疼痛。

　　輸出的訊息可以同時觸發身體不同部位的變化，例如增加食道蠕動、起雞皮疙瘩、冒汗、擴張支氣管通道、減緩大腸蠕動、血管收縮以及血壓升高。每當壓力來臨時，還好有SNS、LC-NA和HPA軸共同運作。個體在AFS早期階段或許感覺到壓力，但很少會留意到任何顯著的臨床功能障礙，因為這些系統在我們毫無察覺的情況下，默默在背後協助我們應付壓力。

腎上腺髓質激素系統（AHS）的救援行動

　　當壓力變成極端時，腎上腺髓質激素系統（AHS），也稱為交感腎上腺系統（SAS）會被激活。而AHS在生理上之所以獨一無二是因為突觸通路（synaptic pathways）的結構。突觸存在於腎上腺髓質內AHS神經節前和節後神經元之間，而不是像SNS在腎上腺外圍。由於腎上腺髓質的發展與SNS是前後串聯，因此它具有調節交感神經節的作用。

接下來的神經纖維是直接來自脊髓內的細胞體。這些神經纖維通過內臟神經穿過椎旁神經節直達或透過神經節內的細胞傳遞它們的信號，這是一條直接通到腎上腺髓質的高速公路，因此傳輸速度非常快。此外，神經節後神經元不會離開髓質，相反的，它們會直接釋放大量腎上腺素，以及相對比例較少量的去甲腎上腺素進入血液。

腎上腺素是最強效的兒茶酚胺，作用為應急激素，主要負責非戰即逃的反應，而去甲腎上腺素則是其助手。一旦釋放後，腎上腺素會被輸送到心血管系統以及身體的其他部位。它可以促使血糖升高、脈搏和血壓增加、腸道蠕動減緩、刺激新陳代謝，以及擴張骨骼肌內血管。在心臟方面，我們看到心率和收縮力增加。負責讓我們遠離身體上危險的主要器官，例如心臟會接收到透過SNS直接傳送的去甲腎上腺素，以及透過AHS腎上腺髓質分泌的腎上腺素和去甲腎上腺素的興奮性刺激，這個雙重的保護讓我們在危機時刻擁有最大的生存機會。

四人幫

從神經內分泌學的角度來看，從我們誕生的那一刻起，我們身體內部就有四個應激回應系統。它們是LC-NA系統、HPA軸、SNS以及AHS。在不同程度上，所有這四個系統不停運作，彼此相互制衡以確保體內恆定性，並且幫助我們對抗壓力，而多重回饋迴路剛好可以協助完成這項任務。

身體要啟動哪個系統、達到何種程度，以及要在什麼情況下，都有一個明確與合乎邏輯模式的啟動順序。例如感覺到壓力與實際的壓力在激素上的運作或許就不同。因此，這四人幫提供一個持續保護的功能，並且供給我們生存的需求。

這些系統中的任何一個都可能超負荷和功能失調，原因範圍從毒素、慢性壓力、藥物治療到遺傳與其他眾多因素。其中，慢性壓力或許是最大的元凶。不堪負荷的系統勢必造成功能失調和故障，只是時間早晚而已。腎上腺疲勞症候群的症狀僅僅是反映這些壓力反應激活、負荷沉重、功能失調、故障、代償效應，以及隨著時間推移最終崩潰的過程而已。例如，我們看到低血糖症和低血壓的典型徵兆，這兩者皆是早期腎上腺衰竭階段HPA軸功能失調的反應，而緊接著下來的就是AHS功能失調與腎上腺素過量。

腎上腺疲勞症候群的神經內分泌級聯反應

你已經知道這其中涉及各種化學信使，現在讓我們隨著AFS各階段的進展，從神經內分泌的角度來看壓力的反應。從這個級聯反應，你會看到身體如何透過不同的反應系統有條不紊地處理不同程度的壓力，過程完全合乎邏輯。當壓力進入身體，位於大腦內的應激反應即時指揮中心，這個中心在LC的控制下，藉由大腦神經傳導物質去甲腎上腺素透過LC-NA系統來調節，於是身體提高警覺，在壓力來時保持警戒，這個機制是立即的且局限在中樞神經系統（CNS）。

HPA軸也會被激活，並且充當最終控制位於腎上腺皮質內指令中心的信使鏈，腎上腺皮質會製造各種激素，其中包含皮質醇。這些激素效應會擴散全身、提升能量和血糖，以及減少發炎。

此外，作為備戰的一份子，SNS也會被徵召採取行動。

這三個系統集結形成一個複雜的結構，並且很可能與早期AFS有關，儘管每個系統涉及的程度充滿變數與未知。高度重疊是可以預期的，這意味著這是一個精心設計帶有多重控制點的系統。在AFS早期階段，這三個壓力控制系統成功的分工讓身體回歸正常狀態，因此在第一或第二階段AFS的人不會留意到任何的症狀。

倘若壓力加劇，HPA軸信號會增加，這時腎上腺皮質進入超速傳動工作狀態，皮質醇的分泌量激增，這是AFS第二階段。持續升高的皮質醇值有許多不良的後果，其中最顯著的就是血脂異常和中央型肥胖，這兩者是代謝症候群的前兆。隨著第二階段進展，HPA軸受到過度刺激，而且很可能因耗盡而達到功能失調的臨界點。

當來到這個狀況時，我們已經進入腎上腺衰竭的3A階段，這時腎上腺皮質醇的分泌量已大不如前。另一方面，外圍氾濫的去甲腎上腺素可能淹沒身體的其他器官，例如心臟。輕微的心悸可能出現，這時如果壓力仍未解決，LC-NA系統可能也會受到過度的刺激。由於大腦持續警醒，日益增加的急躁和焦慮感是很常見的。我們也會開始看到HPA軸功能失調的臨床和亞臨床徵兆，其中包括低血糖症和低血壓。隨著LC-NA系統進入最大極限時，焦慮、腦霧、認知損傷的情況也會增加。

如果這時放任不管，隨著3A階段的進展，HPA軸功能失調可能進一步惡化，並且觸發下游激素軸功能失調而進入3B階段。一個器官系統如腎上腺功能障礙，可能會觸發一連串的骨牌效應，進而導致其他器官系統功能障礙。例如女性的OAT軸失衡與男性的AT軸失衡。此刻，各種腺體涉及其中，現在危機已擴展到多重激素失衡，並且併發低皮質醇質、低黃體素與低甲狀腺素。隨著HPA軸功能失調與OAT軸失衡，我們進入3C階段，這時之前早已激活的交感神經系統（SNS）由於代償反應而進入超速傳動。由於SNS的主要激素去甲腎上腺素大量聚積，導致心悸、疲勞感增加，以及恐慌發作。這個激素在正常情況下只是低調的扮演著日常生活體內平衡的調節功能，但現在卻搖身一變成為緊急抗壓團隊的一員。現在它也肩負起一些非戰即逃的反應，好讓身體做好準備以面對即將來臨的災難，同時啟動其他激素採取行動。

如果在上述三個系統的完善分工調度下壓力源仍未解決，這時身體力抗壓力的最後一搏就是讓腎上腺髓質激素系統（AHS）完全進入超速傳動狀態。AHS在這之前早已待命並且在必要時已經悄悄進行幕後運作。隨著身體進入腎上腺衰竭的後期3C和3D階段，AHS火力全開全速前進。腎上腺髓質釋放大量的腎上腺素和少量的去甲腎上腺素直接進入血液流經全身，以確保重要器官如大腦和心臟獲得必需的血流量與氧氣維持生存。此時其他對於生存次要的器官先暫時犧牲，例如生殖和腸胃系統。AHS被設計成一個最後才出手的終極暫時性緊急壓力反應，然而長期刺激沒有充分的休息可能導致AHS功能障礙，讓身體進入一個更不平衡的狀態，後果則是一蹋糊塗。這種情況經常出現在面對壓力時使用代謝刺激物來維持能量的患者身上，殊不知這樣的策略對腎上腺疲勞症候群來說是有害的。

如果不及時扭轉，整體的抗壓激素供應鏈會持續惡化，皮質醇和其他激素功能失調和枯竭的情況會更加嚴重。這通常發生在腎上腺衰竭的後期階段，在身體掙扎試圖提高激素的分泌量時，不良與不穩定的回饋迴路在這個過程中也可能被啟動，這時崩潰已是常態，如果不能逆轉，身體在毫無選擇下只好繼續下調以節省能量。

隨著時間推移，當身體耗盡基本的儲備量以優先供給激素的正常基本功能時，它會逐漸進入衰敗階段。為了節省能量，身體會宣告失敗棄守，進入基本的生存模式，並且轉向激活那些僅存的儲備量，於是靠著進一步下調全身功能來完成任務，而大腦則是最後一個犧牲者。這種有效減少能量輸出的程度到一個接近植物人的狀態，以為即將的崩潰做好最後的準備，這也難怪那些後期腎上腺疲勞症候群患者總是喪失行為能力和臥床不起。

誰是主導者？

從神經內分泌學的角度來看，很明顯，在大多數時間裡，身體的多重壓力反應路徑有備用系統可以應付壓力，長久以來，這個機制確保我們人類的生存。然而，腎上腺疲勞症候群在臨床上之所以令人困惑的原因就在於這些路徑有些在很短的時間內會被激活，或是同時被激活且時間快慢不定，視身體當下的狀態而定。身體的確是在掌控之中，儘管以正統的醫學邏輯而言是一團混亂。

> 若要完全理解身體如何英勇地把我們從壓力中解救出來，最重要的是要先瞭解，我們的大腦透過神經內分泌系統控制我們的身體。對一個人是壓力的情況，或許對另一人來說不是，這時根據大腦感覺到的壓力水平，身體會透過激素和神經傳導物質的方式自動啟動任何或全部的抗壓力機制。

為了讓我們充分掌握事情的全貌，臨床醫師和患者都需退一步，因為從太近或主觀的角度來看很容易混淆。從遠處看全貌則是十分清晰：身體遇到麻煩無法維持體內恆定性，而它試圖用它知道的所有方法來修復自己：激活由神經和內分泌系統調節的任何或所有內建的壓力反應系統串聯運作。當壓力越大時，越多的其他系統如肌肉骨骼、神經、心臟和免疫也會受到這些負面的影響。

身體是一個封閉的系統，一個系統嚴重功能失調勢必影響其他系統，這是無可避免的。儘管這個臨床狀況很混亂，但從身體的角度來看，這是一個具有邏輯和系統性，在控制下的崩解。症狀只是身體傳遞訊號，告訴我們一些危機逼近的警訊和徵兆，藉此警告我們採取適當的行動。如果這時壓力仍未解除，即使戰役失敗，大腦最終會接管這個嚴酷考驗，透過各種內分泌壓力反應路徑持續奮戰。

AFS的神經內分泌基礎非常具體和明確，循證科學研究已經證實壓力可以而且絕對足以致命。

附錄
E

關於腎上腺疲勞症候群的
推薦書籍和資源

除了腎上腺皮勞症候群之前列出的書籍、CD 和 DVD 之外，以下是我們的網址：www.DrLam.com/afs/，你可以從中獲得免費的知識和資源。在網站上，你只要點選有興趣的主題進入即可。每個主題都可以協助你瞭解本書中我們在腎上腺疲勞症候群所採取的方法的科學基礎。

Acidosis（酸中毒）	Estrogen Dominance（雌激素主導）
Aging Brain（大腦老化）	Fibroids（肌瘤）
Andropause（男性更年期）	Heart Disease Prevention——A Complete Nutritional Approach（預防心臟疾病——一個完整的營養方案）
Atrial Fibrillation（心房顫動）	Hypothyroidism（甲狀腺功能減退症）
Beef, Chicken, or Fish（牛肉、雞肉或魚類）	Insulin and Aging（胰島素和老化）
Blood Thinners and Nutritional Supplements（血液稀釋劑和營養補充品）	Magnesium and Aging（鎂和老化）
Chelation（螯合）	Menopause（更年期）
Cholesterol（膽固醇）	Metabolic Syndrome（代謝症候群）
Dehydration（脫水）	Milk—The Perfect Food?（牛奶——完美的食物？）
Detoxification（解毒作用）	My Doctor Is Killing Me（我的醫生正在殘害我）
DHEA（脫氫異雄固酮）	New Markers of Cardiovascular Disease（心血管疾病的新標記）

Diabetes（糖尿病）	Nutritional Medicine（營養醫學）
Eggs—Good for your body?（雞蛋——對你的身體有益？）	Upper Limits Vitamin C and E Intake（維生素 C 和 E 的攝取上限）
Endometriosis（子宮內膜異位症）	Water（水）
Nutritional Supplements——To Take or Not?（營養補充品——吃或不吃？）	Where to Buy Supplements（何處購買營養品）
Omega 3 Fatty Acid（Omega-3 脂肪酸）	Why Conventional Medicine Rejects Adrenal Fatigue Syndrome（為何正統醫學不接受腎上腺疲勞症候群）
Oral Health（口腔健康）	
Progesterone（黃體素）	
The Big Fat Lie（天大的脂肪謊言）	

恢復後續

當你從腎上腺疲勞症候群復原之後，接下來當然就是著手進行抗衰老方案，也就是開始自然地逆轉生物時鐘，同時讓腎上腺疲勞症候群不再復發。我們網站上的圖書館有這方面完整的資訊，你可以在 www.DrLam.com/afs/ 網站上找到下列文章：

Anti-aging Program（抗衰老計畫）	Dr. Lam's Smoothie Recipe（Dr. Lam 的思慕昔食譜）
Anti-aging Strategies（抗衰老策略）	Customized Exercise Routine（個人化日常運動）
Blood Type Diet（血型飲食）	Links to Various Health Centers（連結到各個健康中心）
Osteoporosis（骨質疏鬆）	Calories That Count（計算卡路里）
Woman's Optimal Daily Allowance（女性每日最佳的攝取量）	Men's Optimal Daily Allowance（男性每日最佳攝取量）
Links to Natural Protocols for Common Health Conditions（連結至一般健康狀況的自然草案計畫表）	

給熱衷追求自然健康的讀者

你可以從我們的網站www.DrLam.com下載我們的免費線上電子書。

《Beating Cancer with Natural Medicine》（用自然醫學對抗癌症）

《5 Proven Secrets to Longevity》（五大實證長壽的秘訣）

其他有助益的連結

我們經常在我們的網站圖書館連結最新的自然健康和腎上腺疲勞症候群的資訊，其中包含許多非營利性質的教育機構、科學期刊、刊物和額外的推薦書籍等。

網址為：http://www.DrLam.com/links.asp

三分鐘腎上腺疲勞症候群測試

這是一份常見的腎上腺疲勞症候群相關症狀自我檢查表，你可以用勾選來檢視，然後對照下面的分數，並且找出你的後續因應之道。

☐ 體重有增加的趨勢，尤其是在腰圍，而且就是瘦不下來。

☐ 得流感和呼吸道疾病的頻率增高，而且症狀持續的時間比過去更久。

☐ 性慾降低。

☐ 從仰臥姿勢起身會頭昏眼花。

☐ 記憶變差且思緒不清。

☐ 早上和下午三點到五點之間精神不佳。

☐ 吃完飯後突然覺得有精神，不過持續時間很短暫。

☐ 早上需要咖啡或刺激物提神。

☐ 渴望鹽份、脂肪和高蛋白食物，如肉類和起司。

☐ 女性經前症候群症狀增加；經血量變多，然後在第四天停止或幾乎停止，但卻在第五天或第六天經血又開始。

DrLam.com

☐ 上背或頸部不明原因的疼痛。

☐ 容易驚嚇。

☐ 抗壓和反應的能力下降。

☐ 體溫不穩定；手和腳冰冷，臉發熱或熱潮紅。

☐ 不明原因的毛髮脫落。

☐ 在壓力下有顫抖的傾向。

☐ 嚴重過敏如氣喘、花粉過敏、皮疹、蕁麻疹以及食物過敏。

寫下你勾選的數目 _____ 。

你的分數代表什麼

如果你的分數是4分或以下，你可能沒有腎上腺疲勞症候群，除非你的症狀相當嚴重，可能存在其他功能障礙。儘管在沒有詳細病史的參考下我們無法確定，不過腎上腺疲勞症候群很可能不是主要的病症。你可以採用本書提及的許多飲食原則和生活型態建議，它們通常都有利於促進健康。如果你的醫生許可，第一和第二組（第二十章，第一道防線——溫和的營養素和第二十一章，第二道防線——腺體提取物和草本植物）營養補充品通常耐受性良好。如果在一定的時間內你的症狀沒有改善，你可以透過我們的網站寫下你的分數和你做了哪些措施，我們將會私下提供意見給你。

如果你的分數是5分到9分，你或許有腎上腺疲勞症候群或是沒有。許多狀態類似腎上腺疲勞症候群，如果你還未找醫生檢查身體，你可以先找醫生做進一步的醫學檢查。如果你健檢結果沒有任何異常，但症狀還是存在，考慮一下或許是腎上腺疲勞症候群的可能性。你在測驗上的分數越高，你的腎上腺疲勞症候群的風險也就越高。你可以遵循本書提及的許多飲食原則和生活型態建議，但在進行到營養補充品時則要小心謹慎，如果沒有好好使用它們，情況則會變得更糟。如果你不確定你正處於哪個階段或該做哪些事，你可以直接將你的得分和簡要病史寫下來，私下透過我們的網站（www.DrLam.com）線上提供給我們，我們會私下回覆給你我們的評估和建議。

　　如果你的分數是10分或以上，那你一定要學習完整的腎上腺疲勞症候群相關知識，並且提醒你的醫生關於這個情況。你的症狀越嚴重，你的腎上腺功能障礙很可能也就越大。這時我們非常不建議你做自我調養，因為這往往讓狀況隨著時間推移而變得更糟。如果你無法找到一個專精這方面的專家協助你、如果你的恢復計畫失敗，並且不確定你正處於哪個階段或接下來該做甚麼，你可以直接私下透過我們的網站（www.DrLam.com）聯繫給我們，提供我們關於你的得分和詳細醫療病史以及你的主要症狀，我們會私下回覆並且給你一些指導。

　　這份免費的線上自我檢測表也可以上我們的網站www.DrLam.com查詢。

腎上腺疲勞症候群
天然複方營養補充品

並非所有營養補充品都以相同的方式製造，其中品質的差異性很大，取決於成分和製作的程序。品質低劣的營養補充品會阻礙恢復的進程，實際上還可能使狀況更糟，只以價格作為選購營養補充品的判斷基準是恢復過程中常見的錯誤。

根據最新的研究，以及為了確保最高的品質與一致性，我們有自己專屬的膳食營養補充品配方生產線（Dr.Lam），這是特別為腎上腺疲勞症候群與那些相信可以用營養品來延緩老化過程的人所設計的。大多數腎上腺疲勞症候群患者是高度敏感性，我們必須非常謹慎關於我們的建議。熟知每種配方內含的確實混合物和成分讓我們有這份洞察力和優勢，知道如何在恢復過程中，依照個人身體狀況的各個階段，配合當下的營養需求。我們線上的這些產品都是以嚴格的製造標準在美國生產。

SupplementClinic.com網站有完整的產品，這是最完善的膳食營養補充品線上零售商店，專門針對腎上腺疲勞症候群提供從營養補充品到書籍、視頻以及唾液測試工具包等所有的相關產品。除了價格合理和極佳的服務之外，也能配送至全球各地，其中獲取的利益則是用來支持DrLam.com網站持續發展的使命。

一些針對腎上腺疲勞症候群最受歡迎的Dr. Lam營養配方為：

Quantamax®：Quantamax®是一款技術先進的健康飲品配方，其中包括特殊的抗壞血酸礦物基質、胺基酸、輔酶和增強免疫力的營養物質。這個營養補充品可以提供必需的營養物質，幫助重建和修復我們體內重要的腎上腺和心血管膠原蛋白網，讓腎上腺、皮膚更健康，同時降低心血管疾病的風險。這個綜合配方可以提供快速和溫和的能量提升效果，而且沒有抗壞血酸過度刺激的效應。

C-Support：C-Support是一種來自四種不同維生素C來源的最先進綜合配方，其中包含脂溶性形式的抗壞血酸棕櫚酸酯，這個配方可以持續釋放所需的精確平衡比例，使維生素C在體內發揮最大的生物活性。

Pandrenal®：泛硫乙胺 (Pantethine)，同時搭配泛酸（pantothenic Acid；維生素 B_5），是支持腎上腺和體內正常膽固醇水平的一種強效混和形式。這兩者都是必要的，而且兩者之間的正確比例對於達到協同效應十分重要。它是由完全密封的軟膠囊製成，以達到輸送最純淨和最強力的效果。

Adreno-Blast™：此配方含有腎上腺線體、適應性草藥和四種不同類型的抗壞血酸混和物，目的在於提高整體的能量，同時減少衰竭和疲勞。這個特別有助於那些在溫和或是恢復中，當身體狀況穩定下來後的腎上腺疲勞症候群患者。

LipoNano® C：LipoNano® C代表維生素C在營養物質治療傳送系統的重大突破，其中有幾個關鍵特性。第一，採用微脂粒封裝技術（LET），結合了奈米科技和生物科技，以強效的方式利用類似天然特性的脂質體，採用如必需脂肪酸和磷脂質的天然成分。第二，這些微脂粒本身很堅固，在傳輸過程中穩定性極佳，而且尺寸適中，很自然就可以滲入細胞。第三，微脂粒含有營養素和微泡協同作用輔助因子，細胞的生物利用率顯著提高。由於這是高效力的配方，建議先從小劑量開始。

LipoNano® Glutathione：穀胱甘肽，一種經由身體製造用來綁住和去除毒素的抗氧化劑，是清除有毒代謝廢物和維護免疫系統的必需營養素。當暴露於老化和壓力時，我們的穀胱甘肽值會下降，而協同作用輔助因子，例如維生素E和 B_{12} 是加強臨床結果的重要元素。對於想要促進腎上腺疲勞症候群恢復的患者而言，補充穀胱甘肽是當務之急。

章節註記

Chapter 1

Addison, T. On the Constitutional and Local Effects of Diseases of the Supra-renal Capsules. Special ed. (Birmingham, Ala: Classics of Medicine Library, 1980). Originally published: Samuel Highley, London, 1855.

Arlt, W., Allolio, B. "Adrenal insufficiency." Lancet 361 (2003): 1881-93.

Betterle, C., Dal Pra, C., Mantero, F., Zanchetta, R. "Autoimmune adrenal insufficiency and autoimmune polyendocrine syndromes: autoantibodies, autoantigens, and their applicability in diagnosis and disease prediction." Endocr. Rev. 23 (2002): 327-364.

Dorin, R., Qualls, C., Crapo, L. "Diagnosis of adrenal insufficiency." Annals of Internal Medicine, 139(3) (2003): 194–204.

Juliano, L. M., Griffiths, R. R. "A critical review of caffeine withdrawal: empirical validation of symptoms and signs, incidence, severity, and associated features." Psychopharmacology 176 (2004): 1–29.

Kong, M. F., Jeffcoate, W. "Eighty-six cases of Addison's disease." Clin. Endocrinol. (Oxf.) 41 (1994): 757-761.

Karling, P., et al. "Gastrointestinal Symptoms Are Associated with Hypothalamic-Pituitary-Adrenal Axis Suppression in Healthy Individuals." Scandinavian Journal of Gastroenterology 42, no. 11 (November 2007): 1294–1301.

Chapter 2

Arlt, W., Callies, F., Koehler, I., et al. « Dehydroepiandrosterone supplementation in healthy men with an age-related decline of dehydroepiandrosterone secretion." J Clin Endocrinol Metab 86 (2001):4686–4692.

Arvat, E., Di Vito, L., Laffranco, F., et al. "Stimulatory effect of adrenocorticotropin on cortisol, aldosterone, and dehydroepiandrosterone secretion in normal humans: dose-response study." J. Clin. Endocrinol. Metab. 88 (2000): 3141-3146.

Bachmann, G., et al. "Female androgen insufficiency: The Princeton Consensus Statement on definition, classification and assessment." Fertil Steril 77 (2002): 660-665.

Baulieu, E. E., Thomas, G., Legrain, S., et al. « Dehydroepiandrosterone (DHEA), DHEA sulfate, and aging: Contribution of the DHEA study to a sociobiomedical issue." Proc Natl Acad Sci USA 97 (2000):4279–4284.

Charmandari, E., Tsigos, C., Chrousos, G. P. "Neuroendocrinology of stress." Ann. Rev. Physiol. 67 (2005): 259–284.

Chrousos, G. P, Kino, T. "Glucocorticoid action networks and complex psychiatric and/or somatic disorders." Stress 10 (2007): 213–219.

Chrousos, G. P., Loriaux, D. L, Gold, P. W., (eds). "Mechanisms of Physical and Emotional Stress" Advances in Experimental Medicine and Biology, Vol. 245 (Plenum Press, New York, 1988).

Crofford, L. J., Pillemer, S. R., Kalogeras, K. T., et al "Hypothalamic-pituitary-adrenal axis perturbations in patients with fibromyalgia." Arthritis Rheum.37(11) (1994): 1583-92.

Epel, E. S., McEwen, B., Seemanm T., et al. "Stress and body shape: stress-induced cortisol secretion is consistently greater among women with central fat." Psychosomatic Medicine, 62 (2000): 623–632.

Farag, N. H., Moore, W. E., Lovallo, W. R. et al. "Hypothalamic–pituitary–adrenal axis function: relative contributions of perceived stress and obesity in women." Journal of Women's Health 17 (2008): 1647–1655.

Fuller, R. W. "The involvement of serotonin in regulation of pituitary-adrenocortical function." Front Neuroendocrinol. 13(3) (1992):250-70.

Griep, E. N., Boersma, J. W., de Kloet, E. R. "Altered reactivity of the hypothalamicpituitary-adrenal axis in the primary fibromyalgia syndrome." J Rheumatol, 20 (1993):469-474.

Guyton, A. C., Hall, J. E. "Textbook of medical physiology, 10th ed. Philadelphia: WB Saunders Company (2000):869-83.

Hartzband, P. I., Van Herle, A. J., Sorger, L., et al. "Assessment of the hypothalamicpituitary-adrenal (HPA) axis function: comparison of the ACTH stimulation, insulin-hypoglycemia and metyrapone tests." J Endocrinol Invest 11 (1988):769-76.

Heim,C., Ehlert, U., Dirk, H., Helhammer, H. "The potential role of hypocortisolism in the pathophysiology of stress-related bodily disorders." Psychoneuroendocrinology 25

(2000):1-35.

Lundberg, U. "Stress hormones in health and illness: the roles of work and gender." Psychoneuroendocrinology 30 (2005): 1017-21.

Petrides, J. S., Gold, P. W., Mueller, G. P., et al. Marked differences in functioning of the hypothalamic–pituitary–adrenal axis between groups of men." Journal of Applied Physiology, 82 (1979–1988).

Qi, D., Rodrigues, B. "Glucocorticoids produce whole body insulin resistance with changes in cardiac metabolism. American Journal of Physiology." Endocrinology and Metabolism 292 (2007)□E654–E667.

Rasmuson, S., Olsson, T., Hagg, E. "A low-dose ACTH test to assess the function of the hypothalamic-pituitary-adrenal axis." Clin Endocrinol (Oxf) 44 (1996):151-6.

Wren, B. G., Day, R. O., McLachlan, A. J., Williams, K. M. "Pharmacokinetics of estradiol, progesterone, testosterone and dehydroepiandrosterone after transbuccal administration to postmenopausal women." Climacteric 6(2) (2003): 104-111.

Yehuda, R., Resnick, H., Kahana, B., et al. "Persistent hormonal alterations following extreme stress in humans: Adaptive or maladaptive?" Psychosom Med 55 (1993): 287-297.

Lupien, S. J., et al. 'Stress Hormones and Human Memory Function across the Lifespan. Psychoneuroendocrinology 30, no. 3 (April 2005): 225–242.

Demitrack, M. A., et al. 'Evidence for Impaired Activation of the Hypothalamic-Pituitary-Adrenal Axis in Patients with Chronic Fatigue Syndrome." Journal of Clinical Endocrinology & Metabolism 73, no. 6 (December 1991): 1224–1234.

Chapter 5

Chrousos, G. P. "The hypothalamic-pituitary-adrenal axis and immune-mediated inflammation." N. Engl. J. Med. 332 (1995): 1351–1362.

Chrousos, G. P. "The role of stress and the hypothalamic–pituitary–adrenal axis in the pathogenesis of the metabolic syndrome: neuro-endocrine and target tissue-related causes." Int. J. Obes. (London) 24 (2000): S50f–S55f.

Duclos, M., Marquez Pereira, P., Barat, P. et al. "Increased cortisol bioavailability, abdominal obesity, and the metabolic syndrome in obese women." Obesity Research 13

(2005): 1157–1166.

Kern, S., et al. "Glucose Metabolic Changes in the Prefrontal Cortex Are Associated with HPA Axis Response to a Psychosocial Stressor." Psychoneuroendocrinology 33, no. 4 (May 2008):517–529.

Chapter 6

Aaron, L. A., Buchwald, D. "Chronic diffuse musculoskeletal pain, fibromyalgia and co-morbid unexplained clinical conditions." Best Pract Res Clin Rheumatol.17(4) (2003):563-74.

Adler, G. K., Manfredsdottir, V. F., Creskoff, K. W. "Neuroendocrine abnormalities in fibromyalgia." Curr Pain Headache Rep. 6(4) (2002): 289-98.

Akkus, S., Delibas, N., Tamer, M. N. "Do sex hormones play a role in fibromyalgia?" Rheumatology 39 (2000): 1161-1163.

Anderson, R. A. "Nutritional factors influencing the glucose/insulin system: chromium." J Am Coll Nutr. 16 (1997): 404-410.

Arnold, L. M., Keck, P.E., Welge Jr., J. A. "Antidepressant treatment of fibromyalgia. A meta-analysis and review." Psychosomatics. 41(2) (2000):104-13.

Catena, C., Lapenna, R., Baroselli, S., et al. "Insulin sensitivity in patients with primary aldosteronism: a follow-up study." Journal of Clinical Endocrinology and Metabolism 91 (2006): 3457–3463.

Chrousos, G. P. "The stress response and immune function: clinical implications; the 1999 Novera H. Spector lecture." Ann. NY Acad. Sci. 917 (2000): 38–67.

Eisinger, J., Plantamura, A., Ayavou, T. "Glycolysis abnormalities in fibromyalgia." J Am Coll Nutr 13 (1994):144-148.

Fallo, F., lLa Mea, P., Sonino, N. et al. "Adiponectin and insulin sensitivity in primary aldosteronism." American Journal of Hypertension 20 (2007): 855–861.

Fallo, F., Veglio, F., Bertello, C., et al. "Prevalence and characteristics of the metabolic syndrome in primary aldosteronism." Journal of Clinical Endocrinology and Metabolism 91 (2006): 454–459.

Geenen, R., Jacobs, J. W., Bijlsma, J. W. "Evaluation and management of endocrine dysfunction in fibromyalgia. Rheum Dis Clin North Am. 28(2) (2002):389-404.

DrLam.com

Giacchetti, G., Sechi, L. A., Rilli, S., et al. "The rennin–angiotensin–aldosterone system, glucose metabolism and diabetes. Trends in Endocrinology and Metabolism 16 (2005): 120–126.

Gran, J. T. "The epidemiology of chronic generalized musculoskeletal pain." Best Pract Res Clin Rheumatol. 17(4) (2003): 547-61.

Henquin, J. C. "Triggering and amplifying pathways of regulation of insulin secretion by glucose. Diabetes 49 (2000): 1751–1760.

Stechmesser, E., Scherbaum, W. A., Grossman, T., Berg, P. A. "An ELISA method for the detection of autoantibodies to adrenal cortex." J. Immunol. Methods 80 (1985): 67-76.

Lupien, S. J. et al. "Cortisol Levels During Human Aging Predict Hippocampal Atrophy and Memory Deficits." Nature Neuroscience 1, no. 1 (May 1998): 69–73.

Chapter 7

ACOG Committee on Gynecologic Practice. ACOG committee opinion number 322. "Compounded bioidentical hormones." Obstet. Gynecol. 106(5) (2005): 1139-1140.

Andersen, S., Bruun, N. H., Pedersen, K. M., Laurberg, P. "Biologic variation is important for interpretation of thyroid function tests." Thyroid. 13 (2003):1069-1078.

Bachman, G. A., Schaefers, M., Uddin, A., Utian, W. F. "Lowest effective transdermal 17ß-estradiol dose for relief of hot flushes in postmenopausal women." Obstet. Gynccol. 110(4) (2007): 771-779.

Bagchi, N., Brown, T. R,, Parish, R. F. "Thyroid dysfunction in adults over age 55 years. A study in an urban US community." Archives of Internal Medicine 150 (1990): 785-787.

Ballweg, M. L., and the Endometriosis Association. The Endometriosis Sourcebook: The Definitive Guide to Current Treatment Options, the Latest Research, Common Myths About the Disease, and Coping Strategies – Both Physical and Emotional. (Chicago, Ill: Contemporary Books, 1995).

Barbieri, R. L. "Hormonal therapy of endometriosis." Infertil Reprod Med Clin North Am. 3 (1992): 187-200.

Barnett, A. H., Donald, R. A., Espiner, E. A. "High concentrations of thyroid-stimulating hormone in untreated glucocorticoid deficiency: indication of primary hypothyroidism?" Br Med J (Clin Res Ed) 285 (1982): 172-173.

Boothby, L. A., Doering, P. L., Kipersztok, S. "Bioidentical hormone therapy: a review." Menopause 11(3), 356-467 (2004).

Chrousos, G. P., Torpy, D., Gold, P. W. "Interactions between the hypothalamic–pituitary–adrenal axis and the female reproductive system: clinical implications." Ann. Intern. Med. 129 (1998): 229–240.

Chu, J. W., Crapo, L. M. "The treatment of subclinical hypothyroidism is seldom necessary." J Clin Endocrinol Metab. 86 (2001):4591-4599.

Cirigliano, M. "Bioidentical hormone therapy: a review of the evidence." J. Womens Health 16(5) (2007): 600-631.

Kudielka, B. M., Kirschbaum, C. "Sex differences in HPA axis responses to stress: a review. Biological Psychology, 69 (1) (2005): 113-32.

Chapter 9

Adler, G. K., Kinsley, B. T., Hurwitz, S., Mossey, C. J., Goldenberg, D. L. "Reduced hypothalamic-pituitary and sympathoadrenal responses to hypoglycemia in women with fibromyalgia syndrome." Am J Med.106(5) (1999):534-43.

Alavi, A., Hirsch, L. J. "Studies of central nervous system disorders with single photon emission computed tomography and positron emission tomography: evolution over the past 2 decades." Semin Nucl Med. 21(1) (1991):58-81.

Blackburn-Munro, G., Blackburn-Munro, R. E. "Chronic pain, chronic stress and depression: coincidence or consequence?" J Neuroendocrinol.; 13(12) (2001):1009-23.

Bunney, W. E. Jr., Davis, J. M. "Norepinephrine in depressive reactions: A review." Arch Gen Psychiatry 13 (1965): 483-494.

Cahill, D. J., Wardle, P. G., Maile, L. A., et al. "Ovarian dysfunction in endometriosis-associated and unexplained infertility." J Assist Reprod Genet. 14 (1997):554-7.

Epstein, S. E., Stampfer, M., Beiser, G. P. "Role of capacitance and resistance vessels in vasovagal syncope. Circulation 37 (1988): 524–533.

Faber, J., Petersen, L., Wiinberg, N., et al. "Hemodynamic changes after levothyroxine treatment in subclinical hypothyroidism. Thyroid, 12 (2002): 319-324.

Flaa, A., Sandvik, L., Kjeldsen, S. E., Eide, I. K., Rostrup, M. "Does sympathoadrenal activity predict changes in body fat? An 18 year follow up study." Am J Clin Nutr.

87(6) (2008): 1596–601.

Hammond, C. B., Maxson, W. S. "Current status of estrogen therapy for the menopause." Fertil Steril. 37 (1982):5-25.

Hollowell, J. G., Staehling, N. W., Flanders, W.D., et al. "Serum TSH, T(4), and thyroid antibodies in the United States population (1988-94): National Health and Nutrition Examination Survey (NHANES III). Journal of Clinical Endocrinology and Metabolism, 87 (2002): 489-499.

Kahaly, G. J., Dillmann, W. H. "Thyroid hormone action in the heart. Endocrine Review, 26 (2005): 704-728.

Kakucska, I., Qi, Y., Lechan, R. M. "Changes in adrenal status affect hypothalamic thyrotropin-releasing hormone gene expression in parallel with corticotropin-releasing hormone." Endocrinology136 (1995): 2795-2802.

Kjaer, M., Sécher, N. H., Galbo, H. "Physical stress and catecholamine release." Baillieres Clin Endocrinol Metab. I(2) (1987):279–98.

Ljung, T., Holm, G., Friberg, P., et al. "The activity of the hypothalamic–pituitary–adrenal axis and the sympathetic nervous system in relation to waist/hip circumference ratio in men." Obesity Research, 8 (2000): 487–495.

Lombardi, F., Sandrone, G., Pernpruner, S., et al. "Heart rate variability as an index of sympathovagal interaction after acute myocardial infarction." Am J Cardiol 60 (1987): 1239–1245.

McHardy-Young, S., Lessof, M. H., Maisey, M. N. "Serum TSH and thyroid studies in Addison's disease." Clin. Endocrinol. (Oxf.) 1 (1974): 45-56.

Mircioiu, C., Perju, A., Griu, E., et al. "Pharmacokinetics of progesterone in postmenopausal women: 2. Pharmacokinetics following percutaneous administration." Eur. J. Drug Metab. Pharmacokinet. 23(3) (1998): 397-402.

Sneddon, J. F., Counihan, P. J., Bashir, Y. "Assessment of autonomic function in patients with neurally mediated syncope: Augmented cardiopulmonary baroreceptor responses to graded orthostatic stress." J Am Coll Cardiol 21 (1993): 1193–1198.

Thiedke, C. "Alopecia in women." American Family Physician 67(5) (2003): 1007–1014.

Weinstein, L. "Hormonal therapy in the patient with surgical menopause." Obstet Gynecol. 75 (1990): 47S-50S.

Valentino, R., et al. "Unusual Association of Thyroiditis, Addison's Disease, Ovarian Failure and Celiac Disease in a Young Woman." Journal of Endocrinological Investigation 22, no. 5 (May 1999):390–394.

Van Den Eede, F., Moorkens, G. "HPA-Axis Dysfunction in Chronic Fatigue Syndrome: Clinical Implications." Psychosomatics 49, no. 5 (September–October 2008):450.

Chapter 10

Beishuizen, A., Thijs, L. G. "Relative adrenal failure in intensive care: an identifying problem requiring treatment?" Best Pract Res Clin Endocrinol Metab 15 (2001): 513-31.

Bloomfield, D., Maurer, M., Bigger, J. T. "Effects of age on outcome of tilt-table testing." Am J Cardiol 83 (1999): 1055–1058.

Boscaro, M., Betterle, C., Volpato, M., et al. "Hormonal responses during various phases of autoimmune adrenal failure: no evidence for 21-hydroxylase enzyme activity block in vivo." J. Clin. Endocrinol. Metab. 81 (1996): 2801-2804

Bouachour, G., Tirot, P., Varache, N., Gouello, J. P., Harry, P., Alquier, P. "Hemodynamic changes in acute adrenal insufficiency." Intensive Care Medicine, 20(2), (1994): 138–141.

Chosy, J. J., Graham, D. T. "Catecholamines in vasovagal fainting." J Psychosom Res 9 (1965): 189–194.

Drucker, D., McLaughlin, J. "Adrenocortical dysfunction in acute illness." Crit Care Med 14 (1986):789-91.

Liu, B., Mittmann, N., Knowles, S. R., Shear, N. H. "Hyponatremia and the syndrome of inappropriate secretion of antidiuretic hormone associated with the use of selective serotonin reuptake inhibitors: a re-view of spontaneous reports." CMAJ 155 (1996): 519-27.

Tsigos, C., Chrousos, G. P. "Hypothalamic-pituitary-adrenal axis, neuroendocrine factors and stress." J Psychosom Res. 53(4) (2002): 865-71.

Chapter 11

Fischer, H. P., Eich, W., Russell, I. J. "A possible role for saliva as a diagnostic fluid in patients with chronic pain. Semin Arthritis Rheum. 27(6) (1998): 348-59.

Putignano, P., Dubini, A., Toja, P., et al. "Salivary cortisol measurement in normal-weight, obese and anorexic women: comparison with plasma cortisol." European Journal of Endocrinology 145 (2001): 165–171.

Wood, B., Wessely, S., Papadopoulos, A., Poon, L., Checkley, S. "Salivary cortisol profiles in chronic fatigue syndrome." Neuropsychobiology 37 (1998): 1-4.

Kudielka, M. J., Broderick, E., and Kirschbaum, C. "Compliance with Saliva Sampling Protocols: Electronic Monitoring Reveals Invalid Cortisol Daytime Profiles in Noncompliant Subjects." Psychosomatic Medicine 65 (2003): 313–319.

Taruim H., Nakamura, A. "Saliva Cortisol. A Good Indicator for Acceleration Stress. Aviation, Space and Environmental Medicine 58, no. 6 (June 1987): 573–575.

Bigert, C., Bluhm, G., Theorell, T. "Saliva Cortisol—a New Approach in Noise Research to Study Stress Effects." International Journal of Hygiene and Environmental Health 208, no. 3 (2005): 227–230.

Raff, H. "Utility of Salivary Cortisol Measurements in Cushing's Syndrome and Adrenal Insufficiency." Journal of Clinical Endocrinology and Metabolism 94, no. 10 (October 2009): 3647–3655.

Nicolson, N. A., Van Diest, R. "Salivary Cortisol Patterns in Vital Exhaustion." Journal of Psychosomatic Research 49, no. 5 (2000):335–342.

Chapter 15

Alesci, S., et al. "Major depression is associated with significant diurnal elevations in plasma IL-6 levels, a shift of its circadian rhythm, and loss of physiologic complexity in its secretion: clinical implications." J. Clin. Endocrinol. Metab. 90 (2005): 2522–2530

American Psychiatric A. "Diagnostic and Statistical Manual of Mental Disorders." (American Psychiatric Press, Washington DC. 1994).

Baillie, A. J., Rapee, R. M. "Predicting who benefits from psychoeducation and self help for panic attacks. Behav. Res. Ther. 42(5) (2004): 513–527.

Ballweg, M. L. "Blaming the victim: The psychologizing of endometriosis." Obstet Gynecol Clin North Am. 24 (1997): 441-53

Barden, N., Reul, J. M., Holsboer, F. "Do antidepressants stabilize mood through actions on the hypothalamic-pituitary-adrenocortical system? Trends Neurosci 18 (1995): 6-11.

Brady, L. S., Whitfield, H. J. J., Fox, R. J., et al. "Long term antidepressant administration alters corticotropin-releasing hormone, tyrosine hydroxylase, and mineralocorticoid receptor gene expression in rat brain." J Clin Invest 87 (1991): 831-837.

Brown, G. R., Anderson, B. "Psychiatric morbidity in adult in patients with childhood histories of sexual and physical abuse." Am. J. Psychiatry 148 (1991): 55–61.

Chrousos, G. P., Gold, P. W. "The concepts of stress and stress system disorders: overview of physical and behavioral homeostasis." JAMA 267 (1992): 1244–1252.

Felitti, V. J., et al. "Relationship of childhood abuse and household dysfunction to many of the leading causes of death in adults." Am. J. Prevent. Med. 14 (1998): 245–258.

Maes, M., Meltzer, H. Y. "The serotonin hypothesis of major depression," in Bloom, F. E., and Kupfer, D. J. (eds): Psychopharmacology: The Fourth Generation of Progress. (New York: Raven Press, 1995), 933-944.

Simms, R. W. "Fibromyalgia is not a muscle disorder." Am J Med Sci. 315(6) (1998): 346-50. VanItallie, B. "Stress: A Risk Factor for Serious Illness." Metabolism 51, no. 6, Supplement 1 (June 2002):40–45.

Chapter 16

Flocke, S. A., Miller, W. L., Crabtree, B. F. "Relationships between physician practice style, patient satisfaction, and attributes of primary care." J Fam Pract. 51(10) (2002): 835–840.

Chapter 20

Afkhami-Ardekani, M., Shojaoddiny-Ardekani, A. "Effect of vitamin C on blood glucose, serum lipids & serum insulin in type 2 diabetes patients." Indian J Med Res.126(5) (2007): 471-4.

Audera, C., Patulny, R. V., Sander, B. H, "Douglas RM. Mega-dose vitamin C in treatment of the common cold: a randomised controlled trial." Med J Aust. 175(7) (2001): 359-362.

Berandi, J. M., Ziegenfuss, T. N. "Effects of ribose supplementation on repeated sprint performance in men." J Strength Cond Res 17 (2003):47-52.

Bounous, G., Molson, J. "Competition for glutathione precursors between the immune system and the skeletal muscle: Pathogenesis of chronic fatigue syndrome." Med Hypotheses. 53(4) (Oct. 1999): 347–9.

Bruno, R. S., Leonard, S. W., Atkinson, J., et al. "Faster plasma vitamin E disappearance in smokers is normalized by vitamin C supplementation" [Discussion: 2007; 42: 578–80]. Free Radic Biol Med 40 (2006): 689–97.

Covens, A. L., Christopher, P., Casper, R. F. "The effect of dietary supplementation with fish oil fatty acids on surgically induced endometriosis in the rabbit." Fertil Steril. 49(4) (1988): 698-703.

Drive, C., Georgeou, A. "Variable effects of vitamin E on Drosophila longevity." Biogerontology 4 (2003): 91–5.

Enlander, Derek. "CFS Treatment using Glutathione in Immunoprop." The CFS Handbook (2002): 58–62.

Falk, D. J., Heelan, K. A., Thyfault, J. P., Koch, A. J. "Effects of effervescent creatine, ribose, and glutamine supplementation on muscular strength, muscular endurance, and body composition." J Strength Cond Res 17 (2003): 810-16.

Gandini, S., Merzenich, H., Robertson, C., Boyle, P. "Meta-analysis of studies on breast cancer risk and diet: the role of fruit and vegetable consumption and the intake of associated micronutrients." Eur J Cancer. 36 (2000): 636-646.

Hornig, D., et al. "Ascorbic acid." In: Modern Nutrition in Health and Disease. (Philadelphia, PA: Lea and Febiger, 1988), 417.

Hsieh, C. C., Lin, B. F. "Opposite effects of low and high dose supplementation of vitamin E on survival of MRL/lpr mice." Nutrition 21 (2005): 940–8.

Institute of Medicine. "Dietary Reference Intakes for Vitamin C, Vitamin E, Selenium, and Carotenoids." (Washington, DC: National Academy of Sciences, 2002). Accessed Sept. 14, 2007.

Kompauer, I., Heinrich, J., Wolfram, G., Linseisen, J. "Association of carotenoids, tocopherols, and vitamin C in plasma with allergic rhinitis and allergic sensitization in adults." Public Health Nutr. 9 (2006): 472-9.

Laight, D. W., Carrier, M. J., Anggard, E. E. "Antioxidants, diabetes and endothelial dysfunction." Cardiovasc Res. 47 (2000): 457-464.

Levine, G. N., Frei, B., Koulouris, S. N. "Ascorbic acid reverses endothelial vasomotor dysfunction in patients with coronary artery disease. Circulation 93 (1996): 1107-1113.

Lipman, R. D., Bronson, R. T., Wu, D. et al. "Disease incidence and longevity are unaltered by dietary antioxidant supplementation initiated during middle age in C57BL/6 mice. Mech Ageing Dev 103 (1998): 269–84.

Liu, J. F., Lee, Y. W. "Vitamin C supplementation restores the impaired vitamin E status of guinea pigs fed oxidized frying oil." J Nutr 128 (1998): 116–22.

Masaki, K. H., Losonczy, K. G., Izmirlian, G. "Association of vitamin E and C supplement use with cognitive function and dementia in elderly men." Neurology. 54 (2000): 1265-1272.

Massie, H. R., Aiello, V. R., Doherty, T. J. "Dietary vitamin C improves the survival of mice. Gerontology 30 (1984): 371–5.

"Nutrients and Nutritional Agents." In: Kastrup, E. K., Hines, Burnham T., Short, R. M., et al, eds. Drug Facts and Comparisons (St. Louis, Mo: Facts and Comparisons, (2000), 4-5.

Padayatty, S. J., Levine, M. "Vitamin C and coronary microcirculation," Circulation 103 (2001): E117.

Pompella, A., Visvikis, A., Paolicchi, A., De Tata, V., Casini, A. F. "The changing faces of glutathione, a cellular protagonist." Biochemical Pharmacology 66 (8) (2003): 1499–503.

Raitakari, O. T., Adams, M. R., McCredie, R. J. "Oral vitamin C and endothelial function in smokers: short term improvement, but no sustained beneficial effect." J Am Coll Cardiol 35 (2000):1616-1621.

Richards, R. S,, Roberts, T. K. "Blood parameters indicative of oxidative stress are associated with symptom expression in chronic fatigue syndrome. Redox Rep. 1 (5) (2000): 35–41.

Sharma, M. K., Buettner, G. R. "Interaction of vitamin C and vitamin E during free radical stress in plasma: an ESR study." Free Radic Biol Med 14 (1993): 649–53.

Thomas, R. J. "Excitatory amino acids in health and disease." J Am Geriatr Soc. 43(11) (1995): 1279-89.

Zimme, H. G. "Normalization of depressed heart function in rats by ribose." Science 220 (1983): 81-2.

Sanders, M. E,, Klaenhammer, T. R. "The Scientific Basis of Lactobacillus Acidophilus NCFM Functionality as a Probiotic." Journal of Dairy Science 84, no. 2 (February 2001): 319–331.

Scholz, R. W., Graham, K., Gumpricht, Reddy C., C. "Mechanism of interaction of vitamin E and glutathione in the protection against membrane lipid peroxidation." Ann NY Acad Sci 570 (1989):514-7.

Chapter 21

Chong, S. K. F. "Ginseng: is there a use in clinical medicine?" Postgrad Med. 64 (1988): 841-846.

Fessenden, J. M., Wittenborn, W., Clarke, L. "Gingko biloba: case report of herbal medicine and bleeding postoperatively from a laparoscopic cholecystectomy." Am Surg. 67 (2001): 33-35.

Shintani, S., Murase, H., Tsukagoshi, H., et al. "Glycyrrhizin (licorice) induced hypokalemic myopathy: report of 2 cases and review of literature." Eur Neurol. 32 (1992): 44-51.

Stickel, F., Egerer, G., Seitz, H. K. "Hepatotoxicity of botanicals." Public Health Nutr. 3 (2000):113-124.

Grandhi, A., Mujumdar, A., Patwardhan, B. "A Comparative Pharmacological Investigation of Ashwagandha and Ginseng. Journal of Ethnopharmacology 44, no. 3 (December 1994):131–135.

Bhattacharya, S. K., Muruganandam, A.V. "Adaptogenic Activity of Withania Somnifera: An Experimental Study Using a Rat Model of Chronic Stress." Pharmacology, Biochemistry and Behavior 75, no. 3 (June 2003):547–555.

Chapter 22

Albert, S. G., Deleon, M. J., Silverberg, A. B. "Possible association between high-dose fluconazole and adrenal insufficiency in critically ill patients." Crit Care Med 29 (2001):668-70.

Annane, D., Sèbille, V., Charpentier, C., et al. "Effect of treatment with low doses of hydrocortisone and fludrocortisone on mortality in patients with septic shock." JAMA 288 (2002):862-71.

Coursin, B. D., Wood, K. E. "Corticosteroid supplementation for adrenal insufficiency." JAMA 287 (2002):236-40.

Davison, S. L., Bell, R., Donath, S. et al. "Androgen levels in adult females: changes with age, menopause, and oophorectomy." Journal of Clinical Endocrinology and Metabolism 90 (2005): 3847–3853.

Demling, R., DeSanti, L. "Oxandrolone, an anabolic steroid, significantly increases the rate of weight gain in the recovery phase after major burns." J Trauma 43 (1997):47-50.

Dixon, R. B., Christy, N. P. "On the various forms of corticosteroid withdrawal syndrome." Am J Med 68 (1980): 224-230.

Kimball, C. P. "Psychological dependency on steroids?" Ann Intern Med 75 (1971):111-113.

Ling, M. H. M., Perry, P. J., Tsuang, M. T. "Side effects of corticosteroid therapy." Arch Gen Psychiatry 38 (1981): 471-477.

Nair, K. S., Rizza, R. A. "O'Brien P et al. DHEA in elderly women and DHEA or testosterone in elderly men." N Engl J Med 355 (2006):1647–1659.

North American Menopause Society: "Estrogen and progestogen use in peri- and post menopausal women: March 2007 position statement of the North American Menopause Society." Menopause 14(2) (2007): 168-182.

O'Dwyer, A. M, "Lightman SL, Marks MN et al. Treatment of major depression with metyrapone and hydrocortisone." J Affect Disord 33 (1995): 123-128.

Oppert, M., Reinicke, A., Graf, K. J., et al. "Plasma cortisol levels before and during 'low-dose' hydrocortisone therapy and their relationship to hemodynamic improvement in patients with septic shock." Intensive Care Med 26 (2000):1747-55.

Streck, W. F., Lockwood, D. H. "Pituitary adrenal recovery following short-term suppression with glucocorticoids." Am J Med 66 (1979):910-14.

Walker, C. R. "Bioidentical hormone replacement therapy. A natural option for perimenopause and beyond." Adv. Nurse Pract. 9(5) (2001): 39-42.

Wolkowitz, O., Reus, V., Roberts, E., et al. "Dehydroepiandrosterone (DHEA) treatment of depression." Biol Psychiatry 41 (1997): 311-318.

Wolkowitz, O. M., Reus, V. I., Weingartner, H. et al. "Cognitive effects of corticosteroids." Am J Psychiatry 147 (1990): 1297-1303.

Wren, B. G., McFarland, K., Edwards, L. "Micronised transdermal progesterone and endometrial response." Lancet 354, no. 9188 (1999): 1447-1448.

Bellingrath, S., Weigl, T., Kudielka, B. M. "Cortisol Dysregulation in School Teachers in Relation to Burnout, Vital Exhaustion, and Effort-Reward-Imbalance." Biological Psychology 78, no. 1 (April 2008):104–113.

Chapter 23

Adam, T. C., Epel, E. S. "Stress, eating and the reward system." Physiology & Behavior 91(2007): 449–458.

Baker, P. G., Barry, R. E., Read, A. E. "Detection of continuing gluten ingestion in treated celiac patients." BMJ 1 (1975): 486-8.

Ciclitira, P. J., Ellis, H. J., Fagg, N. L. "Evaluation of a gluten free product containing wheat gluten in patients with celiac disease." BMJ 289 (1984): 83.

Ciclitira, P. J. "Gluten-free diet - what is toxic?" Best Pract Res Clin Gastroenterol 19 (2005): 359-71.

Chapter 25

Kaukinen, K., Collin, P., Holm, K., et al. "Wheat starch-containing gluten free flour products in the treatment of celiac disease and dermatitis herpetiformis. A long term follow-up study." Scand J Gastroenterol 34 (1999): 163-9.

Peraaho, M., Kaukinen, K., Paasikivi, K., et al. "Wheat-starch-based gluten-free products in the treatment of newly detected celiac disease: prospective and randomized study." Aliment Pharmacol Ther 17 (2003): 587-94.

Johnston, S. D., Smye, M., Watson, R. P. "Intestinal Permeability Tests in Coeliac Disease." Lancet 359, no. 9314 (April 13, 2002): 1352.

Chapter 26

Almeida, J. C., Grimsley, E. W. "Coma from the health food store: interaction between kava and alprazolam [letter]." Ann Intern Med. 125 (1996): 940-941.

Attarian, H. P. "Helping patients who say they cannot sleep. Practical ways to evaluate and treat insomnia." Postgrad Med. 107 (2000): 127-142.

Bain, K. T. "Management of chronic insomnia in elderly persons." Am J Geriatr

Pharmacother. 52 (1973): 307-308; 35 (2001): 1449-1457; 4 (2006): 168-192.

Branco, J., Atalaia, A., Paiva, T. "Sleep cycles and alpha-delta sleep in fibromyalgia syndrome." J Rheumatol. 21(6) (1994): 1113-7.

Citera, G., Arias, M. A. Maldonado-Cocco JA et al. "The effect of melatonin in patients with fibromyalgia: a pilot study." Clin Rheumatol. 19(1) (2000): 9-13.

Drewes, A. M., Andreasen, A., Jennum, P, Nielsen, K. D. "Zopiclone in the treatment of sleep abnormalities in fibromyalgia." Scand J Rheumatol. 20(4) (1991): 288-93.

Escher, M., Desmeules, J., Giostra, E., et al. "Hepatitis associated with kava, a herbal remedy." BMJ. 322 (2001): 139.

Garfinkel, D., Laudon, M., Nof, D., Zisapel, N. "Improvement of sleep quality in elderly people by controlled-release melatonin." Lancet. 346 (1995): 541-544.

Garfinkel, D., Zisapel, N., Wainstein, J., Laudon, M. "Facilitation of benzodiazepine discontinuation by melatonin: a new clinical approach." Arch Intern Med. 159 (1999): 2456-2460.

Kaplan, Z., Amir, M., Swartz, M., Levine, J. "Inositol treatment of post-traumatic stress disorder. Anxiety 2(1) (1996): 51–52.

Webb, S. M. "Fibromyalgia and melatonin: are they related?" Clin Endocrinol (Oxf). 49(2) (1998):161-2.

Zhdanova, I. V., Wurtman, R. J., Regan, M. M., et al. "Melatonin treatment for age-related insomnia." J Clin Endocrinol Metab. 86 (2001): 4727-4730.

Richards, K., et al. "Use of Complementary and Alternative Therapies to Promote Sleep in Critically Ill Patients." Critical Care Nursing Clinics of North America 15, no. 3 (September 2003): 329–340.

Baskett, J. J., et al. "Does Melatonin Improve Sleep in Older People? A Randomised Crossover Trial." Age and Ageing 32, no. 2 (March 2003): 164–170.

Chapter 27

Broocks, A., Bandelow, B., Pekrun, G., et al. "Comparison of aerobic exercise, clomipramine, and placebo in the treatment of panic disorder." Am. J. Psychiatry 155(5) (1998): 603–609.

Galbo, H., Holst, J. J., Christensen, N. J. "Glucagon and plasma catecholamine responses to graded and prolonged exercise in man." J Appl Physiol. 38(1) (1975):70–6.

Kjaer, M. "Adrenal medulla and exercise training." Eur J Appl Physiol Occup Physiol. 77(3) (1998): 195–9.

Kjaer, M. "Epinephrine and some other hormonal responses to exercise in man: with special reference to physical training." Int J Sports Med. 10(1) (1989): 2–15.

Mannerkorpi, K., Iversen, M.D. "Physical exercise in fibromyalgia and related syndromes." Best Pract Res Clin Rheumatol. 17(4) (2003): 629-47.

McMurray, R. G., Hackney, A. C. "Interactions of metabolic hormones, adipose tissue and exercise." Sports Med. 35(5) (2005): 393–412.

Moldofsky H. "Management of sleep disorders in fibromyalgia." Rheum Dis Clin North Am. 2002;28(2):353-65.

Chapter 28

Audin, K., Bekker, H. L., Barkham, M., Foster, J. "Self-help in primary care mental health: a survey of counsellors' and psychotherapists' views and current practice." Primary Care Mental Health 1 (2003): 89–100.

Bartels, A., Zeki, S. "The neural basis of romantic love." Neuroreport,11 (2000): 3829-34.

Bartels, A., Zeki, S. "The neural correlates of maternal and romantic love." Neuroimage, 21 (2004): 1155-66.

Chapter 32

Asbring, P., Narvanan, A. L. "Patient power and control: a study of women with uncertain illness trajectories." Qualitative Health Research 14 (2004):226–240.

Asbring, P., Narvanan, A. L. "Women's experiences of stigma in relation to chronic fatigue syndrome and fibromyalgia." Qualitative Health Research 12 (2002): 148–160.

國家圖書館出版品預行編目資料

腎上腺疲勞症候群 / 麥可.林(Michael Lam), 朵琳.林
(Dorine Lam)合著；黃丞隆, 郭珍琪合譯. -- 初版. -- 臺
中市：晨星, 2017.10
　　面；　　公分. --（健康與飲食；116）

譯自：Adrenal fatigue syndrome : reclaim your energy
and vitality with clinically proven natural programs

ISBN 978-986-443-347-6(平裝)

1.腎上腺疾病 2.慢性疲勞症候群 3.保健常識

415.664　　　　　　　　　　　　　　　　106016084

健康與飲食 116

腎上腺疲勞症候群

作者	麥可・林（Michael Lam, M.D）＆ 朵琳・林（Dorine Lam, R.D.）
譯者	黃丞隆 ＆ 郭珍琪
主編	莊雅琦
編輯助理	劉容瑄
網路編輯	吳孟青
校對	劉容瑄、吳孟青、秦芸嫻
美術排版	曾麗香
封面設計	賴維明
創辦人	陳銘民
發行所	晨星出版有限公司 台中市 407 工業區 30 路 1 號 TEL：(04)2359-5820　FAX：(04)2355-0581 E-mail: health119@morningstar.com.tw http://www.morningstar.com.tw 行政院新聞局局版台業字第 2500 號
法律顧問	陳思成律師
初版	西元 2017 年 10 月 23 日
郵政劃撥	22326758（晨星出版有限公司）
讀者服務專線	04-23595819#230
印刷	上好印刷股份有限公司

定價 590 元
ISBN 978-986-443-347-6

Adrenal Fatigue Syndrome: Reclaim your Energy and Vitality with
Clinically Proven Natural Programs
by Michael Lam, M.D., M.P.H.and Dorine Lam, R.D., M.S., M.P.H.
Copyright © 2012 by Michael Lam M.D.
Complex Chinese translation Copyright © 2017
Morning Star Publishing Inc.
All rights reserved.

以下資料或許太過繁瑣，但卻是我們了解您的唯一途徑
誠摯期待能與您在下一本書中相逢，讓我們一起從閱讀中尋找樂趣吧！

姓名：_____　性別：□ 男　□ 女　生日：　 /　 /

教育程度：□ 小學 □ 國中 □ 高中職 □ 專科 □ 大學 □ 碩士 □ 博士

職業：□ 學生 □ 軍公教 □ 上班族 □ 家管 □ 從商 □ 其他 _____

E-mail：_____　聯絡電話：_____

聯絡地址：
□□□ _____

購買書名： 腎上腺疲勞症候群

・請問您是從何處得知此書？

□ 書店 □ 報章雜誌 □ 電台 □ 晨星網路書店 □ 晨星健康養生網 □ 其他 _____

・促使您購買此書的原因？

□ 封面設計 □ 欣賞主題 □ 價格合理 □ 親友推薦 □ 內容有趣 □ 其他 _____

・看完此書後，您的感想是？

_____

・您有興趣了解的問題？（可複選）

●養生主題：□ 中醫調坤 □ 養生飲食 □ 養生運動 □ 自然醫學療法

●疾病主題：□ 高血壓 □ 高血脂 □ 腸與胃病 □ 糖尿病 □內分泌 □ 婦科
　　　　　　□ 其他 _____

●其他主題：□ 心靈勵志 □ 自然生態 □ 親子教養 □生活學習 □ 文學□ 園藝
　　　　　　□ 寵物 □ 美食 □ 時尚品味 □ 其他 _____

□ 同意加入晨星健康書會員

□ 其他建議

晨星出版有限公司 編輯群，感謝您！

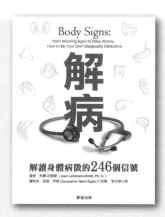
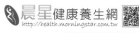